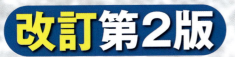

網膜診療クローズアップ

改訂第2版

著者 柳 靖雄

MEDICAL VIEW

本書では，厳密な指示・副作用・投薬スケジュール等について記載されていますが，これらは変更される可能性があります。本書で言及されている薬品については，製品に添付されている製造者による情報を十分にご参照ください。

Retinal Diseases : State of the Art, second edition
（ISBN978-4-7583-1634-7 C3047）

Author : Yasuo Yanagi

2013.4.10 1st ed
2018.3.20 2nd ed

© MEDICAL VIEW, 2018
Printed and Bound in Japan

Medical View Co., Ltd.
2-30 Ichigayahonmuracho, Shinjyukuku, Tokyo, 162-0845, Japan
E-mail ed@medicalview.co.jp

改訂第2版　序文

『網膜診療クローズアップ』は，網膜疾患にたずさわるすべての医療従事者に向けて，基本となる知識から最新情報を網羅的に解説するように執筆し2013年に上梓しました。その初版からすでに5年が経過しようとしております。

この5年の間，眼底画像検査の進歩は著しく，超広角眼底検査やOCTアンギオグラフィーなども一般的な眼底検査となってきました。また，新たな薬剤，手術について，数多くの臨床試験がなされ，治療に関しても考え方が少し変わってきた疾患もあります。

今回の改訂では，まず検査については最新検査について追加項目を加え詳細に記載しました。さらに疾患の項目では新たな項目を設けて，比較的新しい疾患概念についても述べました。治療方針についても新たなエビデンスをもとにした最新のものに変更しました。いくつかの疾患では診断基準も変わりましたので最新のものに変更してあります。また，眼底疾患の診療で大切な事項の一つは画像検査ですから，画像もおおよそ30%の画像を最新のものに変更し，さらに新しい症例の画像写真を追加しております。画像は初版より，さらに見やすくするために何度も校正を行っております。このため，内容量が初版より10%程度増えております。この改訂版が皆様のお役にたてば幸いです。

最後に，改訂版をまとめるにあたってご協力いただいたSingapore National Eye Centreの諸氏，メジカルビュー社の吉川みゆき様，担当の皆様に感謝いたします。

2018年2月

柳　靖雄

第1版　序文

　網膜疾患は眼科医にとって基本であります。しかし，網膜疾患の所見は多種多様であり，眼所見をもとに診療ができるようになるには相応の知識が必要であることも事実です。

　例えば，検査器具の開発，改良に伴いさまざまな病態を多面的に捉えることができるようになり，難治疾患など多くの病態が明らかになってまいりました。また網膜疾患の治療では薬物療法の進歩が著しい分野であり，日常診療を行う際に新しい薬物の使い方について最新の正確な知識が欠かせません。一方，外科的治療に関しては硝子体手術の小切開化による手術侵襲の軽減により手術の適応が従来より大幅に拡大してきました。このように網膜疾患の診療には従来よりも多くの知識が必要になっています。

　本書は多種多様な疾患について，従来から基本とされるような知識から最近の眼科学会の網膜領域で取り上げられるようなトピックスまで，網羅的に解説することをこころがけました。研修医の先生から一般の眼科医の先生にいたるまで，この1冊で網膜疾患の基本から最新情報までわかっていただけると考えております。また網膜を専門にしている先生方にとっても，知識のブラッシュアップに十分役立つ内容になっています。本書が少しでも網膜疾患の診療技術の向上と，日常診療の一助になれば望外の喜びであります。

　最後に，本書をまとめるにあたりご協力いただいた東京大学大学院医学系研究科眼科学教室の諸氏に感謝いたします。

2013年2月

柳　靖雄

著者

柳 靖雄（やなぎ　やすお）

1995年　東京大学医学部附属病院研修医，眼科勤務
1997年　東京大学医学系大学院外科学専攻眼科学教室入学
2001年　同卒業（医学博士）
　　　　国立国際医療センター研究所研究員
2004年　東京大学医学部文部教官助手
2007年　東京大学医学部附属病院特任講師
2012年　東京大学大学院医学系研究科感覚・運動機能医学講座眼科学専任講師
2015年　Associate Professor, Duke NUS Medical School
　　　　Singapore National Eye Centre
　　　　Singapore Eye Research Institute
2018年　旭川医科大学眼科学教室教授
現在に至る

英文協力

Timothy Minton（ティモシィ　ミントン）

1984年　ケンブリッジ大学卒業（修士）
　　　　日本医科大学基礎科学英語教室専任講師
1991年　日本医科大学基礎科学外国語教室准教授
2012年　慶應義塾大学医学部教授（英語）
現在に至る
日本医学英語教育学会理事

目 次 CONTENTS

網膜診療　略語一覧 ……………………………………………………………… X

I 網膜疾患診療の基本

診断のポイント ……………………………………………………………… 2

検査の進め方 ………………………………………………………………… 8

II 黄斑疾患

加齢黄斑変性

　　前駆病変 …………………………………………………………………… 20

　　滲出型加齢黄斑変性／概説 …………………………………………… 26

　　滲出型加齢黄斑変性／典型加齢黄斑変性 ………………………… 34

　　滲出型加齢黄斑変性／ポリープ状脈絡膜血管症 ……………… 44

　　滲出型加齢黄斑変性／網膜血管腫状増殖 ………………………… 54

　　滲出型加齢黄斑変性／網膜色素上皮剥離 ………………………… 62

　　滲出型加齢黄斑変性／特殊な病態　黄斑下血腫 ……………… 66

　　萎縮型加齢黄斑変性 …………………………………………………… 70

中心性漿液性脈絡網膜症 ………………………………………………… 74

pachychoroid spectrum diseases ……………………………………… 82

強度近視

　　強度近視眼底 ……………………………………………………………… 86

　　近視性新生血管黄斑症 ………………………………………………… 90

　　近視性黄斑牽引症 ……………………………………………………… 98

　　近視性黄斑円孔 ………………………………………………………… 102

　　dome-shaped macula ………………………………………………… 106

傾斜乳頭症候群 …………………………………………………………… 108

特発性新生血管黄斑症 …………………………………………………… 112

網膜色素線条 ……………………………………………………………… 118

黄斑部毛細血管拡張症 ………………………………………………… 122
　▶aneurysmal telangiectasia (Group 1)
　▶parafoveal telangiectasia (Group 2)
　▶occlusive telangiectasia (Group 3)
黄斑円孔 ……………………………………………………………… 128
黄斑前膜 ……………………………………………………………… 134
偽黄斑円孔と分層黄斑円孔 ………………………………………… 138
網膜硝子体牽引症候群 ……………………………………………… 140
ピット黄斑症候群 …………………………………………………… 144
focal choroidal excavation ………………………………………… 148
●参考文献 …………………………………………………………… 150

Ⅲ 網膜血管病変

糖尿病網膜症 ………………………………………………………… 156
　▶糖尿病黄斑浮腫
高血圧眼底 …………………………………………………………… 172
網膜静脈分枝閉塞症 ………………………………………………… 176
網膜中心静脈閉塞症 ………………………………………………… 182
　▶乳頭血管炎
網膜中心動脈閉塞症 ………………………………………………… 190
網膜細動脈瘤 ………………………………………………………… 194
Coats病 ……………………………………………………………… 200
Leber多発性粟粒血管症 …………………………………………… 202
Eales病 ……………………………………………………………… 204
眼虚血症候群 ………………………………………………………… 206
放射線網膜症 ………………………………………………………… 208
●参考文献 …………………………………………………………… 214

Ⅳ 網膜周辺部変性症と網膜剝離

網膜周辺部変性症 …………………………………………………… 218
網膜剝離 ……………………………………………………………… 220

V 遺伝性網脈絡膜疾患

網膜色素変性 …………………………………………………… 224

色素性傍静脈網脈絡膜萎縮症 …………………………………… 230

コロイデレミア …………………………………………………… 232

クリスタリン網膜症 ……………………………………………… 234

黄斑ジストロフィ

  黄斑ジストロフィ　総論 …………………………………… 238

  錐体杆体ジストロフィ ……………………………………… 242

  スタルガルト病 ……………………………………………… 246

  先天網膜分離症 ……………………………………………… 250

  卵黄状黄斑ジストロフィ …………………………………… 252

  後天性卵黄状病巣 …………………………………………… 256

  occult macular dystrophy（三宅病）……………………… 260

先天停止性夜盲 …………………………………………………… 264

白点状眼底 ………………………………………………………… 268

● 参考文献 ………………………………………………………… 272

VI ぶどう膜炎

3大ぶどう膜炎

  サルコイドーシス …………………………………………… 276

  Behçet病 ……………………………………………………… 280

  原田病 ………………………………………………………… 284

網膜色素上皮症

  急性帯状潜在性網膜外層症 ………………………………… 288

  白点症候群 …………………………………………………… 292

    ▶acute posterior multifocal placoid pigment
      epitheliopathy（APMPPE）

    ▶multiple evanscent white dot syndrome（MEWDS）

    ▶点状脈絡膜内層症（PIC）

  地図状脈絡膜炎 ……………………………………………… 298

● 参考文献 ………………………………………………………… 300

VII 網脈絡膜腫瘍

- 毛細血管腫 ………………………………………………… 302
  - ▶網膜毛細血管腫
  - ▶傍乳頭血管腫
- 後天性網膜血管腫 ………………………………………… 310
- 脈絡膜骨腫 ………………………………………………… 312
- 脈絡膜母斑 ………………………………………………… 314
- 脈絡膜血管腫 ……………………………………………… 316
- ●参考文献 …………………………………………………… 320

索引

- 画像付き索引 ……………………………………………… 322
  - 本書では以下の「まれな疾患」を画像付き索引でのみ記載している
  - 視細胞外節微小欠損 …………………………………… 344
  - 点眼による黄斑浮腫 …………………………………… 344
  - 抗癌薬による黄斑浮腫（タキソール黄斑症） ……… 344
  - パターンジストロフィ ………………………………… 345
  - 黄斑低形成 ……………………………………………… 345
  - 網膜血管奇形 …………………………………………… 345
  - 杆体1色型色覚 ………………………………………… 346
  - Sorsby's fundus dystrophy …………………………… 346
- 和文・英文索引 …………………………………………… 347

本書では主に以下の項目別に解説しています。

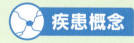 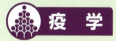 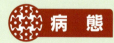
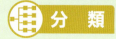 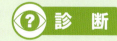 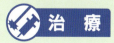

英語でコミュニケーション

各ページの下部には，外国人患者さんへの説明に役立つ英語表現を紹介しています。

網膜診療　略語一覧

略語	和訳	英文フル表記
AF ring	自発蛍光リング	autofluorescent ring
AIBSES	急性特発性盲点拡大症候群	acute idiopathic blind spot enlargement syndrome
AMD	加齢黄斑変性	age-related macular degeneration
AMN	急性黄斑部神経網膜症	acute macular neuroretinopathy
APMPPE	急性後部多発性小板状網膜色素上皮症	acute posterior multifocal placoid pigment epitheliopathy
ARB	アンギオテンシンII受容体拮抗薬	angiotensin receptor II blocker
AREDS	AREDS（研究名）	age-related eye disease study
AZOOR	急性帯状潜在性網膜外層症	acute zonal occult outer retinopathy
BBG	ブリリアントブルーG	brilliant blue G
BRAO	網膜静脈動脈閉塞症	branch retinal artery occlusion
BRB	血液網膜関門	blood retinal barrier
BRVO	網膜静脈分枝閉塞症	branch retinal vein occlusion
C_3F_8	ハフッ化プロパン	octafluoropropane
CDI	カラードップラーイメージング	color doppler imaging
CFH	補体H因子	complement factor H
CME	囊胞様黄斑浮腫	cystoid macular edema
CMV	サイトメガロウイルス	cytomegalovirus
CNV	脈絡膜新生血管	choroidal neovasularization
COST	視細胞錐体外節端	cone outer sheath
CRAO	網膜中心動脈閉塞症	central retinal artery occlusion
CRVO	網膜中心静脈閉塞症	central retinal vein occlusion
CSC	中心性漿液性脈絡網膜症	central serous chorioretinopathy
CSME	臨床上有意な影響のある網膜浮腫	clinically significant macular edema
DM	糖尿病	diabetes mellitus
DME	糖尿病黄斑浮腫	diabetic macular edema
DONFL	DONFL（そのまま使われる）	dissociated optic nerve fiber layer
DRCR.net	DRCR.net（研究グループ名）	Diabetic Retinopathy Clinical Research Network
DRIL	網膜内層構造の乱れ	disorganization of the retinal inner layers
EBウイルス	エプスタイン・バールウイルス	Epstein-Barr（EB）ウイルス
EDI	深部強調画像	enhanced depth imaging
ELM	外境界膜	external limiting membrane
EOG	眼球電図	electrooculogram
ERG	網膜電図	electroretinogram
ERM	黄斑前膜	epiretinal membrane
ETDRS	ETDRS（研究名）	Early Treatment Diabetic Retinopathy Study
FA	フルオレセイン蛍光造影	fluorescein angiography
FAF	眼底自発蛍光	fundus autofluorescence

FEVR	家族性滲出性脈絡網膜症	familial exudative vitreoretinopathy
GA	地図状萎縮	geographic atrophy
GCA	巨細胞動脈炎	giant cell arteritis
GCL	神経節細胞層	ganglion cell layer
HDL	高比重リポタンパク質	high-density lipoprotein
IA	インドシアニングリーン蛍光造影	indocyanine green angiography
ICG	インドシアニングリーン	indocyanine green
IJFT	特発性傍中心窩毛細血管拡張症	idiopathic juxtafoveolar retinal telangiectasis
ILM	内境界膜	internal limiting membrane
INL	内顆粒層	inner nuclear layer
IPL	内網状層	inner plexiform layer
IR	赤外線	infrared
IRF	網膜内液	intraretinal fluid
IRMA	網膜内細小血管異常	intraretinal microvascular abnormalities
IRN	網膜内新生血管	intraretinal neovascularization
IS	視細胞内節	inner segment
ISCEV	国際臨床視覚電気生理学会	international Society for Clinical Electrophysiology of Vision
KP	角膜後面沈着物	keratic precipitates
LDL	低比重リポタンパク質	low-density lipoprotein
LHEP	分層黄斑円孔随伴網膜前増殖	lamellar macular hole-associated epiretinal proliferation
LMH	分層黄斑円孔	lamellar macular hole
logMAR	最小視角の10を底とした対数値	the logarithm of the minimum angle of resolution
MAR	最小視角	minimum angle of resolution
mCNV	近視性新生血管	myopic CNV
MEWDS	多発一過性白点症候群	multiple evanescent white dot syndrome
MFC	多発性脈絡膜炎	multifocal choroiditis
mfERG	多局所ERG	multifocal electroretinogram
MIVS	小切開硝子体手術	microincisional vitreous surgery
NPA	無灌流領域	non perfusion area
NPDR	非増殖性糖尿病網膜症	nonproliferative diabetic retinopathy
NVD	乳頭に直接連絡する新生血管	neovascularization on disc
NVE	乳頭に直接連絡しない新生血管	neovascularization elsewhere
OCT	光干渉断層撮影	optical coherence tomography
ODP	視神経乳頭小窩	optic disc pit
ONL	外網状層	outer nuclear layer
OPL	外顆粒層	outer plexiform layer
OP波	律動様小波	ocillatory potentials
OS	視細胞外節	outer segment
PAS	周辺虹彩前癒着	peripheral anterior synechia
PCV	ポリープ状脈絡膜血管症	polypoidal choroidal vasculopathy

PDR	増殖性糖尿病網膜症	proliferative diabetic retinopathy
PDT	光線力学的療法	photodynamic therapy
PED	網膜色素上皮剥離	pigment epithelial detachment
PIC	点状脈絡膜内層症	punctate inner choroidopathy
PMF	黄斑前線維性増殖	preretinal macular firbosis
pMH	偽黄斑円孔	macular pseudohole
PPE	パキコロイド色素上皮症	pachychoroid pigment epitheliopathy
PPRCA	色素性傍静脈網脈絡膜萎縮症	pigmented paravenous retinochoroidal atrophy
PRN	必要時投与	pro re nata
PRP	汎網膜光凝固術	pan-retinal photocoagulation
PVD	後部硝子体剥離	posterior vitreous detachment
PXE	偽黄色腫	pseudoxantoma elasticum
RAP	網膜血管腫状増殖	retinal angiomatous proliferation
RNFL	視神経線維層	retinal nerve fiber layer
RPC	乳頭周囲毛細血管網	radial peripapillary capillaries
RPE	網膜色素上皮	retinal pigment epithelium
RRA	網膜血管吻合	retinal retinal anastomosis
SD-OCT	スペクトラルドメインOCT	spectral-domain OCT
SDMD	老人性円盤状黄斑変性	senile disciform macular dystrophy
SF$_6$	六フッ化硫黄	sulfur hexafluoride
SHRM	網膜下高輝度物質	subretinal hyperreflective material
SLD	スーパールミネッセントダイオード	superluminescent diode
SLE	全身性エリテマトーデス	systemic lupus erythematosus
SLO	走査型レーザー検眼鏡	scanning laser ophthalmoscope
SRD	漿液性網膜剥離	serous retinal detachment
SRF	網膜下液	subretinal fluid
SRN	網膜下新生血管	subretinal neovascularization
SS-OCT	スウェプトソースOCT	swept source OCT
TA	トリアムシノロン	triamcinolone acetonide
tAMD	典型加齢黄斑変性	typical age-related macular degeneration
tPA	組織プラスミノーゲンアクチベータ	tissue plasminogen activator
UHR-OCT	超分解能OCT	ultrahigh resolution-OCT
VEGF	血管内皮増殖因子	vascular endothelial growth factor
VIEW	VIEW（研究名）	VEGF Trap-Eye : Investigation of Efficacy and Safety in Wet AMD
VKH	Vogt-小柳-原田病	Vogt-Koyanagi-Harada disease
WWP	圧迫なしで観察される白色病変	white without pressure
XLR	X染色体連鎖性網膜分離症	X-linked retinoschisis

I

網膜疾患診療の基本

診断のポイント

検査の進め方

Ⅰ 網膜疾患診療の基本
診断のポイント

- 網膜疾患初診の流れ：問診を行い前眼部のチェック→視力検査→眼底検査（前置レンズを用いた細隙灯顕微鏡検査）→周辺部網膜眼底検査→必要に応じてOCT, 造影検査, その他の順に検査
- 黄斑部所見：非接触型のレンズではなく接触型の前置レンズで黄斑部網膜を観察すると詳細な所見が取りやすい

自覚症状

- ◉ 中心視力の低下, 歪視, 変視（図1）：黄斑疾患の自覚症状
    - 急激か, 緩徐か？視野欠損の有無？
    - 網膜疾患全般に治療前の視力がよいほど治療後の視力がよいので早期発見が非常に重要
    - 片眼の黄斑疾患に罹患している場合でも普段両眼で物を見ているために自覚症状がないことも多い→自覚症状確認のため片眼遮閉し, 直線が歪んで見えないかチェックすることが勧められる
    - AMDの認知度の上昇に伴い症状を自分でチェックし, AMDではないかと考え受診する症例も多い
    - Amslerチャート：歪みのチェック。セルフモニタリングのため患者に持たせるとよい（チェック中には眼鏡矯正を行ってよい）
    - 片眼症例では他眼の発症にも注意が必要
    - 多くの黄斑疾患の自覚症状は類似しているが多少異なる（図1：AMDと黄斑円孔）：しかし症状だけでは疾患を推定することは困難
    - 黄斑円孔では求心性に物が引きつれて見え（暗点ではない）, Watzke-Allenサイン（細隙灯検査で幅の狭いスリット光を円孔を含む黄斑部に照射した状態で, 患者がスリット光の亀裂を自覚すること）が有用
- ◉ 夜盲：網膜色素変性など
    - 夜間にも明るい都心部の生活者では網膜色素変性でも夜盲の自覚症状のないこともある
    - 強度近視などでも夜盲をきたす：夜盲＝網膜疾患ではない
    - 先天停止性夜盲：主訴は夜盲ではなく低視力, 眼振であることも多い
    - 昼盲：錐体ジストロフィなど。随伴する症状として色覚異常も確認
- ◉ 光視症：視細胞が障害される疾患での前駆症状
    - 中枢性の閃輝暗点が有名だが, 網膜疾患のAZOORでも比較的特徴的
    - 網膜牽引のために光視症をきたす場合もあり, 網膜裂孔形成の際に自覚することも多い

図1 加齢黄斑変性（AMD）と黄斑円孔の見え方

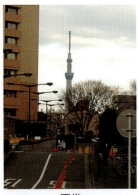
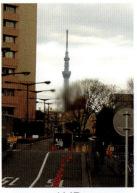
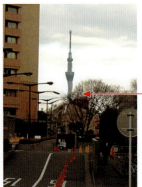

正常　　　　　　　　AMD　　　　　　　　黄斑円孔

中心に物が引きつれて見える

片眼で見ると物が歪んで見えますか？

診断のポイント：眼底所見の取り方

まずは，眼底検査を行い鑑別診断。必要に応じた検査を行う

- **出血**（図2～4）
  - 立体的に網膜を観察し出血の深さを判断すると同時に，出血の広がり方により出血源を推察（図2）
  - ILM下の出血：大きな広がりをもって生じ，網膜下出血と類似するが，ILM下の出血は鮮明で光沢があり網膜下出血と区別可能：多くは網膜細動脈瘤破裂（他に糖尿病網膜症，高血圧眼底など）
  - 線状出血：視神経線維層の走行に一致。網膜細動脈からの出血
  - 点状出血，しみ状出血：網膜深層（外網状層）の出血
  - 網膜下出血：RPEと感覚網膜の間（網膜下腔）の出血。網膜内の出血と比較すると大きな広がりもって生じる。網膜深層もしくは脈絡膜由来
  - RPE下出血（出血性PED）：AMD（なかでもポリープ状脈絡膜血管症），血管新生黄斑症などのCNVなど脈絡膜由来

図2　眼底出血の種類

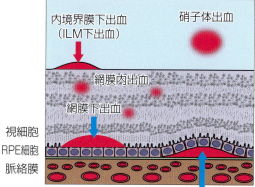

図3　出血

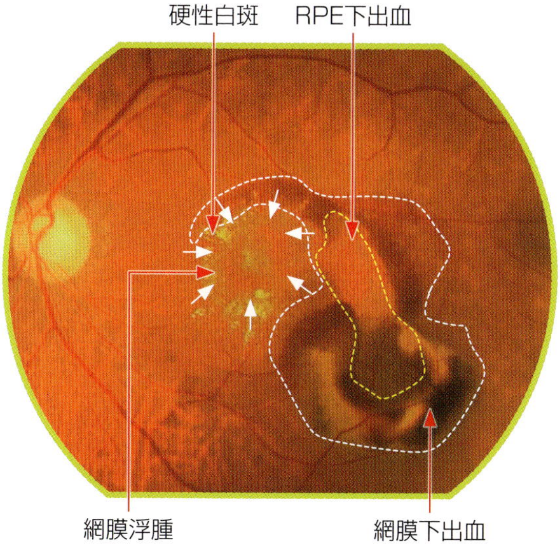

図4　出血

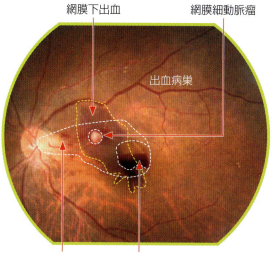

Do things appear distorted when you look at them with one eye?

- 硬性白斑（図5〜7）
  - 境界明瞭な黄白色の沈着物
  - 網膜浮腫を反映
  - 網膜深層毛細血管からの漏出物が水分の吸収とともに濃縮され，蛋白と脂質成分に富む物質が貯留した状態
  - 多くは外網状層に生じる
  - 中心窩の網膜下にも沈着することがあり（図5），RPEの変性をきたす
  - 星芒状白斑（macula star）：黄斑部の網膜内に硬性白斑を生じた場合にはHenleの神経線維に沿って沈着し，中心窩を取り囲んだ特徴的な所見として観察される
  - 輪状滲出斑（図6）：局所的な網膜浮腫，肥厚の周囲を取り囲むように存在する硬性白斑
  - 網膜毛細血管の閉塞もしくは傷害による網膜血管の透過性亢進，血管拡張と毛細血管瘤が原因であり，高血圧眼底，糖尿病網膜症などの網膜血管病変に続発
  - AMDでも認める（図7）
- 軟性白斑（図8）
  - 境界不明瞭な黄白色の沈着物
  - 部分的な網膜虚血を反映
  - 網膜神経節細胞の軸索輸送障害が生じた状態
  - 視神経乳頭付近に好発
  - 網膜虚血が原因であり，高血圧眼底，糖尿病網膜症などの網膜血管病変の進行に伴い出現
- Roth斑
  - 中央が白くなった出血斑のこと。組織学的にはフィブリンの凝血塊であるとされる。白血病に特徴的であるとされたが高血圧眼底などでも生じうる

図6 輪状滲出斑

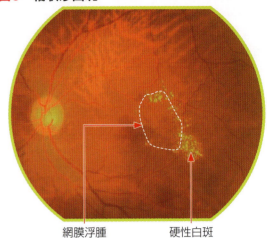

網膜浮腫　　硬性白斑

図7 輪状滲出斑（AMD）

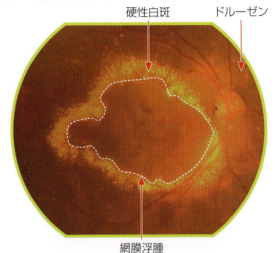

硬性白斑　　ドルーゼン

網膜浮腫

図5 硬性白斑

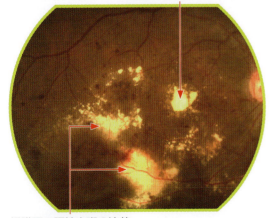

中心窩に沈着した硬性白斑

網膜下の硬性白斑の沈着

図8 軟性白斑

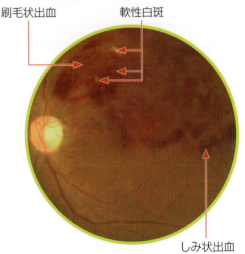

刷毛状出血　　軟性白斑

しみ状出血

中心部分が暗くて見えづらいですか？

図9 CME

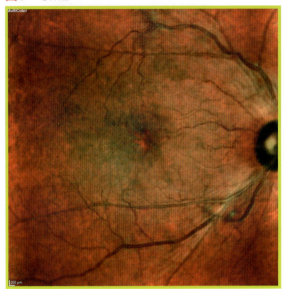

中心窩拡大写真

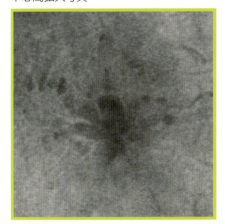

図10 SRD

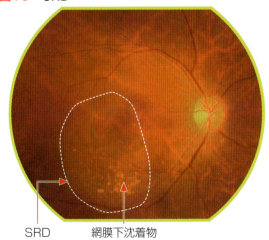

SRD　網膜下沈着物

診断のポイント

● **囊胞様黄斑浮腫（CME）（図9）**
- 血液網膜関門が破綻した状態（inner BRB：retinal capillary endotheliumに存在）
- 蜂巣様の浮腫を認める
- 単独でCMEが生じている場合：多くは網膜毛細血管内皮細胞の血液網膜関門が網膜静脈閉塞症，傍中心窩毛細血管拡張症，糖尿病網膜症，放射線網膜症などの網膜血管異常により破綻をきたして生じる
- AMD，血管新生黄斑症などのCNVによっても惹起される
- 網膜色素変性のCME：蛍光眼底造影検査で蛍光色素の旺盛な漏出を認めないことも多く，血液網膜関門の破綻以外のメカニズムの関与
- 薬剤性のCME：緑内障点眼，抗癌薬（タキサン系：パクリタキセルなど）によるものがまれにある
- 多くは滲出性のCMEだが，まれに"atrophic CME"という状態も存在（AMDなどによるRPEの機能不全）

● **漿液性網膜剥離（SRD）（図10）**
- 血液網膜関門が破綻した状態（outer BRB：RPEに存在）
- 検眼鏡的には剥離した網膜が浮腫状に少し白濁しており，慢性化すると網膜下やRPE上に沈着物を生じる（図10）
- 単独でのSRD：多くはRPEの血液網膜関門が破綻をきたし透過性が亢進するために生じる
- 代表的疾患として中心性漿液性脈絡網膜症や原田病，AMD（なかでもポリープ状脈絡膜血管症）
- 網膜には網膜血管内皮細胞とRPEという2つの血液網膜関門が存在：原則的に前者の血液網膜関門の破綻でCMEが，後者の血液網膜関門の破綻でSRDが生じる
  →糖尿病網膜症（DM）では前者，AMDでは後者が主に傷害される
- CMEとSRDの混在：①inner BRBの破綻で生じた滲出液がELMのバリアの破綻により網膜下にも貯留。②CNVがouter BRBを傷害し，二次的にinner BRBが傷害される

Do things in the center of your field of vision appear dark and difficult to see?

- ●黄斑萎縮（図11）
  - 滲出型AMD，萎縮型AMDなどの非変性疾患と，遺伝性網脈絡膜疾患などの変性疾患の鑑別が重要
  - 変性疾患の黄斑変性の分類：標的黄斑症と，さらに進行した面状のRPE萎縮
  - 所見をみた場合，問診上は，既往歴・家族歴の聴取，発症年齢，片眼性か，両眼性か，病状の進行速度などの聴取
  - 検査では，ERG，EOGなどの網膜電気生理学的検査，FA，FAFが鑑別に有用
  - 黄斑部に形態学的異常を認めない黄斑疾患（Miyake diseaseなど）もあるので注意を要する

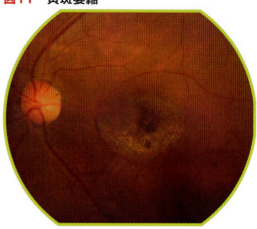

図11　黄斑萎縮

表1　眼底所見から考えられる疾患

症状（眼底所見）		疾患
出血・血管瘤	網膜前出血	網膜細動脈瘤 糖尿病網膜症
	網膜内出血	糖尿病網膜症 網膜静脈閉塞 毛細血管拡張症 黄斑部毛細血管拡張症，Leber多発性粟粒血管症，Coats病 網膜血管腫状増殖
	網膜下出血	滲出型加齢黄斑変性 網膜細動脈瘤
	網膜色素上皮下出血	滲出型加齢黄斑変性
	網膜前出血＋網膜下出血	網膜動脈瘤破裂
	網膜下出血＋色素上皮下出血	滲出型加齢黄斑変性
白斑・白点	軟性白斑	糖尿病網膜症 網膜静脈閉塞症 高血圧網膜症
	硬性白斑	加齢黄斑変性 糖尿病網膜症 網膜静脈閉塞症
	フィブリン	滲出型加齢黄斑変性 中心性漿液性網脈絡膜症
	線維性瘢痕	滲出型加齢黄斑変性 その他のCNV
	卵黄様網膜下沈着物	遺伝型卵黄様黄斑変性（Best病） 成人型卵黄様黄斑変性
	小白点	クリスタリン網膜症 眼底白点症 黄色斑眼底 reticular pseudodrusen
	深層の白斑	白点症候群
感覚網膜の変化	漿液性網膜剥離	中心性漿液性脈絡網膜症 原田病 滲出型加齢黄斑変性 Coats病 糖尿病網膜症網膜症 網膜静脈分枝閉塞症 pit-macular syndrome 傾斜乳頭症候群 dome-shaped macula
	網膜内浮腫	滲出型加齢黄斑変性 中心性網脈絡網膜症 糖尿病網膜症 網膜静脈閉塞症 高血圧網膜症 黄斑部毛細血管拡張症，Leber多発性粟粒血管症，Coats病 網膜動脈閉塞症 放射線網膜症 網膜血管腫 網脈絡膜腫瘍 囊胞様黄斑浮腫 ぶどう膜炎（サルコイドーシス，原田病など）

物が中心部分に向かって引きつれて見えますか？

ポイント

視力検査の方法と解釈
●視力の分類
- 視力とは形態覚の指標の1つ＝3次元的に広がる物の形や位置を見分ける視能力の鋭敏さ

①最小分離閾（図12）
- 視力検査の基本
- 視標の形がわかる，あるいは2つの点を2つとして分離する閾値
- 2点の分解能の限界としての2点間の開きの角度を最小視角（minimum angle of resolution；MAR）で表す
- MARは分（min of arc）単位で表される

②最小可読閾：文字を判読できる閾値

③最小視認閾：視標（目標）の有無の認識，1線または1点を認める閾値

④最小識別閾：2本の線分が連続した1線であるか，ずれているかを感知する閾値。分離閾より3〜10倍感度がよい

●小数視力と分数視力
- 小数視力と分数視力は基本的には同一
- 小数視力は，最小視角（MAR）の逆数：1/（MAR）
- イギリス式Snellen表記では，分子は6（メートル）でその分母は6×MAR："6/6×MAR"
- アメリカ式Snellen表記では，分子は20（フィート）でその分母は20×MAR："20/20×MAR"
  例：MARが2(分)→小数視力＝0.5，イギリス式Snellen表記で6/12，アメリカ式表記では20/40

●logMAR視力，対数視力，ETDRS
- 小数視力や分数視力の比較には対数をとり計算［感覚の大きさは，刺激の大きさの対数に比例するため（Weber-Fechnerの法則）］
- 小数視力や分数視力では指標のスケールは等間隔ではない（例えば小数視力で1.0→0.9の変化と0.9→0.8の変化は同等ではない）
  →統計的解析には分単位で表した最小視角の10を底とした対数値（the logarithm of the minimum angle of resolution；logMAR）を用いる
- 対数視力は，10を底とする小数視力の対数（log10（VA））（logMARと異符号）
- 小数視力表や分数視力表は低視力の指標が不足しており，低視力者の変化を正確にとらえにくい
- 1対数単位を10等分する間隔0.1 log unitで視標の大きさを構成しているlogMAR視力表も存在する。視力比較を行う際に，logMAR値で2段階向上，1段階低下などの評価ができることと，統計処理のために，logMAR値の算術平均が簡便にできるなどメリット
- ETDRS（Early Treatment Diabetic Retinopathy Study）チャート：主に臨床試験で使用。結果は可読文字数で表現し，1文字あたり0.02 log単位で計算し，5文字＝0.1 logMARとして計算。従来の視力表に比べ低視力者におけるわずかな視力変化を検出可能
- （臨床試験で頻繁に見かける）logMARで3段階の変化（値では0.3の変化）とは，ETDRSチャートで15文字の変化と同等で，小数視力で表すと値の2倍（あるいは半分）の変化と同等（例：視力0.8→0.4の変化）

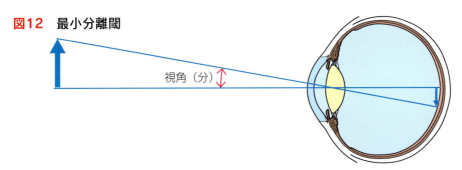

図12　最小分離閾

I 網膜疾患診療の基本
検査の進め方

光干渉断層撮影（optical coherence tomography；OCT）のポイント

● **原理**
- 光の干渉性［コヒーレンス（coherence）］を用いたイメージング技術により網膜断層画像を非侵襲的に取得
- 近赤外の照射光を眼内に入射し，組織密度の異なる部位で吸収，散乱，反射などによって変化し戻ってきた光線と元の光源の干渉により，信号強度と位置情報を算出

● **種類**
いずれも画像撮影は数秒，解析は数分で行うことができる
(1) スーパールミネッセントダイオード（SLD）光源を用いたスペクトラルドメインOCT（SD-OCT）
- 深さ分解能：3〜7μm，スキャン速度：17,000〜52,000回/sec
- 以前に使用されていたタイムドメインOCTと比較すると非常に高速→3次元画像作成，重ね合わせ（加算平均）によるスペックルノイズ除去が容易

(2) 長波長光源（1,050nm）を用いたスウェプトソースOCT（SS-OCT）
- 深さ分解能：3〜7μm，スキャン速度：〜100,000回/sec
- 超波長による高深達性（high-penetration），高スキャン速度のためノイズ軽減のための加算平均を行わなくても脈絡膜，強膜の詳細な描出が可能
- 硝子体の詳しい描出も可能

(3) 超分解能OCT（UHR-OCT）も市販化されている
- 深さ分解能：2〜3μm
- 従来のOCTでは鮮明に映らなかった病変も詳細に描出が可能

(4) 術中OCTも製品化されている
- リアルタイムに術中のOCTを取得

● **網膜疾患以外の分野**
- 緑内障診断のための補助ツールとしても有用
- 前眼部解析のためのOCTも存在

OCTの種類

EDI-OCT	enhanced depth imaging
SD-OCT	spectral domain
SS-OCT	swept-source
UHR-OCT	ultrahigh resolution

OCTに関する略語一覧

ILM：internal limiting membrane
RNFL：retinal nerve fiber layer
GCL：ganglion cell layer
IPL：inner plexiform layer
INL：inner nuclear layer
OPL：outer plexiform layer
ONL：outer nuclear layer
ELM：external limiting membrane
COST：cone outer segment tips
EZ：elipsoid zone
RPE：retinal pigment epithelium

網膜という眼の奥の光を感じる膜の検査を行いますので，数秒間眼を動かさないでください。

●画像の見方の基本
- 得られる画像はグレースケール（図1）
- 多くの装置では信号強度に応じて低反射は寒色系，高反射は暖色系での擬似カラー表示も可能
- 正常網膜内の高反射：網膜神経線維層（RNFL），内顆粒層（IPL），外顆粒層（OPL）
- 網膜外層：中反射領域の外境界膜（external limiting membrane；ELM），その外層に高反射のエリプソイドゾーン［elliposoid zone，もしくは内節外節接合部（IS/OSライン）］，さらに，COST［cone outer sheath］ライン，RPEライン（図1）を認める
- 色素上皮不整やPEDがある場合にはBruch膜のラインが描出されることがある
- （異論もあるが）エリプソイドゾーンは視細胞内節のミトコンドリアの存在する部位に一致し，COSTラインはRPEの微絨毛で錐体外節の先端を包み込む部分（inter-digitation zone）であると考えられている
- RPE下の病巣の描出：EDI-OCT，SS-OCTなどで脈絡膜も詳細に観察されるようになり，脈絡膜厚測定なども可能
- SS-OCTではen face画像により脈絡膜血管の走行も描出できる
- 網膜硝子体界面異常（網膜硝子体癒着，黄斑前膜など）の描出も容易

●黄斑部撮影のポイント
- 中心窩を通るスキャンが基本（6×6mmをカバーするラスタースキャンが有用）
- 中心窩以外にも病巣が存在する場合には必ず病巣部位を走査（撮影範囲が狭いので注意）
- 鮮明な画像を得るためにはノイズの少ない画像の撮影モード（加算平均処理）を用いる
- 必要に応じて水平方向だけでなく垂直方向でも撮影を行う
- 黄斑部を広い範囲でスキャンできる3次元画像を撮影するのが好ましい
- "follow up mode"を用いれば同一部位の正確なフォローアップが可能

図1　SD-OCTの正常所見

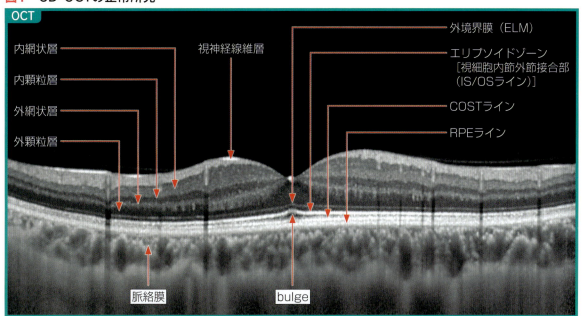

I just want to take a quick look at your retinas. These are the membranes at the back of your eyes that react to light. Could you try to keep your eyes as still as possible while I do this? It'll only take a few seconds.

●所見の見方のポイント
- OCT画像単独では所見の判断は困難：必ず眼底所見，必要に応じて蛍光眼底造影検査とも比較して総合的に判断
- 高反射，中反射，低反射を示す病変の代表例をあげるが，病態によっては必ずしも下記のとおりとはいえず注意が必要
  ① 高反射を示す病変（図2）：網膜血管，出血，硬性白斑，線維性瘢痕組織（線維化したCNV），CNV，網膜内の高輝度反射物質（intraretinal hyperreflective foci）など。これらの深部は前方散乱光が減衰するためにそれより後方は低反射となることがある
  ② 中反射を示す病変（図3）：RPE下のCNV，フィブリンなどの析出物，出血など。網膜下にある中〜高輝度の病変はSHRM（subretinal hyperreflective material）とよばれる
  ③ 低反射を示す病変（図4）：液体貯留すなわち，CME，網膜剥離，PED内部など

図2 高反射を示す病変

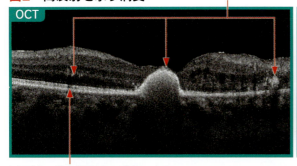
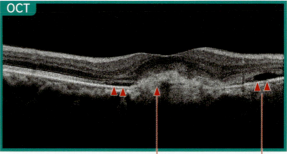

高反射：硬性白斑
低反射：前方散乱光の減衰による
高反射：網膜下のCNV　網膜剥離

図3 中反射を示す病変

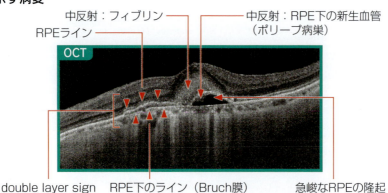

中反射：フィブリン　　中反射：RPE下の新生血管（ポリープ病巣）
RPEライン
double layer sign　RPE下のライン（Bruch膜）　急峻なRPEの隆起

図4 低反射を示す病変

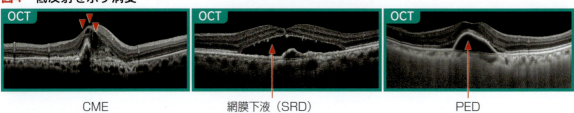

CME　　　網膜下液（SRD）　　　PED

（写真を示しながら）この部分に血液の中身の成分が漏れだして水がたまっています。

OCTを理解するための基本ポイント：網膜の構造の特徴

●網膜の層構造（図5）

- 組織学的には10層構造に分類し、硝子体側より内境界膜（ILM）、視神経線維層（RNFL）、神経節細胞層（GCL）、内網状層（IPL）、内顆粒層（INL）、外顆粒層（OPL）、外網状層（ONL）、視細胞内節（IS）、視細胞外節（OS）、網膜色素上皮細胞（RPE）からなる
- 網膜を形成する細胞は神経細胞は5種類に分かれる。細胞層は3層であり、硝子体側より①神経節細胞、②アマクリン細胞、双極細胞、水平細胞、③視細胞となる。さらにグリア細胞として網膜全層を支持する形で存在するMüller細胞からなる
- それぞれの細胞はそれぞれにサブタイプが存在し、発現分子の違いから数十から数百に分類されうることがわかっている。概日リズムを司るメラノプシンはRGC層にある内因性光感受性RGC（ipRGC）に局在する

●視細胞

- 中心窩では視細胞が密に存在しており、高度の視機能を有する
- ヒト網膜には視細胞が2種類存在する
①杆体細胞
- ロドプシン陽性細胞
- 大まかに表現すると暗所〜薄明下で光を感じ、周辺部の視野の形成に重要
- 中心窩から約20°の網膜中間周辺部の領域に多い
- 約1億3,000万個存在すると考えられている
②錐体細胞
- 錐体オプシン陽性細胞
- 大まかに表現すると明所で光を感じ、中心視力および色覚の形成に重要
- 錐体細胞は中心窩に多く分布
- 約650万個存在すると考えられている（杆体細胞の1/20）

図5　網膜の層構造

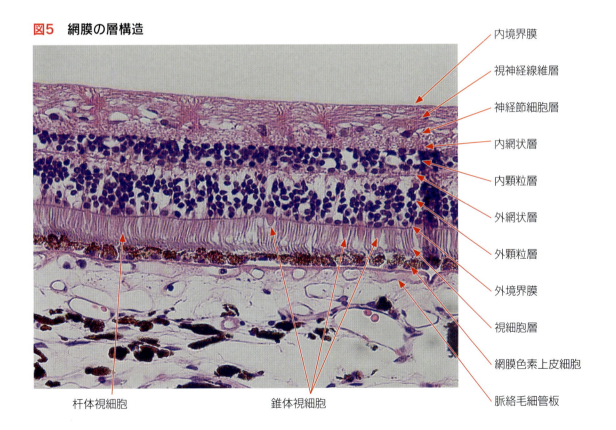

(Showing the patient a photo) What you can see here is an accumulation of fluid consisting of plasma, along with some cells and other blood components that has leaked from the blood vessels.

- ●網膜色素上皮細胞
  - 多彩な作用を有する
    1. 外血管網膜関門を形成
    2. 視細胞外節の貪食
    3. 視物質の代謝
    4. 神経栄養因子の分泌
- ●黄斑部の解剖学的特徴
  - 黄斑部は解剖学的には網膜中心部の中心窩（解剖学的には中心小窩ともよばれる）を中心とした直径6mmの領域
  - 中心窩は視神経乳頭から4.0mm耳側，0.8mm下方（視神経乳頭の直径は約1.8mm）
  - 中心窩の無血管領域は直径0.25〜0.6mm程度
  - 中心小窩の特徴：外網状層および内網状層は存在せず，外境界膜とエリプソイドゾーンにわずかなふくらみ（bulge）を認める
  - 網膜厚：全網膜厚は中心窩が最も薄い。内側網膜のRNFL，GCL，IPL，INL厚は中心窩で最も薄く，RNFLは左眼でC型（左右対称），GCL，IPL，INLは円形に傍中心窩が最も厚い。外側網膜のOPLとONLを合わせた厚みは中心窩で最も厚い
  - 外側網膜のintegrityと視力にある程度の相関
  - 脈絡膜厚：中心窩よりも上耳側が最も厚く下方（特に視神経乳頭下方）が最も薄い
  - 加齢による変化：内側網膜や脈絡膜厚は加齢に伴い減少
  - 黄斑部にはキサントフィル（黄斑色素）が存在（図6）：摘出眼では網膜が白濁するために黄色に見えることで発見された（1782年，Fransisco Buzzi）
  - 光線が集中し，光線傷害を受けやすく，豊富な脈絡膜血流が酸素を補給するため常に酸化ストレスにさらされている
  - 加齢に伴い黄斑部では周辺部と比較してBruch膜の構成成分（特に弾性線維層に含まれるエラスチンの分解など）のintegrityが失われやすい
  - 網膜硝子体癒着は中心窩と視神経乳頭で強い
  - "異常な"網膜硝子体癒着や酸化ストレス→黄斑部にはAMD，黄斑円孔，黄斑前膜や中心性漿液性脈絡網膜症など，さまざまな疾患が起こりやすい

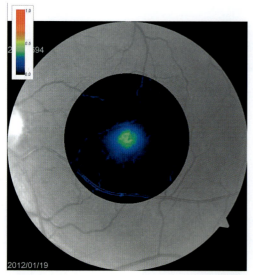
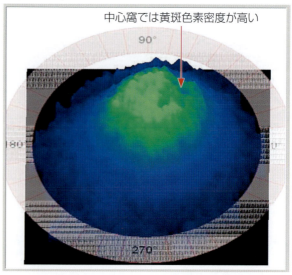

図6 黄斑色素の分布（眼底カメラ型の検査機器による）

造影剤を使って眼の奥の血管を撮影する検査を行います。糖尿病，高血圧，心臓の病気などお体の病気はないですか？アレルギー体質ではありませんか。

OCTAのポイント

- **原理**
  - OCTの信号強度の経時的変化を元にしたmotion contrast imaging
  - 網膜の同一部位よりOCTのB-scanを2度以上繰り返し撮影
  - 各々のフレームで対応するピクセルを比較し，motion signalとstatic signalを同定
  - 通常の画像では動いている物体は赤血球であるので血流が同定される
  - 造影剤を必要としない
- **画像の見方の基本**
  - 網脈絡膜血流を3次元的に観察可能（図7）
  - 通常en face画像を使用
  - 黄斑部では表層網膜血管網（superficial capillary plexus），深層網膜血管網（deep capillary plexus），脈絡毛細管板（choriocapillaris, choroid）の血流の詳細な観察可能
  - 正常では外側網膜（outer retinal slab）には血流が存在しない
  - 血流を観察しており，造影検査とは所見が異なる（構造ではなく機能を反映）
  - segmentation error, motion artifact, projection artifactなどに注意を
- **黄斑部撮影のポイント**
  - 3×3mmから12×12mm：病巣の大きさに応じて撮影。エリアが広いほど画像の解像度が低くなる
  - 数秒で撮影は完了する。良好な画像には良好な固視が必要
- **所見の見方のポイント**
  - 通常のstructural OCTも同時に撮影される：OCTを参考に病変の部位を

図7 OCTA

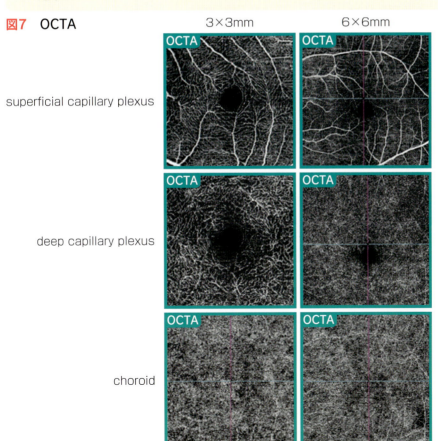

注：outer retinal slabには正常眼では信号は認められない

I'm going to use some contrast media to take some images of the blood vessels at the back of your eye, but first I need to ask you if you have diabetes, high blood pressure, heart disease, or any other medical conditions. Also, do you have any allergies you know of?

眼底血管造影検査のポイント （図8）

- 施行に際しては日本眼科学会の実施基準に則って行う（以下，要点の抜粋）
- アレルギー歴の聴取：薬物，食物アレルギー，アレルギー疾患
- 全身病では特に，糖尿病，高血圧，心疾患，肝機能障害，脳血管障害に注意
- 腎機能低下だけでは禁忌とはいいがたい
- 半年以内の脳卒中，心筋梗塞や肝機能障害を認める症例では避けるのが好ましい
- アナフィラキシーを含めた重篤な副作用が起こりうることには十分の注意を
- 超広角撮影も近年普及（赤道部まで1枚の画像で撮影可能）

◉フルオレセイン蛍光造影（FA）

- Adolf von Baeryerによって1871年に合成された色素
- 1955年MacClearとMaumeneeがヒト網膜の血管造影に応用した
- 分子量 367.27
- 励起波長：465〜490nm
- 静注後：80%以上が血漿蛋白（主としてアルブミン）に結合，24時間以内に肝および腎臓で排泄
- 網膜，中枢神経系の血管を除いてすべての毛細血管から色素が漏出する
- 網膜血管動態の把握：網膜色素上皮よりも硝子体側にある病変の描出に適する
- 血液網膜関門（網膜血管，網膜色素上皮）の破綻の検出
- 撮影においては初期像のchoroidal flush，中心動脈からの流入（腕網膜循環時間），動脈相，初期静脈相（静脈に層流が観察される），毛細血管相，静脈相と後期像の所見の変化の観察が重要（図9：読影のポイント）

◉インドシアニングリーン蛍光造影（IA）

- 分子量 774.96
- 励起波長：790〜805nm
- 静注後：血漿蛋白と強固に結合（98%），代謝などの変化を受けず胆汁より排泄
- FAよりもRPE下の脈絡膜血管の把握に適する
- 滲出液，出血によるブロックが少ない
- AMD：ポリープ状脈絡膜血管症（PCV），網膜血管腫状増殖（RAP）の鑑別診断には必須の検査
- 撮影においては超早期に動脈相を認めた直後に脈絡毛細管板への蛍光流入が生じ静脈相となる
- 早期：脈絡膜動脈の観察は早期の画像（〜60秒）でのみ行える
- 早中期：脈絡膜中大血管および網膜血管が描出される
- 後中期：脈絡膜大血管が不鮮明になるが網膜血管は比較的明瞭に描出
- 後期：びまん性の蛍光。症例によっては脈絡膜血管透過性亢進所見
- 血管内のICGは1分あたり25%が肝臓から排出されるため網膜血管からの色素は通常10〜15分もすれば消失する。したがって網膜血管が映らなくなってからも脈絡膜大血管が比較的後期まで描出されているのは蛍光の漏出によるものと考えられる
- 黄斑部に生理学的な分水嶺（watershed zone）を認めることが多い

もう一つ検査を行ってからお呼びします。

図8　眼底血管造影検査

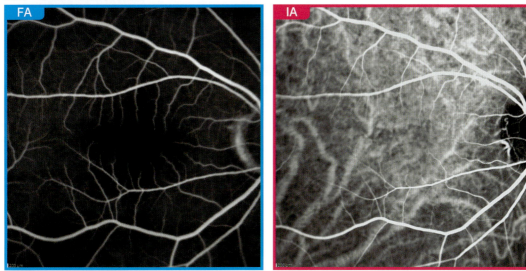

図9　FA所見の見方

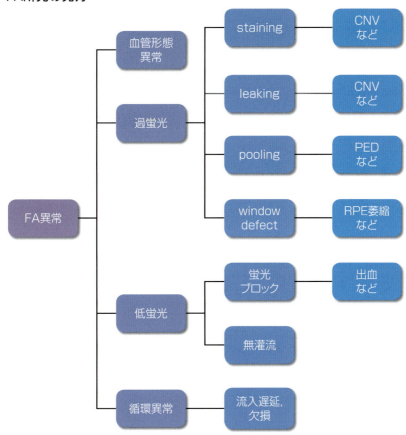

We'll call you in again after we've done an additional test.

造影検査を理解するための基本ポイント：網脈絡膜の血管構造

網膜内層は網膜血管，網膜外層（ONLの外層半分まで）は脈絡膜血管により栄養されている

●網膜血管
- 視神経乳頭の耳側より強膜篩状板を貫いて視神経乳頭で網膜内に入る
- 網膜動脈が網膜内で分岐する。一部の人で毛様網膜動脈（耳側乳頭部端から黄斑部に向かう脈絡膜循環由来の血管）を認める
- 網膜動脈は終末動脈：網膜表層の視神経線維層内に細動脈，網膜内には毛細血管として垂直方向に分布。最周辺部までは達せず，鋸状縁の近傍の約1.5mmの領域では網膜は無血管
- 毛細血管網は4層存在し，深層ほど網膜周辺部まで進展：硝子体側から順に放射状乳頭周囲毛細血管網（radial peripapillary capillaries；RPC），表層網膜血管網，中層網膜血管網，深層網膜血管網
- RPCは視神経乳頭周囲のRNFLに存在し，中層網膜血管網は赤道部まで，深層網膜血管網は最周辺部まで存在
- 外網状層や網膜視細胞層には血管が存在しない
- 網膜の静脈は視神経乳頭より網膜中心静脈に集まり眼球外に出る
- 網膜血管は血管抵抗自己調整機能（オートレギュレーション）が存在→血流は灌流圧によらずに一定（網膜の代謝が盛んになる暗順応時に血流量は増加）
- BRB（blood retinal barrier）：網膜には網膜血管内皮細胞（＋周皮細胞)のタイトジャンクションとRPEのタイトジャンクションという2種類の血液網膜関門が存在：網膜血管異常では前者の血液網膜関門が，CNVでは後者の血液網膜関門が破綻をきたし透過性が亢進する）

●脈絡膜血管
- 厚み約0.25mmの組織
- 短後毛様動脈（約20本程度存在する）により眼底後極部から眼内に入る（IAの早期画像で観察される）
- 毛細血管は有窓血管：脈絡毛細血管板という血管網を形成→網膜の外層の約1/3を栄養
- 脈絡毛細血管板は小葉構造をとり，各小葉は中心部から充填され周辺部から流出（議論あり）
- 脈絡膜の静脈は太い静脈より渦静脈（1眼に4〜6本存在）膨大部に集まり，強膜を斜めに貫いて眼球外に出る
- 自律神経支配を受ける。交感神経刺激で血流量は減少
- 網膜血管と異なりオートレギュレーション機能が存在しない

表1　FA，IA，OCTAの比較

	FA	IA	OCTA
最大画角	超広角	超広角	12×12mm
侵襲性	蛍光色素使用	蛍光色素使用	蛍光色素不使用
漏出の観察	可	不可能	不可能
解像度	低	低	高
アーチファクト	低	低	高
観察される血管構造	網膜血管が主	脈絡膜血管が主	網脈絡膜の3次元解析可能

この検査では造影剤を使います。何かアレルギーはありますか？

ERGのポイント （図10）

- 光刺激による網膜の活動電位
- 全視野型ERGが基本：網膜全体の機能
- 黄斑部局所ERG，多局所ERG：後極網膜の局所機能変化の検出目的
- 記録法はISCEV standard protocolでの検査が推奨されている
- 錐体機能と杆体機能を分離して記録することが可能であり杆体機能は杆体（scotopic）ERGで，錐体機能は錐体（cone）ERG，（30Hz）flicker ERGで評価。閃輝光刺激［最大応答波形（フラッシュ）］で両者の機能を総合的に評価
- 陰性のa波に続いて陽性のb波の振幅と潜時を測定。OP波（oscillatory potentials）も網膜内層機能評価として重要
- 網膜変性疾患の鑑別，原因不明の視機能低下の網膜機能精査のために施行
- 網膜色素変性では閃輝光刺激で著明な振幅低下
- 他の検査所見が正常である先天停止性夜盲，occult macular dystrophy（三宅病）は電気生理学的検査を行わない限り診断できない
- b波がa波より低下を示すいわゆるnegative type ERGを示す疾患（先天停止性夜盲，小口病，白点状眼底，X-linked retinoschisis）などでは鑑別診断のために必須
- 錐体ジストロフィでは杆体機能が保持されており，錐体系のERGに強い障害が現れる
- 角膜接触型電極による記録が標準だが，皮膚電極によるERGも発売されている

図10　正常ERG

杆体　　　　　錐体　　　　　フラッシュ　　　　flicker

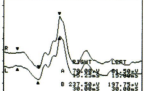
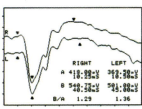
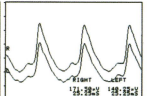

EOGのポイント

- RPEによる網膜静止電位の光刺激による変動
- まず暗所で8〜10分記録しdark troughを，その後明所でlight riseを測定。L/D ratio（Arden ratio）を算出
- 電気生理学的検査のなかでも比較的施行頻度の低い検査だが，卵黄状黄斑ジストロフィ（Best病）の確定診断に必須
- 卵黄状黄斑ジストロフィ
  → 常染色体優性遺伝であり，無症状のキャリアも存在するが，キャリア症例でもL/D ratioが低下している。進行期では黄斑萎縮を伴い他の黄斑変性との鑑別が困難であり，鑑別にEOGが必要

その他の検査

●眼底自発蛍光

- 造影剤を用いることなくRPEのリポフスチンによる自発蛍光を適切なフィルターを用いて観察，記録。RPEの機能的，形態学的異常を検出・同定
- 自発過蛍光はリポフスチン沈着，自発低蛍光はRPE萎縮
- 眼底検査より鋭敏なRPE異常の検出：変性疾患やAMDの検査に有用

We'll be using a contrast medium for this test. Are you allergic to any drugs at all?

II

黄斑疾患

加齢黄斑変性

中心性漿液性脈絡網膜症

pachychoroid spectrum diseases

強度近視

傾斜乳頭症候群

特発性新生血管黄斑症

網膜色素線条

黄斑部毛細血管拡張症

黄斑円孔

黄斑前膜

偽黄斑円孔と分層黄斑円孔

網膜硝子体牽引症候群

ピット黄斑症候群

focal choroidal excavation

II 黄斑疾患／加齢黄斑変性

前駆病変
early age-related macular degeneration/intermediate age-related macular degeneration

疾患概念

- 50歳以上の患者の黄斑部に軟性ドルーゼンあるいは軟性ドルーゼンに付随するRPEの色素脱出を認める加齢性変化である
- 進行すると滲出型AMDもしくは萎縮型AMD（地図状萎縮）を生じる（図1）
- 遺伝学的要因と環境因子の複合的な関与
- ドルーゼンとRPE異常に分類される
- 通常，視力障害は軽度である
- 病巣が中心窩にかかると視力低下をきたす

図1　AMDの分類

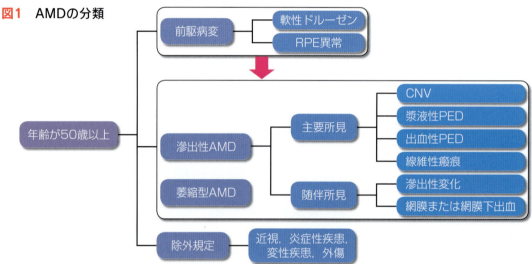

疫　学

AMD前駆病変－早期AMD

	有病率	特記事項
久山町（1998年）	12.7%	50歳以上
舟形町（2008年）	4.1%	43歳以上（片眼）
久米島町（2005年）	13.3%	年齢補正
ブラジル移民	13.4%	Londrina在住
アジア系（メタ解析）	6.8%	
アフリカ系（メタ解析）	7.1%	
ヒスパニック系（メタ解析）	9.9%	
ヨーロッパ系（メタ解析）	11.2%	

ドルーゼンの有病率

久山町	9.8%
舟形町	15.6%
久米島町	10.7%

- 年齢，喫煙歴，白内障手術歴，晩期AMD家族歴などと関連

加齢による網膜の変化です．まだ病気ではありませんが，進行を抑制するためにタバコをすわれているならやめたほうがよいでしょう．

図2 AMDの病態

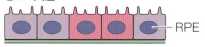
①a 炎症
RPE機能障害
細胞内沈着物，酸化ストレス

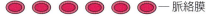
脈絡膜

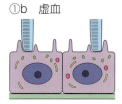
①b 虚血

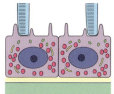
Bruch膜肥厚
脈絡膜からの栄養因子
拡散障害

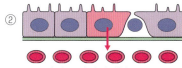
②
RPE由来の炎症を惹起する因子

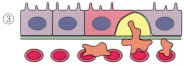
③
炎症細胞の浸潤・ドルーゼン形成

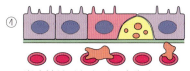
④
炎症性サイトカイン産生↑

病態（図2）

- 加齢に伴いBruch膜が肥厚，basal laminar deposit, basal linear depositとよばれる沈着物を生じる
- RPE内部にはリポフスチンとよばれる老化色素が沈着
- 前駆病変形成には炎症と虚血が関連

炎症
- リポフスチンの活性化，酸化ストレスなどによりRPE細胞に潜在性の障害が生じる
  → RPE細胞は炎症を惹起する液性因子を脈絡膜側に放出
  → 液性の因子が慢性的な炎症を惹起しBruch膜の内部にドルーゼンを生じる

虚血
- Bruch膜肥厚や脂質の沈着により液性因子（栄養因子など）の拡散が阻害→網脈絡膜障害，網膜虚血
- ドルーゼンは変性した蛋白，脂質で構成：親水性成分，疎水性成分，両親媒性成分からなり中心部の核と周辺部では構成成分が異なる。ビトロネクチン，Apo E，Apo B，補体成分などを含む
- ドルーゼンやBruch膜内部沈着物の酸化修飾→慢性炎症のさらなる悪化→AMDの発症に促進的に作用

参考

Bruch膜
- RPEおよび脈絡毛細血管板から形成されるおおよそ2μmの結合組織（正確には"膜"ではない）
- 5層構造をとり，脈絡膜側からchoriocapillaris basal lamina（脈絡毛細血管内皮基底膜），outer collagenous layer（外膠原線維層），elastic layer（弾性線維層），inner collagenous layer（内膠原線維層），RPE basal lamina（RPE基底膜）に分類
- 加齢に伴い，細胞外マトリックスに変化
- Bruch膜は脈絡網膜間におけるバリア

You have some age-related retinal change, but there's no disease. However, if you smoke, you should give it up to reduce the risk of progression.

分類

- 疫学調査：主としてWisconsin分類，Rotterdam分類もしくは国際分類を使用
  → 早期AMD，晩期AMD（地図状萎縮ならびに滲出型AMD）に分類
- わが国：厚生労働省研究班による分類が用いられ，AMDは前駆病変とAMDに分類（図1）
- AREDS分類（表1）：晩期AMDの発症リスク予測に有用．カテゴリー3，4にはサプリメントが推奨される

ドルーゼン（図3〜5）

- ドルーゼンは大きさにより分類
- 視神経乳頭部位での静脈径の125μmとその半分の63μmを基準
- Wisconsin分類
  軟性ドルーゼン（63μm未満）と硬性ドルーゼン（63μm以上）
- AREDS分類
  小型（63μm未満），中型（63〜125μm），大型（125μm以上）
- 63μm未満のドルーゼンは後期AMDに進行するリスクは少ない
- 融合したものをconfluent drusen，さらに融合し大きくなったものをdrusenoid PEDとよぶ
- 軟性ドルーゼン，硬性ドルーゼンともにドルーゼンの境界が周囲と比較して明瞭か，不明瞭であるかによってdistinct，indistinctに分類

RPE異常（図7）

- RPEの色素脱出，色素むら，色素沈着
- hyperpigmentation，hypopigmentationに分類
- AMDの色素異常は直径63μm以上のドルーゼンを伴うものと定義される
- 直径1乳頭径未満の漿液性PEDもRPE異常に含める

表1 AREDS分類

カテゴリー1	2または3個の小型のドルーゼンがあるか，ドルーゼンなし
カテゴリー2	片眼もしくは両眼に多数の小型のドルーゼンがあるか，少なくとも1つの中型のドルーゼンがある
カテゴリー3	片眼もしくは両眼に多数の中型のドルーゼンか，少なくとも大型のドルーゼンがある
カテゴリー4	中心窩外に地図状萎縮病変があるとき，あるいは片眼に進行した加齢黄斑変性による視力低下がある

注：AREDSでは所見が2乳頭径以内にみられた場合と定義されている

診断—FA所見 （図4）

- FAではドルーゼンは後期に染色（staining）されるものとされないものが存在する
- 蛍光漏出は認めない
- ドルーゼンはリン脂質主体のものと中性脂肪主体のものがあり，フルオレセインによる染色性の違いは，フルオレセインがリン脂質には強く結合し，中性脂肪には結合しづらいためであると推察されている

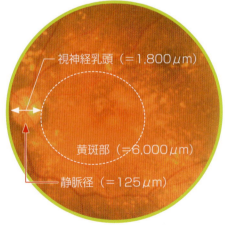

図3 症例1：ドルーゼン
confluent drusen

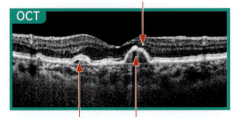

強い日差しもよくないと考えられているので，日差しの強いときにはつばの広い帽子やサングラスを使ったほうがよいでしょう。

前駆病変

図4 症例2：drusenoid PED

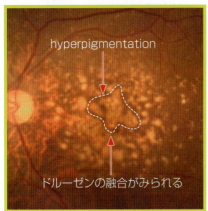
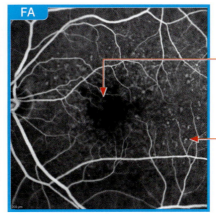

- hyperpigmentation
- ドルーゼンの融合がみられる
- 過蛍光を示さないドルーゼンも存在
- 一部のドルーゼンは過蛍光となる

図5 症例2：ドルーゼンのIA，OCT

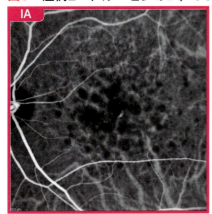
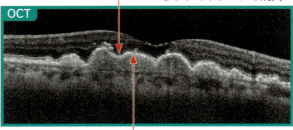

- エリプソイドゾーンの消失
- ドルーゼンは融合し集積している drusenoid PED

❓ 診断—IA所見 （図5，7）

- IAではドルーゼンに一致して低蛍光を示すことが多い
- RPE異常は，hypopigmentationの部位はwindow defectによる過蛍光，hyperpigmentationの部位はブロックによる低蛍光を示す

❓ 診断—眼底所見

- ドルーゼンは黄色の小円形のRPEの隆起（図3，4）
- RPE異常は色素沈着，脱色素（図7）

❓ 診断—OCT所見 （図3，5）

- ドルーゼンはRPEのドーム状の隆起として認められる
- 通常，内部は中等度の反射である
- 前駆病変では滲出性変化は認めない
- エリプソイドゾーンの欠損や，pigment migrationを認める

Strong sunlight is bad for the eyes, so you should wear sunglasses and a wide-brimmed hat on sunny days.

図6 症例3：reticular pseudodrusen (subretinal drusenoid deposit)

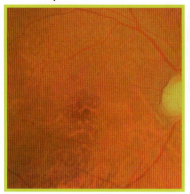

通常のドルーゼンより
点状・黄〜灰白色

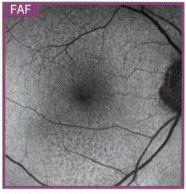

中等度反射領域に囲まれた
低反射病変

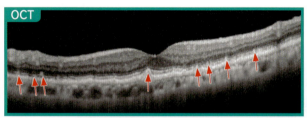

特殊なドルーゼン

reticular pseudodrusen（図6）

- reticular pseudodrusen（subretinal drusenoid deposits）とよばれる偽ドルーゼンがAMDの前駆病変として注目
- 網膜下の沈着物であり，組織学的には典型的なドルーゼンと異なる（このため偽ドルーゼンとよばれる）
- 組成に関しては不明：debrisであるという説と炎症によって生じるという説がある
- 43歳以上の有病率は0.7％；15年間のlate AMD発症率は40.6％
- 片眼にRPDがある症例の4.9年でのlate AMD発症率は31.7％
- reticular pseudodrusenはわが国では比較的まれであると考えられているが，AMD前駆病変として最近注目されている
- 眼底写真だけでは正常にみえるもののなかにも他の検査でreticular pseudodrusenが検出されることもある
- 特に萎縮型AMDやRAP（網膜血管腫状増殖）と関連がある

図7 症例4：RPE異常

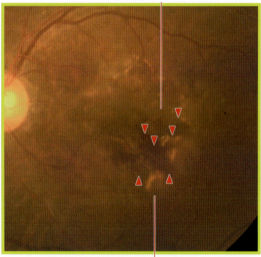

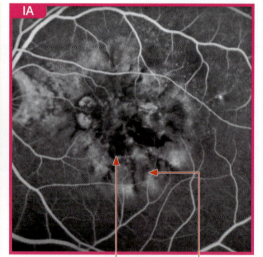

pigment migrationがみられることから本症例は網膜色素上皮剥離が以前にあった可能性がある

❓ 診断—FAF所見

- FAFではドルーゼンは必ずしも蛍光異常を示さない
- 早期AMDでは大型の軟性ドルーゼンおよびRPE異常と局所的なFAFの増強との関連が示されている
- reticular pseudodrusenなどでは有用なことが多い（図6）

ルテイン，ビタミンC，Eなどを含んだ健康補助食品（リプリメント）の摂取もお勧めします。

特殊なドルーゼン

cuticular drusen（図8）
- 円形で均一な点状のドルーゼン
- 家族性のドルーゼンでbasal laminar drusenともよばれる
- 構成成分はsoft drusenと同じである

特殊なドルーゼン

pachydrusen（図9）
- 典型的なドルーゼンと異なり輪郭が不正で，後極に散在
- 脈絡膜の厚い症例に多くみられる
- 孤発性であり，融合がみられない

図8 cuticular drusen

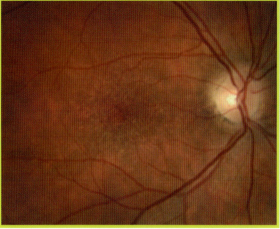

細かなドルーゼンが集簇している。

図9 pachydrusen

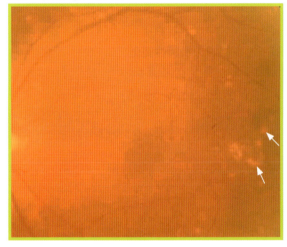
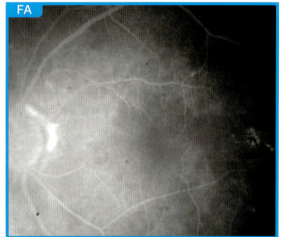

治療

- 前駆病変に対する治療は存在しない
- 前駆病変からAMD発症の2次予防が重要
- AMDの前駆病変を有する症例のなかで視力が20/30以上でAMD前段階の所見（広範囲の中型，大型のドルーゼン）を有する症例，あるいは対側眼がすでに進行期のAMDである症例：抗酸化ビタミンおよび亜鉛を含有したサプリメントが進行リスクを軽減→AREDS2処方を勧める（AREDS処方に含まれたビタミンAの代わりにルテインを含有する）
- ドルーゼンの周囲を光凝固することによりドルーゼンは消失→しかしドルーゼンを消失させても晩期AMDへの進行予防効果は示されず

I recommend that you start taking supplements containing lutein, vitamins C and E.

II 黄斑疾患／加齢黄斑変性
滲出型加齢黄斑変性／概説
exudative age-related macular degeneration

疾患概念

- 晩期AMDは滲出型（exudative AMDもしくはウェット型）と萎縮型（geographic atrophy；GAもしくはドライ型）に分類
- 以前はARMD，さらに前は老人性円盤状黄斑変性（senile disciform macular dystrophy；SDMD）とよばれていた
- 滲出型AMDは網膜下出血，PED，線維性瘢痕形成などが，急激に進行することが多く，中心視力の低下をきたす
- 厚生労働省研究班の分類：CNV，1乳頭径以上の漿液性PED，出血性PED，線維性瘢痕のいずれか1つを満たせば確定診断例と判断
- CNVを伴うAMD（="neovascular AMD"）とほぼ同義だが，わが国の分類では，1乳頭径以上の漿液性PEDはCNVがなくても滲出型AMDに含む
- 欧米では，晩期AMDは萎縮型＞滲出型，アジアでは滲出型＞萎縮型
- 除外規定：近視性新生血管黄斑症，特発性CNV，網膜色素線条に伴うCNV，外傷性脈絡膜破裂などの続発性新生血管黄斑症

疫学

- わが国を含めアジアでは滲出型＞萎縮型
- アジアで滲出型＞萎縮型の理由（推定）：①男性の高い喫煙率，②ポリープ状脈絡膜血管症が多い
- 晩期AMDの有病率

久山町（1998年）*	0.87%
舟形町（2008年）	1.1%
久米島町（2005年）	0.09%
ブラジル移民	1.3%
アジア系	0.4%
アフリカ系	0.3%
ヨーロッパ系	0.5%
ヒスパニック系	0.3%

＊9年発症率1.4%

- 身体障害者実態調査（厚生労働省研究班による）ではわが国での中途失明原因の4位，9.3%（2008年）

図1　RPEと脈絡膜の加齢性変化

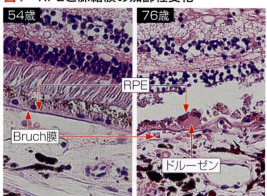

H&E染色

図2　AMDのリスクファクター

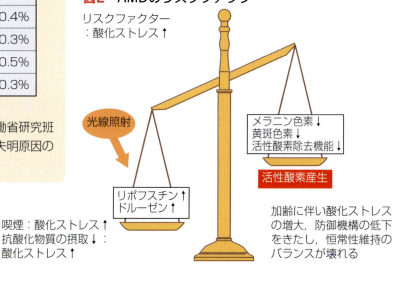

加齢に伴い酸化ストレスの増大，防御機構の低下をきたし，恒常性維持のバランスが壊れる

急激な視力低下を起こす病気なのでなるべく早めに検査を行い治療を受けることをお勧めします。

病態

多因子疾患：遺伝学的要因と環境要因の複合因子の関与

加齢：年齢は最重要なリスクファクター
- RPE／脈絡膜界面異常（図1）：ドルーゼンやリポフスチンなどの加齢性沈着物，Bruch膜の肥厚，basal laminar deposit
- 杆体視細胞の加齢性変化も関与

解剖学的特徴：黄斑部の特徴
- Bruch膜の弾性線維層は周辺部に比較して脆弱で断裂を生じやすい
- 錐体視細胞の密度が高い
- 光線が集中

リスクファクター（図2）
- 全身的なリスクファクター：高血圧，心疾患，高コレステロール血症，炎症マーカの上昇＝酸化ストレス

環境要因
- 喫煙，光線曝露

食生活：抗酸化物質の摂取
- カロテノイド（ルテインとゼアキサンチン：図4）の多い食事の摂取は滲出型AMDの危険性を43%減少させる（1995年：Eye Disease Case-Control Studyによる。その他にも報告あり）
- ω3脂肪酸：滲出型AMD患者はω3脂肪酸の摂取，魚類の摂取が少ない

遺伝的要因：炎症関連因子，血管新生因子，脂質代謝関連因子，細胞外マトリックス関連因子が重要：complement factor H, ARMS2/HtrA1, CETPがメジャーな疾患感受性遺伝子
- complement factor H（CFH）の遺伝子多型：炎症に関連。高リスクの遺伝子型より生成されるCFH蛋白質は炎症抑制機構が低下
- CETPの遺伝子多型：脂質代謝に関連：高リスクの遺伝子型はHDLの上昇に関連している（HDLのAMDの病態への関与については不明）

血管内皮増殖因子（VEGF）
- CNV発症には血管内皮増殖因子（vascular endothelial growth factor；VEGF）が主要な役割
- VEGFの発現を誘導する局所的な因子：動脈硬化による脈絡膜循環障害による虚血，慢性炎症，酸化ストレスによるフリーラジカル形成

図3　症例1：典型加齢黄斑変性（69歳，男性，Vd＝（0.5））

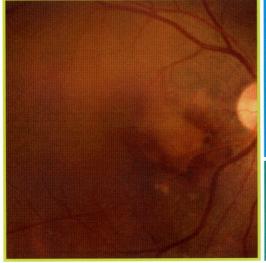
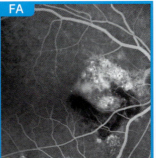
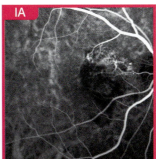
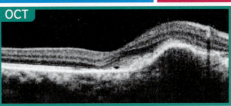

This condition can lead to rapid deterioration of eyesight, so you should get it checked out and treated as soon as possible.

分類

病型分類
- 典型AMDと特殊型のポリープ状脈絡膜血管症（polypoidal choroidal vasculopathy；PCV）と網膜血管腫状増殖（retinal angiomatous proliferation；RAP）に分類

CNVの組織学的分類（図5）
- CNVがRPE下にある1型（type 1）とRPE上感覚網膜下にある2型（type 2）に分類
- 網膜内に新生血管が存在するRAPは3型（type 3）の新生血管

CNVの眼底の部位による分類
- 中心窩との部位により中心窩下，傍中心窩，外中心窩に分類

図4 黄斑色素

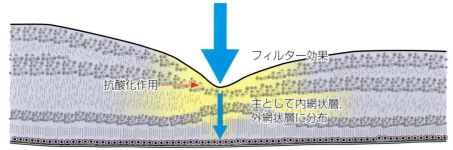

- 構成成分：ルテイン，ゼアキサンチン
  中心窩では ゼアキサンチン＞ルテイン
- 作用：慢性光傷害を抑制
  青色光のフィルター効果
  抗酸化作用

診断—眼底所見 （図3）

- 前置レンズを用い病巣の深さを詳細に診察する
- 出血：AMDに伴う出血は部位により出血性PED，網膜下出血，網膜内出血に分類
- AMDでは網膜前出血やILM下出血を認めることは少ない
- 新生血管の活動性の高い一部の症例で多量の黄斑下血腫から硝子体出血（breakthrough hemorrhage）をきたす
- 滲出性変化：滲出性の変化は液体の貯留部位によってPED，網膜下液（SRDもしくはSRF），網膜浮腫［網膜内液（IRF）］に分類
- その他の随伴所見：ドルーゼン，RPE異常などが，AMDの随伴所見
- 欧米での白人では一般的には滲出型AMDの診断にはドルーゼンの存在が必須：わが国の滲出型AMDの診断には必須の所見とはされていない

◆FAに加え，IAもルーチンに行う。

診断—FA所見 （図3）

- CNVは造影所見からはclassic CNV，occult CNVに分類，occult CNVはさらにfibrovascular PED，late leakage of undetermined sourceに分類
- 病巣の構成成分によってpredominantly classic，minimally classic，occult with no classicに分類
- その他の所見
  ①過蛍光病巣：組織染，蛍光漏出，pooling，window defectなど
  　組織染，蛍光漏出：CNVなど
  　pooling：PEDなど
  　window defect：RPE萎縮，RPE裂孔など
  ②低蛍光病巣：出血などによる蛍光ブロック，萎縮など

診断—IA所見 （図3）

- ポリープ状脈絡膜血管症，網膜血管腫状増殖の診断に必須

 遺伝子も生活環境もこの病気の発症に関係していると考えられています。

診断—OCT所見

滲出性変化：
- RPE下から感覚網膜内層にわたる
- 活動期には網膜内の液体貯留（網膜浮腫），網膜下の液体貯留（網膜剥離），RPE下の液体貯留（PED）を認める→多くの場合にはこれらの複合所見
- 病巣の解釈には眼底所見，造影検査所見と併せて詳細な検討を要するがCNVの活動性判定はOCTでの判定が造影検査よりも容易

CNV：
- 典型AMD，ポリープ状脈絡膜血管症，網膜血管腫状増殖に特徴的所見がある
- 抗VEGF療法の再治療基準もOCT所見を主に考える

その他の特徴的所見：
- 注意すべき所見としてouter retinal tubulation, multilayered PED, SHRM, onion signなどがある（図6〜8）

図5　組織学的分類

type 1 CNV

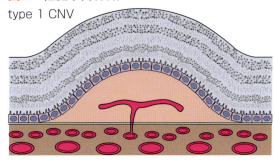

type 2 CNV

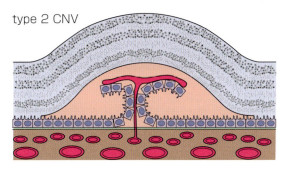

type 3（RAP）

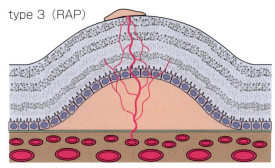

図6　症例2：outer retinal tubulation

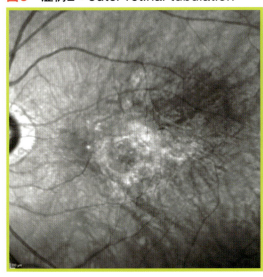

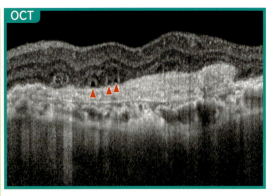

outer retinal tubulation
滲出型AMDの治療中に認める所見で滲出性変化ではない。ONLに内部が低輝度の円形病巣，周囲は高輝度で囲まれる
en face OCTで管状構造として認められる

This condition is thought to be caused by both genetic and environmental factors.

図7 症例3：multilayered PED

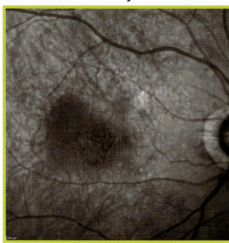
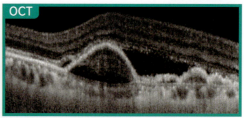
cleftを伴う

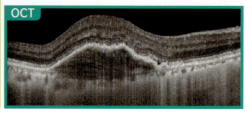

multilayered PED
滲出型AMDの治療中にみられる
PEDの内部に層状の構造を認め，ときにBruch膜から剥がれたような所見（cleft）を認める

図8 症例4

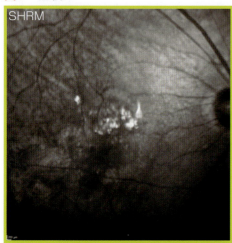
SHRM

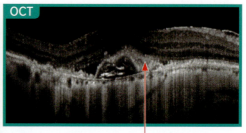

SHRM：subretinal hyperreflective material
網膜下，RPEより上の中から高輝度病巣
滲出型AMDに高頻度でみられる所見
OCTだけでは鑑別ができないが，フィブリン，CNV，出血などによる

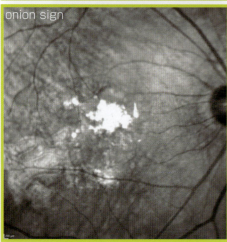
onion sign

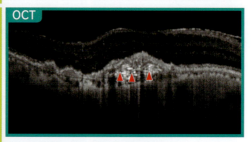

onion sign
滲出型AMDの治療中に形成される
PEDの内部に周囲より高輝度の層状構造を認める
眼底には黄色沈着物を認める

通常みられない異常なもろい血管が眼の奥にできており，そこから出血しています。

図8 症例4：つづき

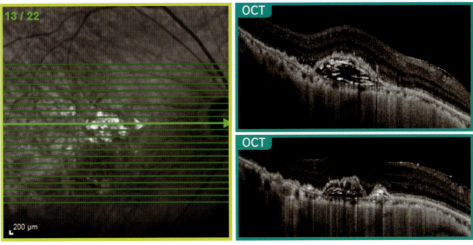

経過観察中にonion signは消失することも増加することもある
コレステロール結晶によるものである

治療―レーザー光凝固術

- 外中心窩の新生血管に対してのみ行われる。
- レーザー光凝固術は1991年にAMDに対して有効性が証明された初めての治療法
- 病巣を長波長レーザーで凝固した後に中波長のレーザーで凝固し"chalk white"になるまで凝固
- 再発時には中心窩に向かってCNVが進展することが多い
- レーザーを眼底に照射して新生血管を直接熱凝固：治療に伴って正常な網膜も傷害してしまい，新生血管の状況によっては，治療をすることで大幅に視力が低下することもあり，なかなか治療を施行するのが難しい
- PCVのポリープに対し部分凝固を行うこともある

治療―PDT

- 抗VEGF療法が開発されて以来，適応症例は減少
- 1999年12月から欧米で臨床使用が認可された：わが国における臨床使用の認可は2004年4月から
- 光感受性物質であるベルテポルフィン（ビジュダイン）を静脈注射し，微弱なレーザーを照射し，CNVに集積した薬剤を活性化することによってCNVを閉塞
- わが国では，特にCNVのタイプによる適応の規制はないが，欧米ではclassic CNVを有するAMDに適応となり，occult CNVでは有効性が認められず適応とならなかった
- 抗VEGF療法に劣るため，典型AMDには推奨されない
- 新生血管の再疎通があり，複数回の治療が必要となる
- 治療後の脈絡毛細血管板の萎縮を避けるためエネルギー出力やビジュダイン投与量を半量にしたPDTも試みられている
- PCVに対しては異常血管網に照射せずにポリープのみの照射も試みられている

You have some leaky blood vessels in the back of your eye, and they're bleeding.

治療—抗VEGF療法：現在の主たる治療

抗VEGF薬の種類
アイリーア
- アイリーア（アフリベルセプト）は2012年からアメリカ，日本，オーストラリアなどで臨床使用が認可された薬剤
- VEGFの1型受容体と2型受容体のリガンド結合部位とFc融合蛋白質でありすべてのVEGF-A，Bとplacental growth factorも阻害
- 半減期が長く，2カ月に1度の投与でも臨床試験ではルセンティスの毎月投与に非劣性を示した

ルセンティス
- ルセンティス（ラニビズマブ）は2006年から欧米で臨床使用が認可された薬剤
- ヒトVEGFに対するモノクローナル抗体のFab断片であり，VEGFのすべてのアイソフォームに結合し，その機能を阻害
- わが国の臨床試験では0.5mg投与開始6カ月後9.0文字，12カ月後10.5文字の改善
- 1カ月ごとに硝子体内注射をするプロトコールでその有用性が証明されている

マクジェン
- マクジェン（ペガプタニブ）はVEGF165に特異的に結合するRNA aptamer（化学合成されたshort strand RNA）
- ＶＥＧＦの１６５ｋＤａのアイソフォーム（VEGF165）に特異的に結合し，そのVEGF受容体への結合を阻害することでその作用を発揮

アバスチン
- 適応外使用（off-label）で，抗癌薬のアバスチン（ベバシズマブ）を使用することもある
- わが国では，AMDに対しては保険適用のアイリーアやルセンティスが用いられるが，高額の薬剤であるため，海外ではより安価なアバスチンが用いられていることも多い
- アバスチンは2005年FDAで臨床使用が認可された薬剤で，大腸癌に対して5FUとのcombination therapyで認可
- ヒトVEGFに対する抗体（全長）

各薬剤の特徴
- ルセンティスは，アバスチンと同じ抗体のFab（抗原認識部位）断片であり，アバスチンより分子量を小さくし，網膜浸透性をよくするようにデザインされた薬物で，眼血管新生療法の専用に開発された
- アバスチンも，ルセンティス同等の良好な成績も報告（CATT study）
- 抗VEGF療法全般に，脳梗塞や脳出血の既往を有する症例には再発作が起こる可能性も（議論のあるところだが）考慮し，危険性と有益性を考えたうえでの投与が必要
- アイリーアとルセンティスの効果，安全性についての優劣は不明だが，アイリーアが滲出改善効果が高いと受け入れられている
- マクジェンはルセンティス，アイリーアよりも治療効果が弱いと考えられているが，副作用が少ない可能性がある

硝子体内投与の合併症：眼内炎
- 1/4,000注射～1/2,000注射程度
- 自覚症状は痛み，視力低下，充血，眼脂など
- 眼内炎予防のための抗菌薬の治療前後の投与推奨は根拠が低い：発症を予防することは困難
- ポビドンヨードによる消毒：エビデンスあり
- 口腔内常在菌が眼内炎の原因となりうる：注射時には術者はマスク着用し，会話を避ける

治療のタイミング
- 滲出型AMDでも活動性の病変を認めない場合には治療の対象ではない
- 進行の遅いCNV（type 1）もしくはPCVで進行所見を認めない場合：治療による視機能改善効果はあまり期待できない
- 活動性の病変を認めない場合にも将来進行するリスクが高いので経過観察を行い，適切な時期に治療を行わなければ視力低下が進行するので注意が必要：定期的な眼科受診のうえ，眼底検査を行うのが望ましい
- 発症後長期間経過症例で，病気が末期まで進行しているため視機能回復があまり望めない場合にも治療のメリットは少ない

抗VEGF療法の管理法（図9）
PRN
- 患者，医療関係者の負担を軽減するため3回目までの投与を導入期と考え月1度の投与を行

この病気の治療には3種類の薬があります。

い，以降は維持期と考え月1度の経過観察を行い，必要に応じて追加投与を行う療法
- CNVに活動性を認めた場合，追加投与を行うのが一般的
- 長期的にみると視力は徐々に低下するが投与回数はtreat and extendより少ない

treat and extend
- 予防的投与，個別化投与を目指した治療。過剰投与に注意を要する

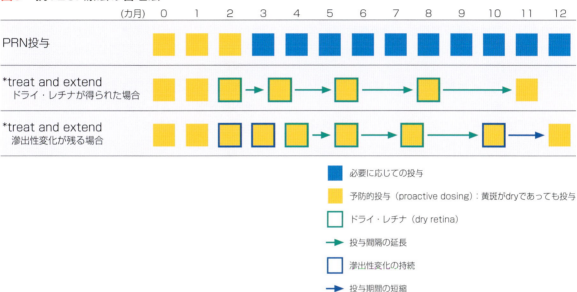

図9 抗VEGF療法の管理法

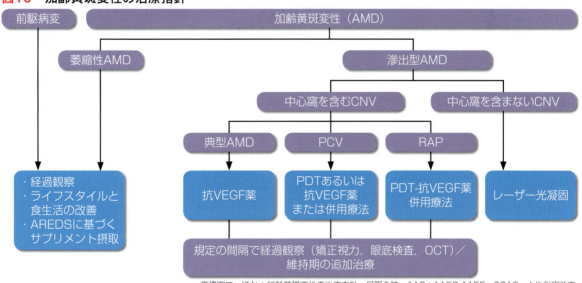

図10 加齢黄斑変性の治療指針

髙橋寛二，ほか：加齢黄斑変性の治療方針．日眼会誌，116：1150-1155，2012．より引用改変

There are three types of drugs used to treat this condition.

II 黄斑疾患／加齢黄斑変性

滲出型加齢黄斑変性／典型加齢黄斑変性
typical age-related macular degeneration (tAMD)

疾患概念
- 滲出型AMDと分類される疾患のうち特殊病型のポリープ状脈絡膜血管症，網膜血管腫状増殖を除外し，さらにCNVを伴わないPEDを除外した疾患
- RPE下，もしくは感覚網膜下に存在するCNVのために滲出性変化をきたす
- 現在では典型AMDと略されるが，以前は狭義AMDとよばれていた

疫学
- 滲出型AMDのうち典型AMDと分類されるのは約50％程度
- 日本を含めたアジア領域で有病率が上昇し，2040年には全世界の中でもアジアの患者が最も増加すると予想されている

病態
- CNVが形成されるにはVEGFの過剰産生，Bruch膜の局所的な傷害，欠損が関連しているとされる。これには虚血や慢性的な炎症が背景に存在する
- 初期にはBruch膜に脈絡毛細血管板由来の血管内皮細胞が侵入し進展する
- 進展した内皮細胞は管腔構造＝CNVを形成し，一定の広がりをもつようになり滲出性の変化をきたす
- RPEの下に進展したCNVは血管透過性ならびに活動性がその他のCNVより低い
- →さらに進展するとCNVはRPE下から網膜下に発育する
- 血管内皮細胞の活性化にはVEGFが必須：CNVにおいてはVEGFの過剰発現がみられ，抗VEGF療法の有効性が示されている

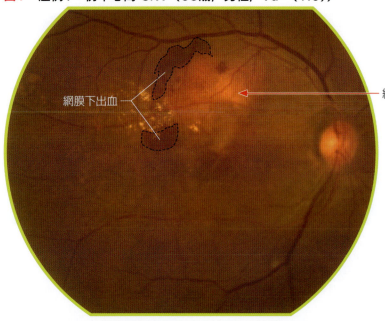

図1 症例1：傍中心窩CNV（65歳，男性，Vd＝（1.0））

網膜下出血
網膜下灰白色病変

光凝固といって眼の奥の異常な血管を焼いて治療します。治療後はレーザーを当てたところが生涯にわたってみづらくなります。

滲出型加齢黄斑変性／典型加齢黄斑変性

分類

type 1 CNV（図7～8）
- RPE下のCNVでRPEとBruch膜の間に生じるもの
- 造影検査でoccult CNVとして描出されることが多い

type 2 CNV（図5, 9）
- CNVがBruch膜，RPEを貫き網膜下に進展したもの
- 感覚網膜とRPEの間に新生血管が存在し，type 1 CNVより高い活動性を認める
- 造影検査では網膜下に強い色素のプーリングを示すいわゆるclassic typeとして認められる
- 2年間の経過観察でtype 1 CNVは約60％が，type 2 CNVは約60～80％の症例が3ライン以上の視力低下をきたす（欧米からの報告）

診断—眼底所見 （図1, 5）

- 眼底所見の詳細については前項（p.27, 28）参照（病巣の深さを読むことが重要である）
- type 1 CNVの初期では眼底の変化は軽微であることもある
- 検眼鏡所見で網膜下にCNVを示唆する灰白色病巣を認めた場合にCNVと判断するが，造影検査，OCT検査も行い総合的に診断を行う
- CNVの部位により外中心窩，傍中心窩（図1～3），中心窩下に分類（図4）（ほとんどの症例が中心窩下）

図2 症例1：FA

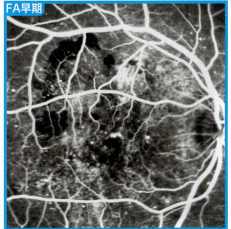
FA早期

早期には蛍光はあまり強くない

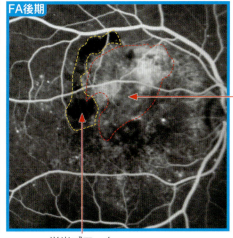
FA後期

後期に旺盛な蛍光漏出

蛍光ブロック

図3 症例1：IA

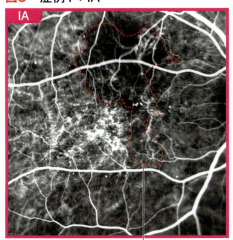
IA

異常血管網

図4 CNVの部位による分類

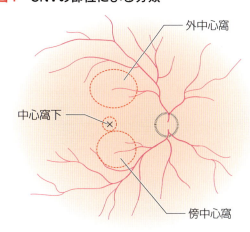

外中心窩

中心窩下

傍中心窩

I'm going to use a process we call photocoagulation to get rid of the abnormal blood vessels in the back of your eye. This means I'm going to use a laser beam to seal the vessels. The areas where the laser makes contact will lose sensitivity to light, so you may have some permanent loss of vision.

診断—FA所見 （図2, 6〜9）

- occult CNVとclassic CNVに分類
- occult CNVはさらにminimally classic CNV（病巣に占めるclassic成分の割合が50%以下のもの）およびoccult with no classic CNV（病変にclassic成分を認めないもの）に分類
- type 1 CNVは造影所見でoccult CNVとして描出されることが多く，type 2 CNVはclassic CNVとして描出されることが多い

occult CNV
- 線維血管性PED（fibrovascular PED）（図7），late leakage of undetermined source（図8）に分類
- fibrovascular PED：RPE下にあるために早期のCNV像が不明瞭であり，後期にRPEの組織染あるいはRPE下腔への色素貯留を示す
- RPEの不整な隆起を認め通常1〜2分後に不均一な過蛍光を示し，その境界は不明瞭である。後期においても蛍光漏出，組織染が続く
- OCTでは多くの場合RPEの隆起を示し内部は中から高輝度のCNVが検出される（図7〜9）

図5　症例2：classic CNV（71歳, 女性, Vd=(0.3)）

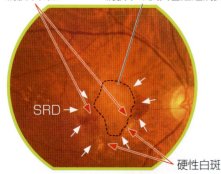

網膜下出血　網膜下の灰白色隆起病変　SRD　硬性白斑

図6　症例2：classic CNV

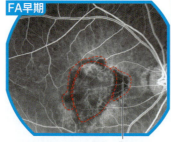 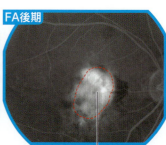

FA早期　蛍光ブロック　　FA後期　CNVのstaining

図7　症例3：fibrovascular PED（78歳，女性，Vs=0.9）

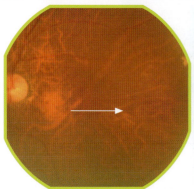 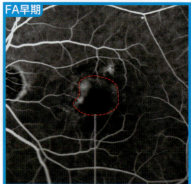 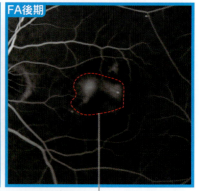

SRD　　早期にはわずかな蛍光漏出　　後期には旺盛な蛍光漏出

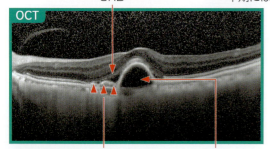

OCT
RPE下の高反射（CNV）　PED

眼の中に異常な血管の勢いを弱くするような薬を注射します。注射で完全に治るわけではなく，症状は残りますが今よりは見やすくなると考えられます。

- late leakage of undetermined source：早期では蛍光漏出部位が不明瞭で中期から後期の点状に拡大する多数の点状過蛍光を呈する
- OCTではdouble layer signとして認められる

classic CNV（図5, 9）
- 典型的にはCNVがRPE上にあるためRPEによるブロックを受けないため早期に車軸状の血管網として描出

- 後期には旺盛な蛍光漏出
- classic CNVと鑑別すべき注意する所見：type 1 CNVにフィブリン沈着を認める症例では造影所見上はclassic CNVを呈することがある　また，RPEの萎縮が強い場合にclassic成分との鑑別が困難である場合がある　鑑別が困難な症例ではFAの読影の一致率は熟練した読影者によっても約50％程度

❓ 診断—IA所見

- occult CNVでは特にPCVとの鑑別などに有用（図8）
- 多量の出血やPEDを伴い，FAで検出困難なoccult CNVにおいてもCNVが過蛍光部位として検出される率が高い
- 早期に脈絡膜血管から新生血管網への色素流入を観察することによりCNVの栄養血管の検出にも用いられる

- 通常後期像ではCNVは周囲より過蛍光を示す：眼底カメラ型の撮影装置では過蛍光領域の大きさによって1乳頭型以上の過蛍光をplaque，1乳頭型未満の過蛍光をhot spotと称することがある
- 走査型レーザー検眼鏡（SLO）を用いた撮影はコントラストが高く，眼底カメラ型の撮影装置よりCNV描出に優れる

図8 症例4：late leakage of undetermined source（83歳，男性，Vd＝0.7）

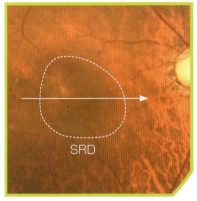
SRD

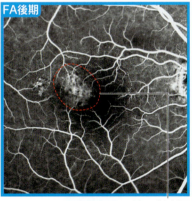
淡い蛍光漏出

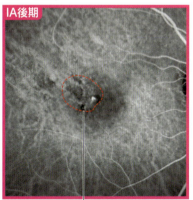
異常血管網
IAはPCVとの鑑別に必要
PCVは認めない

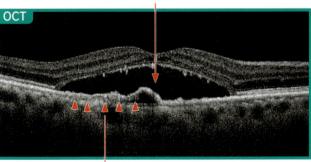
SRD
RPEの不整（CNV）とRPE下の中等度反射

本症例はOCT所見ではPCVとの鑑別が難しい

I'm going to give you an injection to reduce the growth of the abnormal blood vessels in your eye. It won't cure the problem completely, and you will still have some symptoms afterwards, but you will be able to see better than you can now.

診断—OCT所見 （図7〜9）

- CNVとおよびその随伴所見に分けて考える
- CNVはtype 1とtype 2に分類
- CNVによって生じたPED，網膜剥離，網膜浮腫の検出に優れている
- OCTは滲出性変化の読影者による判定の一致率がFAよりも高い

type 1 CNV
- ほぼすべての症例でOCT上はPEDもしくはRPEの隆起を認める
- 扁平なRPEの隆起はPCVの異常血管網のdouble layer signと同様の所見
- CNVはRPE下：RPE下のCNVを示す高反射層が不規則に隆起する
- CNVは正確に描出するのは困難であるが，多くの場合には中程度の反射を示す
- CNVと中心窩の位置関係を知るのにも有用である
- fibrovascular PEDを呈した場合にはRPEに不整な隆起を示す
- PEDを認める症例では空間的notch signとよばれるRPE剥離にくびれを示すことがあり，CNVの存在を示唆する所見とされている
- 治療により滲出性の変化の軽減，新生血管の退縮が認められる

type 2 CNV
- type 2 CNVはRPE上に高輝度領域として認められる
- CNVの線維化が進むと画像上はRPEと分離するのは困難であり，同程度の高反射領域として描出される

図9 症例5：type 2 CNV（78歳，男性，Vd＝0.3）

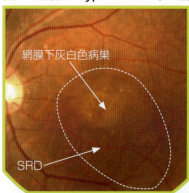
網膜下灰白色病巣
SRD

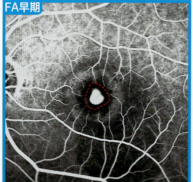
FA早期
早期から旺盛な蛍光漏出

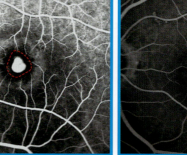
FA後期
後期には強い蛍光漏出

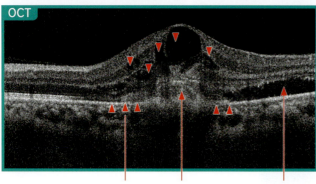
OCT
RPEライン　RPEライン上の高反射塊　SRD

診断—OCTA所見 （図10）

- CNVの検出のために用いられる
- outer retinal slabにCNVを認め，choroidにもプロジェクション・アーチファクトのためにCNVが映り込む
- 造影検査を用いたほうがCNV検出率は高い
- CSC様の所見にRPEの不正な隆起伴った場合に造影検査よりもtype 1 CNVを高頻度で同定できる
- type 1よりtype 2のほうがCNV検出率が高い

完全に治ることは難しい慢性的な病気なので継続的な診療がとても大切です。

図10 症例6：type 1 CNV（OCTAが有用な症例）

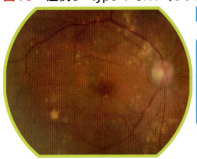

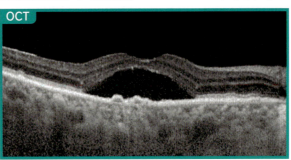

FA早期：色素上皮萎縮による過蛍光

FA後期：CSCにみられるink blot型の蛍光漏出

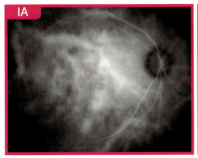

IA：ポリープ状病巣は認めない PCVやCSCで観察される脈絡膜血管透過性亢進の所見がある

OCT：漿液性網膜剥離 RPEの不規則な隆起を認める 造影検査，OCTではCSCとの鑑別が困難

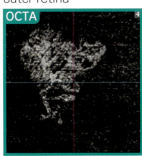

outer retina
OCTA：outer retinal slabにCNVを認める

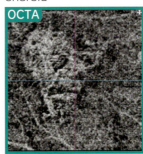

choroid
OCTA：choroidにもCNVのプロジェクション・アーチファクトが映り込む

治療—光凝固

- まずは，病変タイプおよび病変部位を見極めることが必要
- 病変部位が外中心窩である場合のみ光凝固を第一選択

治療—PDT

- 現在は抗VEGF療法が主たる治療であり，PDTは行われることは少ない
- 抗VEGF療法のリスクとベネフィットを勘案し，抗VEGF療法がためらわれる状況などではPDTが選択されることもある
- 特に，CSC（もしくはpachychoroid）の背景を有するような脈絡膜肥厚を認める症例（図10）に抗VEGF療法の効果が低い場合にPDTのメリットがありうる
- PDTと抗VEGF療法のcombination therapyは単独療法と比較しての優位性は明らかとはいえない

It's very important that we keep treating this regularly, because it's a chronic condition that is difficult to cure completely.

治療—抗VEGF療法

- 中心窩下CNVには抗VEGF療法を第一選択と考える
- 主にアイリーアおよびルセンティスが使われる
- 使い分け：医師の裁量に任されるが，RPEより下の病変にはアイリーアのほうが効果が高いとする意見が多い。RPE上の病変にはルセンティスを，RPEより下の病変にはアイリーアを使うのが良いとする意見がある
- 視力の不良例が改善幅が広い（視力良好例では「天井効果」がみられるため）
- 小さいCNVのほうが視力改善が良好
- 耐性例：維持期の投与においてVEGF療法が効かなくなる例はルセンティスでは2％程度と報告→アイリーアへのスイッチングが推奨される
- 慢性疾患であり，原因に対する治療がなく，対症療法となる：長期マネージメントが重要
- 長期的には萎縮，線維化，滲出性変化のために視力は低下することが多い

ルセンティス

type 1 CNVに対する効果（図11〜14）

- MARINA（Minimally classic/occult trial of the Anti-VEGF antibody Ranibizumab in the treatment of Neovascular AMD）studyでは，minimally classicもしくはoccult CNVを有するAMD患者716症例を対象にした
- ラニビズマブの0.3および0.5mg投与群とsham群を2年間にわたって比較した
- 視力維持または改善率はラニビズマブ投与群で90％であったのに対してsham群では53％であった
- 視力改善はsham群では5％であったのに対しラニビズマブ投与群では約25％であった
- 視力平均は0.3mgと0.5mgの4週ごとの硝子体内投与によって3カ月後改善し，12カ月後0.3mgで6.5文字，0.5mgで7.2文字，24カ月後それぞれ5.4文字，6.6文字の視力の改善が維持された

type 2 CNVに対する効果（図15, 16）

- ANCHOR（A Study to Compare rhuFab V2 With Verteporfin Photodynamic in Treating Subfoveal Neovascular Degeneration）study
- predominantly classic CNV 423症例を対象にPDTとラニビズマブの治療効果を比較した
- 1年の経過観察時点で視力改善，維持がPDTでは64％であったのに対してラニビズマブ（0.3 or 0.5mg）投与群では，94から96％であった
- 0.3mgと0.5mgの4週ごとの硝子体内投与によって3カ月後視力は改善し，12カ月後0.3mgで8.5文字，0.5mgで11.3文字，24カ月後それぞれ8.1文字と10.7文字の改善が維持されている
- 活動性の低下した新生血管は多くの場合には網膜下の瘢痕化病巣を形成する

ルセンティスのtype 1およびtype 2 CNVに対する効果

- これらの結果からtype 1，type 2 CNVのいずれに対しても抗VEGF療法は有効であると考えられる
- type 1とtype 2 CNVでは多少の反応性の違いがあるのではないかと考えられている（type 2のほうが効きやすい）
- MARINAはエントリー基準に「最近の進行を認める」とあるが，ANCHORでは進行の有無を問わない→一般的にtype 1 CNVはtype 2 CNVに比較すると進行性が少ないからである
- 単純な比較はできないが視力改善の程度もANCHORのほうがMARINAに比較すると優れている
- VEGFの依存性の違いや薬剤の病巣への到達しやすさが異なることがtype 2のほうが効果が高い一因であるかと考えられる
- minimally classic lesionが最も視力回復し，predominantly classic CNVが視力改善が少なかったとする逆の報告もある（Mont Blanc試験）

アイリーア

臨床試験結果

- VIEW試験（VEGF Trap-Eye：Investigation of Efficacy and Safety in Wet AMD）はVIEW 1試験はアメリカとカナダで，VIEW 2試験はその他26カ国で実施され，各々1,217例，1,240例が組み込まれ，52週の時点で主要評価項目を評価した
- 52週目まではVEGF Trap-Eye 2mgを4週ごとまたは8週ごと，0.5mg4週ごと，ルセ

光線力学療法を行った後は，体に残った薬の影響で光に対して過敏になりますので自宅の部屋を暗くしてなるべく表には出ないようにしてください。

ンティス0.5mgの各群に無作為に割り付けられ，2年目は全群に対して3カ月に1回以上の投与が行われた
- 主要評価項目は52週目にETDRSチャート上で3列以上の維持であり，VIEW 1，VIEW 2の両試験の調査データではVEGF Trap-Eyeの全投与レジメンがルセンティスに対して非劣性であった
- すなわち，視力維持の割合はアイリーア2mg

の2カ月の投与（臨床使用で推奨）で95.3%とラニビズマブ毎月投与の94.4%であった
- 視力平均はアイリーア2mgの2カ月の投与，ルセンティス毎月投与で各々8.3文字と8.7文字であった
- 本試験の結果からアイリーア2mgの8週ごとの投与はルセンティスの毎月投与に対して非劣性である

図11　症例7：fibrovascular PED

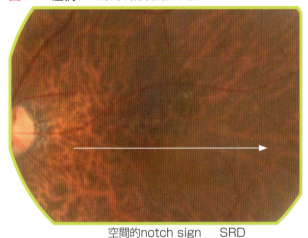
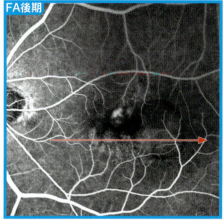

図12　症例7：抗VEGF療法導入期後

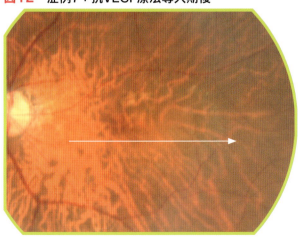
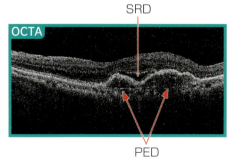

漿液性PEDの丈は減少し，SRDも減少するPEDの消失は難しい

After the photodynamic therapy, you will be very sensitive to light until all of the drugs have cleared from your body, so you should keep the lights dim at home and avoid going outside for a while.

図13 症例8：late leakage of undetermined source（Vd=0.7）

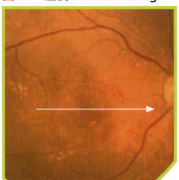
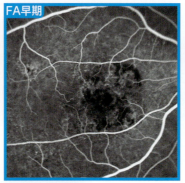
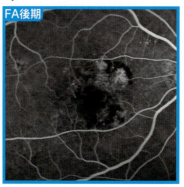
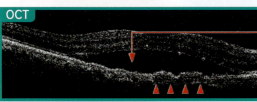

SRD
矢頭はRPEの不整（CNVが疑われる）

図14 症例8：抗VEGF療法導入期後

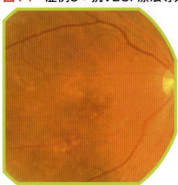
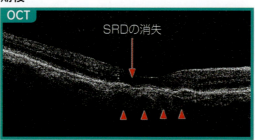

SRDの消失
矢頭はRPEの不整

長期治療予後

- seven-up study：MARINA/ANCHOR試験後，実臨床で治療を受けた患者の7年後の視力
- CATT試験後，実臨床で治療を受けた患者の5年後成績
  →いずれも長期には視力は保たれず
  　自然経過よりも良いと考えられるが，長期にわたっての視力の維持は難しい

予後を規定する因子

- SHRM，萎縮，瘢痕形成など
- 不十分な治療も予後不良因子である

治療してから2週から6週で大きな出血を起こすことがまれにありますので，見えづらい症状が急に悪くなるようでしたらご連絡ください。

滲出型加齢黄斑変性／典型加齢黄斑変性

図15 症例9：classic CNV（78歳，女性，Vd＝0.3）

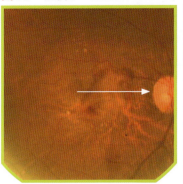
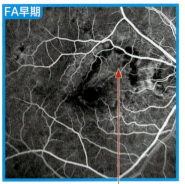
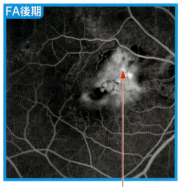

早期より車軸状の過蛍光　　旺盛な蛍光漏出

網膜膨化

SRD　RPEライン　RPEライン上の高反射塊（＝CNV）

図16 症例9：抗VEGF療法導入期後（Vd＝0.4）

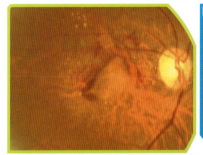
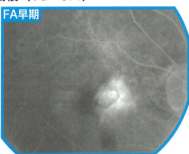
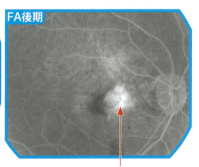

組織染のみ

滲出性変化の改善
CNVは収縮し境界鮮明になっている

治療の脈絡膜に対する影響

- 治療後には脈絡膜厚の減少を認めることがある
  （全体的にみると脈絡膜厚は減少）
- 特に，PDTでその効果が強い
- 一部の症例（特にpachychoroid）では，
  脈絡膜厚が減少し，脈絡膜中大血管による脈絡
  毛細管板の過剰な圧迫が減少→CNVの活動性
  を抑制
  と捉えられている

After the treatment, there's a small possibility of severe bleeding for two to six weeks, so if you experience any sudden loss of vision, please contact me right away.

II 黄斑疾患／加齢黄斑変性

滲出型加齢黄斑変性／ポリープ状脈絡膜血管症
polypoidal choroidal vasculopathy (PCV)

疾患概念

- AMDの特殊病型：RPE下に異常な血管網があり，その先端が拡張してポリープ状になり網膜下に向かって突出している特異な病変（図1）
- 自然経過も治療成績も典型AMDとは異なる：的確な診断が重要
- 典型AMDと比較すると視力予後良好症例も存在するが，日本人は黄斑部病変が多く，再発性の出血性，漿液性のPEDや網膜剥離を生じる
- ポリープ病巣から典型AMDでは少ない出血型（硝子体出血や網膜出血）の経過をとるものもある→必ずしも視力予後良好とはいえない
- ポリープ病巣は自然経過でダイナミックに変化し，拡大するものと消退するものがある
- ポリープ病巣が消失しても残存する異常血管網から滲出性の変化をきたすこともある
- ドルーゼンがなく，RPEが軽度に萎縮している部位からポリープが生じることが多い

病態

- 病巣の構成成分はポリープ病巣と異常血管網であり，type 2 CNVを合併することもある
- ポリープ病巣：網膜下への出血や滲出性変化をきたす
- 異常血管網：RPE萎縮，持続する滲出性変化をきたす
- type 2 CNVの合併：滲出性の変化が強くなり，治療後も網膜下に瘢痕病巣を残すため視力予後は悪い
- PCV病巣本体は脈絡膜血管に連続するポリープ病巣および異常血管と考えられるが，これらをCNVとする説と脈絡膜の異常血管とする説がある

脈絡膜新生血管説：type 1 CNVから生じる亜型であるという考え
- 根拠：組織学的にはPCV病巣本体がBruch膜内にあったという知見があり，脈絡膜内に存在するものではない
- アジア人に多いのはRPEが弾力性に富むため，Bruch膜内の新生血管がRPEを破って発育するよりも水平方向に発育しやすいためとされる

図1　ポリープ状脈絡膜血管症（PCV）

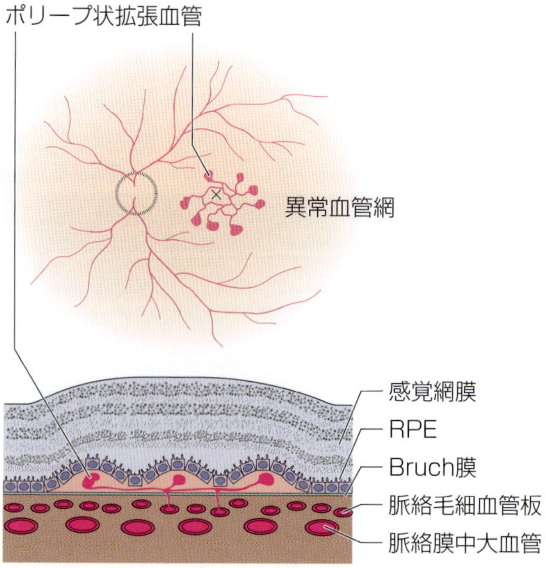

ポリープ状拡張血管／異常血管網／感覚網膜／RPE／Bruch膜／脈絡毛細血管板／脈絡膜中大血管

脈絡膜の異常血管説：脈絡膜の硝子様細動脈硬化に基づく疾患であるとする考え
- 根拠：組織学的検討から血管の拡張とヒアリン化の報告，炎症所見が少ないという知見

「加齢黄斑変性」という病気のなかでも特殊型と分類される「ポリープ状脈絡膜血管症」にかかっています。特殊型と分類されますが日本人では加齢黄斑変性のなかでも頻度の高いタイプです。

滲出型加齢黄斑変性／ポリープ状脈絡膜血管症

疫 学

- 1980年代よりidiopathic polypoidal choroidal vasculopathy（IPCV），posterior uveal bleeding syndrome, multiple recurrent serosanguineous retinal pigment epithelial detachmentsといった疾患名で現在のPCVを示唆する報告
- IAにより病態が詳細に記載されるようになり，1997年にYannuzziらによってPCVの概念が確立
- その後，AMDと思われていたもののなかにPCVが鑑別診断されるようになり，わが国では宇山らが1999年に症例をまとめて報告
- 滲出型AMDのうち，わが国では約50％，白人では8〜13％程度：東アジアに多く，アメリカでは黒人に多い
- 片眼性で男性に多く，動脈硬化や高血圧の患者に生じやすい
- わが国に症例の多いことを受けて，2005年に日本PCV研究会から診断基準が提唱された
- EVEREST studyによる診断基準も用いられる

診断基準

日本PCV研究会による診断基準
- 確実例：以下のいずれかの1項目を満たすものとする
  1. 眼底検査で橙赤色隆起病巣（red-orange nodule）を認める
  2. IAで，特徴的なポリープ病巣を認める
- 不確実例：以下のいずれかの1項目を満たすものとする
  1. IAで異常血管網（branching network vessels）のみを認める
  2. 再発性の出血性・漿液性網膜色素上皮剥離

EVEREST studyによる診断基準（IA造影所見）
造影5分以内に認める過蛍光に以下の特徴がある
拍動性を認めるもの
立体撮影による結節
異常血管網を伴う
hypofluorescent halo（ポリープ周囲の低蛍光）

図2　症例1：典型例（滲出性変化が主体のもの）

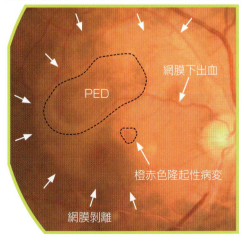

網膜下出血
PED
橙赤色隆起性病変
網膜剥離

分 類

位置による分類
- 傍視神経（peridisc）に存在するもの，黄斑領域に存在するもの，また周辺部に存在するものが報告されている
- 周辺部タイプは報告が少ない
- 日本人では黄斑領域に存在するものが多い

その他の分類
- 黄斑部領域に存在するPCVをさらにsubtypeに分類し，病態や予後に違いがあるとする報告も多い
- PCVをpolypoidal CNVと狭義PCVに分類されるという考え：前者はCNVの亜系であり後者を狭義のPCVとする
- polypoidal CNVは血管網はCNVの特徴を有しており，栄養血管を有する大きなPCVで中央に太い血管をもち，その周囲にポリープ病巣が取り囲むように複数存在する。活動部位がポリープ間で移動し，場所を変えてRPE下出血などを繰り返す。大きな瘢痕病巣を残して視力予後不良となるという特徴がある
- 狭義PCVは小型の病巣であり，典型例では異常血管網の辺縁にポリープ病巣がありさらにポリープ病巣を辺縁に含んでPEDを生じる
- polypoidal CNVには典型AMDと同じ疾患感受性遺伝子を認めるが，狭義PCVでは疾患感受性遺伝子に典型AMDと違いがあると報告されている

You have a peculiar type of wet age-related macular degeneration called polypoidal choroidal vasculopathy, or PCV. I say "peculiar," but actually it's not so uncommon among Japanese.

診断—眼底所見

- 細隙灯顕微鏡による詳細な眼底検査で、PCVのポリープ病巣は小さな隆起性病変としてとらえられる（図2）
- ポリープ病巣内部は充実性であることから、漿液性あるいは出血性PEDと区別
- 活動性のものではRPE下からの出血、出血性PED、SRD、脂質性の沈着物などがみられる
- 病巣本体はRPE下にあるため、網膜の深層に滲出、出血性の変化を生じる
- 典型AMDに比べると出血量が多い傾向があり、広範囲の網膜下出血やRPE下出血や硝子体出血、PEDを生じていることも多い（図3〜5）
- 血腫型は約30%程度
- 活動期、網膜下に一見CNV様のフィブリン析出物を生じることがある（偽classic所見）が、真のtype 2 CNVを伴うこともある
- 鑑別診断：出血を伴わないものでは中心性漿液性脈絡網膜症、網膜下出血を伴うものでは典型AMDやRAP、網膜細動脈瘤破裂

診断—FA所見

- occult CNV様所見を示す場合が多い
- 典型的にはポリープは早期から過蛍光になり、異常血管網は組織染をきたす。顆粒状過蛍光の周囲に結節状過蛍光がみられると本症を強く疑う
- ときに早期からの強い過蛍光を示すことがあり、classic CNVのようにみえることもある：CNV様のフィブリン析出物（偽classic所見）と真のtype 2 CNVの鑑別が必要であるが、FAだけでは確定診断は困難（図7）

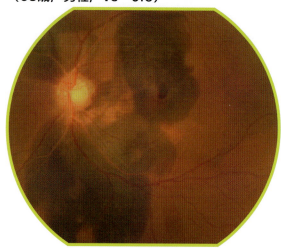

図3 症例2：活動性のPCV血腫型（63歳，男性，Vs＝0.6）

網膜下出血，RPE下出血を認める
視神経の耳側にポリープ病巣を認める

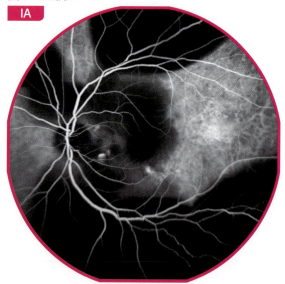

図4 症例2：IA

PCVを認める

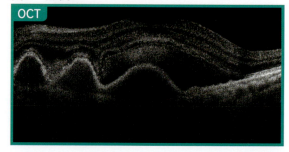

図5 症例2

（写真を差しながら）この部分がポリープのように塊になっているのがわかりますか？

診断―IA所見

- 特徴的なポリープ病巣と異常血管網が検出される
- 眼底カメラ型の撮影装置よりも共焦点眼底カメラ型のほうがコントラストの高い画像が得られる

ポリープ病巣
- 瘤状，数珠状，あるいはブドウの房状の病巣
- 単独で存在することもあり，多房性に存在することもある
- 早期にはポリープ病巣の内部構造がコイル状，あるいは粒状に明瞭に過蛍光として描出→造影時間の経過とともに大きくなり，ある時点から形，大きさは変わらない。後期に輪状の過蛍光を認めることがある

異常血管網
- 造影早期に分枝した脈絡膜内層の血管として造影され，血管の走行，口径から正常の脈絡膜血管と区別できる
- 後期に面状の過蛍光を示すことが多い

診断―OCT所見 （図6，7）

- ポリープ病巣：前方に向かって急峻な隆起をもって突出するRPEの高反射ラインの隆起として観察され，隆起の内部に漿液性PEDに比べてやや反射が高い領域として描出
- RPEの裏面に存在すると考えられている
- 異常血管網：隆起したRPEとBruch膜の間に存在するように考えられており，この2つの高輝度のラインの存在をdouble layer signとよぶ
- CNV様のフィブリン析出物（偽classic所見）やtype 2 CNVの同定にも有用である（SHRM）（図7）
- 脈絡膜厚：平均すると正常者より厚いが，脈絡膜厚が厚い症例と正常厚である症例が存在し，治療の反応性などが異なる可能性が報告されている

図6　症例3：典型例

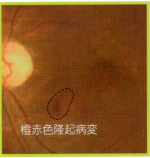
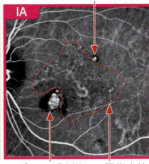

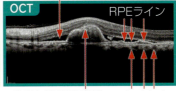

図7　症例4：PCV非典型例（偽classic CNV）

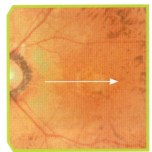
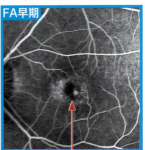
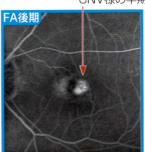
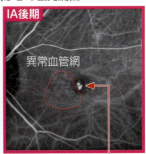
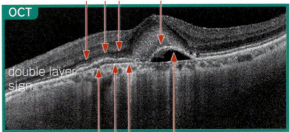

(Pointing at a photograph) What you can see right here is a polyp-like growth.

診断―OCTA所見 （図8, 9）

- en face画像による評価ではポリープ病巣は40％程度で描出（すべてが検出されるわけではない）
- B scan（cross-section）では不均一なシグナルが認められる（ポリープ内の不均一な血流を示すと考えられる）
- ポリープそのものは内部が低輝度になる場合と高輝度になる場合がある
- 異常血管網は形態から典型AMDのCNV（図9）とは区別できない

図8　症例5：PCVのOCTA所見

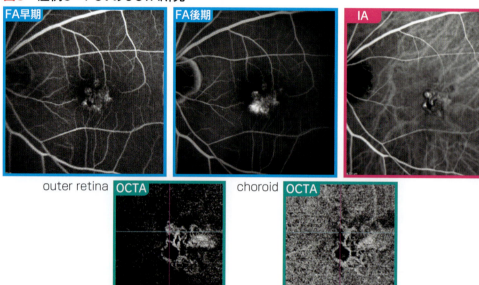

図9　症例6：典型AMD（図8と比較）

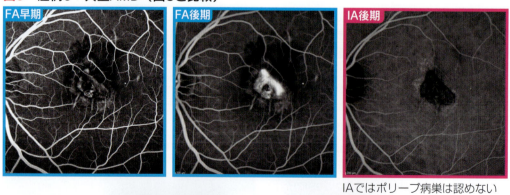

IAではポリープ病巣は認めない

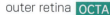
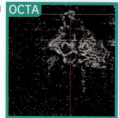
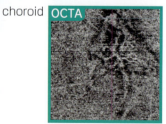

眼の中に新生血管の活動を押さえる注射をした後に光線力学療法という特殊なレーザー光線の治療を受けるのがよいでしょう。

滲出型加齢黄斑変性／ポリープ状脈絡膜血管症

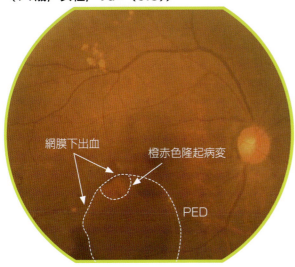

図10　症例7：光凝固典型例（全体凝固例）（71歳，女性，Vd=(0.3)）
網膜下出血／橙赤色隆起病変／PED

治療—光凝固 （図10〜12）

- 外中心窩の病巣：網膜下に滲出性変化が及ぶ場合は光凝固術が基本となる
- 中心窩にかかる病巣：抗VEGF療法ならびにPDT，あるいは両者の併用療法が行われる
- いずれの治療が長期的に優れているかは不明で，各施設により治療方針は異なっている
- 治療指針（厚生労働省研究班）：抗VEGF療法の単独治療を推奨，状況によりPDTを考慮するのがよいとされる
- 短期的にはいずれも良好な治療成績だが，長期にわたる慢性疾患（ポリープ病巣は消失しても異常血管網は残存し高頻度で再発する）で，視力を維持することが治療の目標であることを念頭に診療する必要がある（図13〜15）

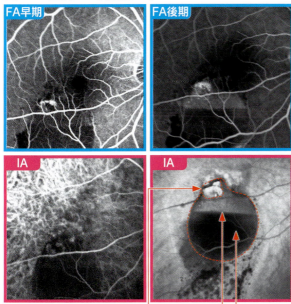

図11　症例7：治療前FA, IA
FA早期／FA後期／IA／IA
ポリープ状病巣／光凝固を施行／RPE下出血／出血によるニボー形成

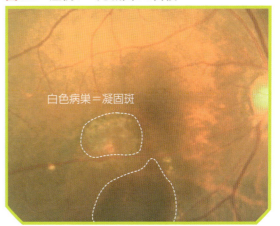

図12　症例7：光凝固60日後
白色病巣＝凝固斑
吸収しつつあるRPE下出血

I recommend you first have an intraocular injection to reduce the activity of the new blood vessels, and then photodynamic therapy, which is a special kind of laser therapy.

図13 症例8：光凝固部分凝固例

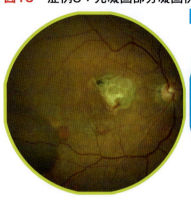
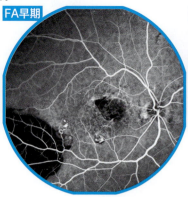
FA早期
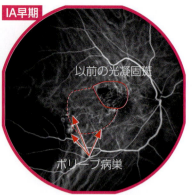
IA早期

図14 症例8：出血の原因となっている活動性の高いポリープ病巣に対しての部分光凝固

直後
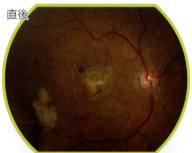

3カ月後
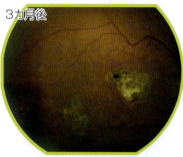
いったんは出血が減少した

8カ月後
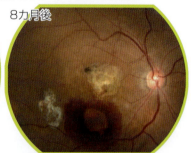
残存ポリープから再出血

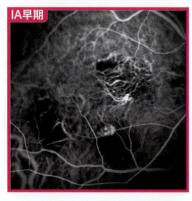
IA早期
残存ポリープが確認される

図15 症例8：再度部分凝固を行った

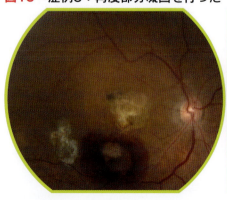
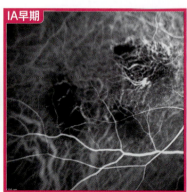
IA早期
ポリープ病巣は消失している

ポリープの再発があり，また治療が必要です。

治療—PDT

- 短期的には良好だが，PDTの単独療法には限界があると考えられている

PDT1年後
- 平均視力はPDT前に比較して改善し，PDTに対する反応が短期的にはよい。このため，PCVはPDTのよい適応であるとされていた
- 出血や滲出の原因になるポリープ状病巣が容易に閉塞するため，ポリープの完全閉塞は95%で観察されている
- 有効例ではポリープが消失するが，異常血管網は通常残存する
- 合併症としてPDT直後大きな網膜下出血をきたし，その頻度は単独療法では17〜30%と比較的高い。出血の強い症例では視力低下をきたすことがあるので注意
- PDT後にポリープ状病巣の血管構造に大きな変化が生じ，異常血管網になることもある

PDT2〜3年後
- 拡大した異常血管網の末端にポリープ状病巣が再発することが高頻度で，網膜下にCNVが生じることも多い
- 3年目まで観察すると多くに残存する異常血管網から再発→1年目で得られた視力は2年目には治療前のレベルに戻り，3年間の経過観察では維持されない
- PDT後の脈絡膜循環障害を緩和する目的で照射エネルギーを半量にしたPDTも行われており，良好な治療成績を収めたという報告もある

図16 症例9：抗VEGF療法後ポリープ残存症例（81歳，男性，術前（0.6））

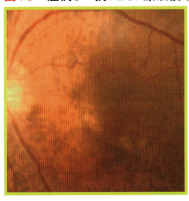
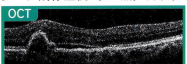
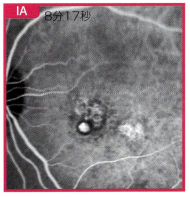
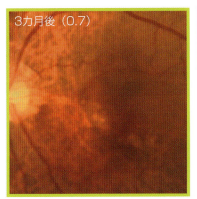
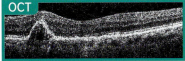
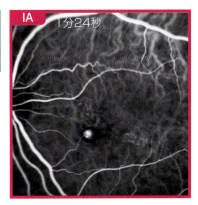

I'm afraid you have some recurrent polyps, so you'll need additional treatment.

治療—抗VEGF療法 （図16）

ルセンティス
- ポリープ病巣の完全消失率は約20〜26%程度（図16：ポリープ残存症例）：消失率だけでみるとPDTより劣る
- 滲出性の変化は大多数の症例で改善し視力の改善も得られるが、無反応例も存在：欧米からは抗VEGF療法に反応不良のAMD症例にはPCVが多く含まれるという報告もある
- PDTと異なり治療直後の網膜下出血による悪化の報告はされておらず、視力良好例にも適応可能で、短期的には有用であると考えられる
- 長期成績についてはいまだ不明

アイリーア
- ポリープ病巣の完全消失率はルセンティスより高い（12カ月で38〜70%程度）がPDTには劣る（図17）
- 単独療法で大多数の症例で滲出性変化の改善、視力の維持・改善が得られた（PLANET試験）

治療—抗VEGF療法併用PDT

- ポリープ病巣の消失が高い割合で得られる（EVEREST試験、EVERESTⅡ試験）
- ルセンティスとPDTの併用療法は、ルセンティス単独療法に比べて高い視力改善効果、ポリープ病巣の完全退縮効果を示し、ルセンティスの投与回数の低減につながった
- 短期的にはPDT直後の大きな網膜下出血の頻度は抗VEGF療法を併用すると減少するために、単独のPDTと比較して治療成績が良好であると報告（ただし、治療歴のあるPCVではPDT直後の出血をきたすこともまれではないとされる）
- 長期成績についてはいまだ不明
- 大出血の危険性が高いcluster状のポリープでは積極的に考えてもよいかもしれない（図18, 19）

図17 症例4（図7と同一症例）：抗VEGF療法後ポリープ消失例（ルセンティスのPRN投与から3年目）

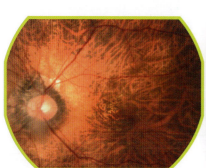

網膜下出血を認める

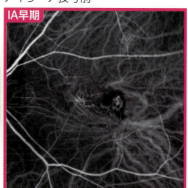

アイリーア投与前
ポリープ病巣を認める

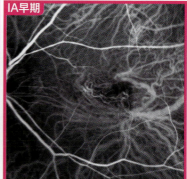

アイリーア3回連続投与後
ポリープは消失している

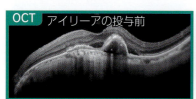

OCT アイリーアの投与前

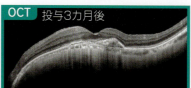

OCT 投与3カ月後

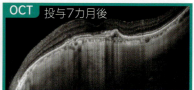

OCT 投与7カ月後

投与前にみられたSRDは消失し、ポリープ病巣の隆起も減少している。さらにアイリーアの投与を続けた

 PDTと硝子体注射の併用療法をおすすめします。

滲出型加齢黄斑変性／ポリープ状脈絡膜血管症

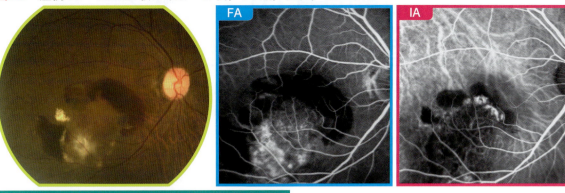

図18　症例10：cluster状のポリープ例，79歳，女性，Vs＝0.3

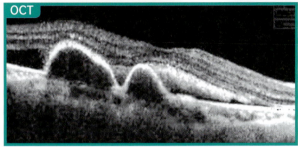

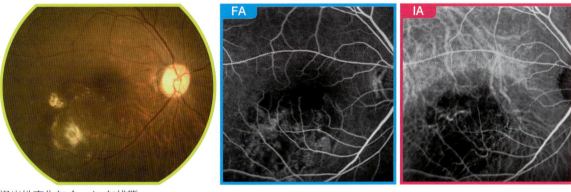

図19　症例10：抗VEGF療法併用PDT治療後

滲出性変化なく，dryな状態

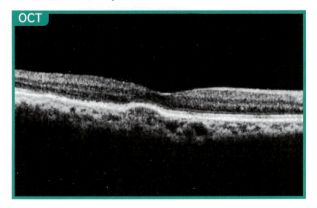

I recommend a combination of cold laser treatment and an intravitreal injection.

II 黄斑疾患／加齢黄斑変性

滲出型加齢黄斑変性／網膜血管腫状増殖
retinal angiomatous proliferation

疾患概念

- 感覚網膜深部に新生血管が生じる変化が主体であり，細動脈の流入と流出血管を認め，網膜と脈絡膜の間に血管吻合を生じる疾患である
- 網膜血管腫状増殖（RAP）においては従来は網膜血管に由来する新生血管［網膜内新生血管（intraretinal neovascularization；IRN）］が網膜下に向かって発育し網膜下新生血管（subretinal neovascularization；SRN）となり，やがて脈絡膜血管と吻合しCNVを形成すると考えられていた
- 後にRAPにはclassic病巣を含まないtype 1 CNVから生ずる病態も含むことも考えられるようになり，Gassの提唱したtype 1，type 2 CNVに対応する呼称としてtype 3新生血管ともよばれるようになった
- AMDのなかでも特に進行が早く難治であるとされる

疫学

- 1990年ごろよりAMDの進行した円盤状病巣（瘢痕病巣）では網膜血管とCNVの間に吻合（網膜脈絡膜吻合）が形成されることがあると知られていた
- 一部の症例では網膜脈絡膜吻合が円盤状病巣（瘢痕病巣）ではなくとも，網膜内に新生血管が生じ，網膜血管と脈絡膜血管の間に吻合が生じる症例が存在することがわかってきた
- 1992年からこのような加齢黄斑変性のなかでも網膜内の新生血管由来の特殊な病型は，"deep retinal vascular anomalous complex"，occult chorioretinal anastomosis (OCRA)，retinal vascular anomalous complex (RVAC)，"retinal angiomatous lesion"，"retinal choroidal anastomosis"，"retinal anastomosis to the lesion (RAL)"などとよばれていた
- 2001年にこれらを1つの概念としてまとめたのがYannuzziらであり，網膜血管腫状増殖（RAP）という呼称を用いた
- RAPはAMDと診断される症例のうち比較的まれな疾患である
- 日本人のAMDの約5％程度を占める。欧米からの報告では10〜15％とやや多い

病態

- 新生血管は網膜循環，脈絡膜循環のどちらからも生じうると考えられている
- 通常，初期には視細胞欠損部の網膜深層血管から網膜血管と吻合する新生血管（IRN）が発育するため，網膜内出血とCMEが高頻度にみられる
- 通常は網膜深層血管から生じるので網膜血管のない中心窩無血管野には生じないと推察されている
- 網膜内新生血管は垂直方向（網膜深部）に発育し，網膜下に達し網膜下新生血管（SRN）となり，やがてtype 1 CNVと吻合し，網膜脈絡膜吻合をとる
- 網膜血管に新生血管が吻合しているため網膜浮腫，網膜剥離，PEDが急速に悪化することが多い
- 典型AMD，PCVと比較して高率に両眼性になるといわれている
- 組織学的検討では網膜外層に新生血管を認め，RAP領域のBruch膜には他の部位には認められないvon Willebrand factorの染色が認められ，病態との関連に興味がもたれる
- 新生血管（IRN）にVEGFの発現も報告されている

「加齢黄斑変性」という病気のなかでも特殊型と分類される「網膜血管腫状増殖」にかかっています。

分類

Yannuzziによるstage分類（図1）

[stage I]
- 傍中心窩に網膜内新生血管が生じ，網膜内出血や網膜表層に出血をきたす（中心窩の無血管領域に生じることはない）
- 網膜内層に血管腫状の組織を認める
- 拡張した網膜血管（流入血管と流出血管）を認めることもある
- ほとんどの症例で網膜内新生血管の周囲に網膜浮腫を認める

[stage II]
- 網膜内新生血管は垂直方向に増大し網膜下へ進展し網膜下新生血管を生じる
- 網膜—網膜吻合が，ヘアピンループ状に観察されることも多い
- RPEの過形成が生じる
- 進行するとPEDを伴う（stage IIb）

[stage III]
- CNVが同定される
- 最終的にCNVと吻合し，RPE下のtype 1 CNVとの吻合を生じる
- CNVの同定にはIAが必須である

図1 網膜血管腫状増殖のstage分類

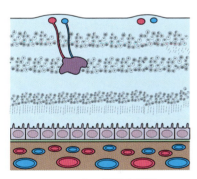
stage I：網膜血管腫

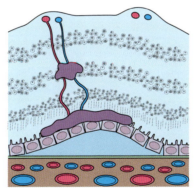
stage II：網膜下毛細血管進展
stage IIa：PEDを伴わない
stage IIb：PEDを伴う

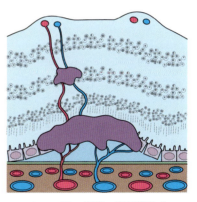
stage III：網膜-脈絡膜吻合

You have what is called retinal angiomatous proliferation, or RAP, which is a subtype of wet age-related macular degeneration.

診断—眼底所見 （図2, 3, 5）

- 典型的には黄斑部に集合性に多数の軟性ドルーゼンを認める高齢者に好発する
- reticular pseudodrusenとの関連も指摘されている
- 早期からCMEをきたし，網膜表層に出血をきたす
- 新生血管が網膜内に存在するので網膜出血が深層でなく，浅層の傍中心窩に認められるのが特徴である
- 網膜血管病変と鑑別が必要だが，網膜血管異常は認めない
- 進行に従い，CME以外に，網膜出血，網膜剥離やPEDを生じる

診断—FA所見

- RAPに特異的な所見は早期像で網膜血管が急峻な角度で脈絡膜側に進展し，その周囲に網膜出血によるブロックを認める所見である
- 新生血管は多くの症例ではoccult CNV様に描出
- 主に網膜内出血の部分に相当する部位からの蛍光漏出が強い
- 典型的には後期にはCMEのために花弁状の過蛍光を認める（図3, 4）
- 新生血管は強い過蛍光として認められることもあるが，同定にはIAが必須

図2 症例1：典型例（88歳，男性，Vd＝0.1）

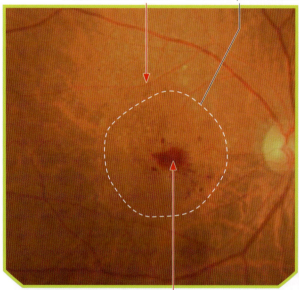
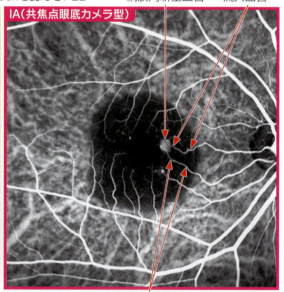

図3 症例2：stage I （84歳，女性，Vs＝(0.8)）

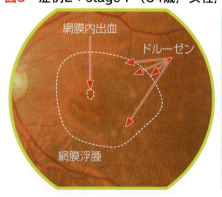
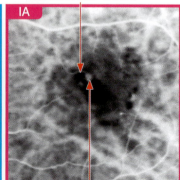

 通常の加齢黄斑変性に比べると病気の進行が早いので早急に治療を行ってなるべくよい状態にしましょう。

滲出型加齢黄斑変性／網膜血管腫状増殖

診断—IA所見

- stage Ⅰ の新生血管は"hot spot"として描出される（図2～4）
- 網膜血管に連なる網膜内・網膜下新生血管が検出される（図5）
- 診断は，進行期には容易であるが，初期には難しい
- 典型例ではPEDのある症例ではハイデルベルグスペクトラリス（HRA）でIAを行うと，ブロックにより黒色に描出されるPEDの中央部に新生血管を認め網膜動脈からの流入血管，静脈への流出血管を認める（図2）
- 後期には造影剤の漏出により過蛍光の"hot spot"を示すことが多いが，その過蛍光周囲にウニ（sea urchin）のとげのような所見を示すのも特徴的であるとされる

図4 症例3：stage Ⅱ（87歳，男性，Vs＝0.1）

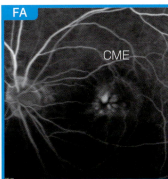
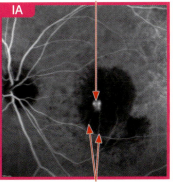
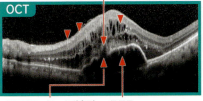

図5 症例4：stage Ⅲ（82歳，女性，Vs＝0.4）

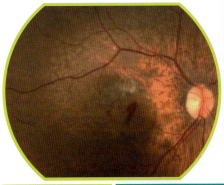
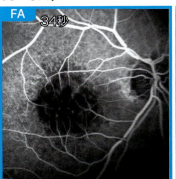
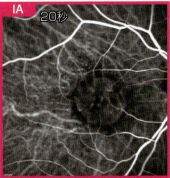
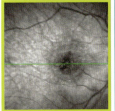
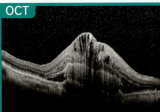
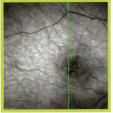
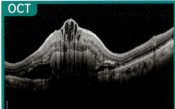

Your condition is progressing more rapidly than is usual with age-related macular degeneration, so we need to treat it urgently to bring it under control.

診断—OCT所見 （図4, 5）

- 網膜浮腫やPEDを認める
- 脈絡膜は菲薄化していることが多い。また，随伴するreticular pseudodrusenはOCTで描出される
- AMDの他の病型と比較して網膜内の浮腫が強いのが特徴である。また，SRDを認める割合は少ない
- さらに，新生血管の下方のRPEが断裂している所見を認め，症例によっては網膜内の新生血管が断裂したRPE上に高輝度で描出される（図4）
- stageⅢの症例ではCNVを疑わせる中等度の蛍光反射を認める（図5）

診断—OCTA所見 （図6, 7）

- 早期（stageⅠ）の症例でも網膜内の新生血管が描出されることが報告されている
- OCTAでは網膜下新生血管がouter retinal slabに描出
- 紛らわしい症例の鑑別の補助診断として役立つ
- en face画像では網膜血管に連続した新生血管を認め，RRA，RCAが明瞭に描出される
- 網膜内の新生血管はOCTAのB-scanを観察することで血流が確認できる

図6　症例7：典型例OCTA en face像

superficial capillary plexus　　deep capillary plexus　　choroid

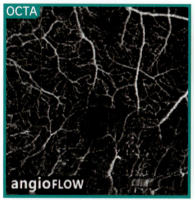
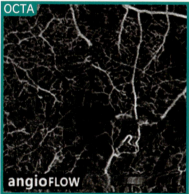
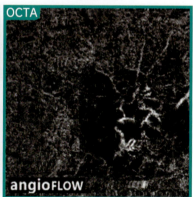

図7　症例5：典型例OCTA Bスキャン画像

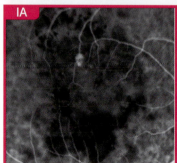
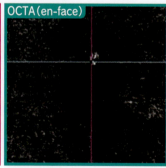
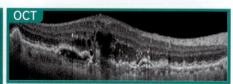

著明な網膜浮腫とreticular pseudodrusenを認める

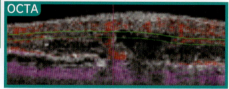

いわゆるhot spotを認める
網膜脈絡膜血管吻合を認める

en face画像でIAのhot spotに一致して過蛍光が認められる

Bスキャン画像で網膜内新生血管から脈絡膜に接続した血流を認める

反対の眼の症状にも注意して，歪みや見えづらい症状などが出てくるようであれば教えてください。

治療

- 網膜血管腫状増殖は，わが国では症例数が少ないために治療成績の報告が少なく，いずれの治療成績がよいかは明らかになっていない
- PDT：一般的にはPDT単独療法では繰り返しの治療にかかわらず視力の維持が困難であると考えられている
- 抗VEGF療法：有効性が示されており，単独療法で良好な成績が得られたという報告も存在（図8：図3症例の抗VEGF療法後）するが，PDTおよびトリアムシノロンを併用したほうが治療効果が高い（図9，10）という報告も存在する
- しかしながらいずれの治療に対しても抵抗性が高く，網膜由来の豊富な血流に支えられているため再発の頻度も高いために，頻回の診察を行い適切な追加療法を行うことが重要である
- 長期的には地図状萎縮が進行し視力低下が高頻度で生じる（図11，12）
- 瘢痕病巣形成は典型AMDと比較してまれ

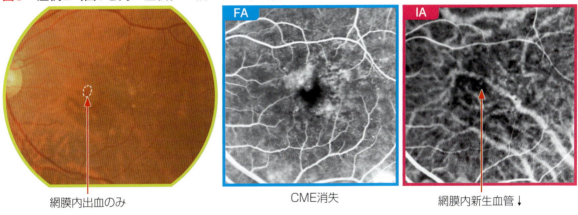

図8 症例2（図3と同一症例）：抗VEGF療法後
網膜内出血のみ　　CME消失　　網膜内新生血管↓

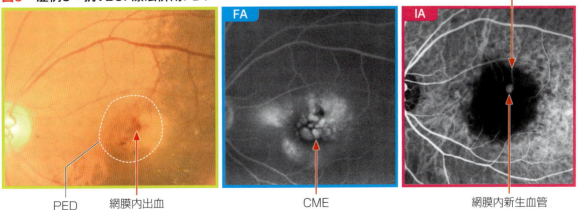

図9 症例3：抗VEGF療法併用PDT
PED　網膜内出血　　CME　　RCA　網膜内新生血管

You need to pay attention to the unaffected eye as well. Let me know right away if you notice any distortion, blurred vision, or anything like that.

図10 症例3：抗VEGF療法併用PDT後

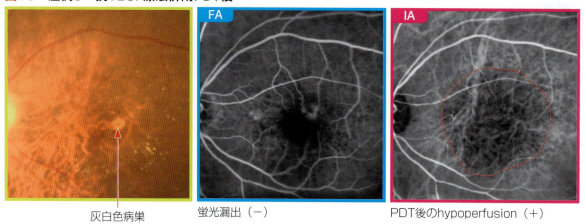

灰白色病巣　　　蛍光漏出（－）　　　PDT後のhypoperfusion（＋）

図11 症例6：抗VEGF療法，長期経過典型例（83歳，女性，Vd＝0.3）

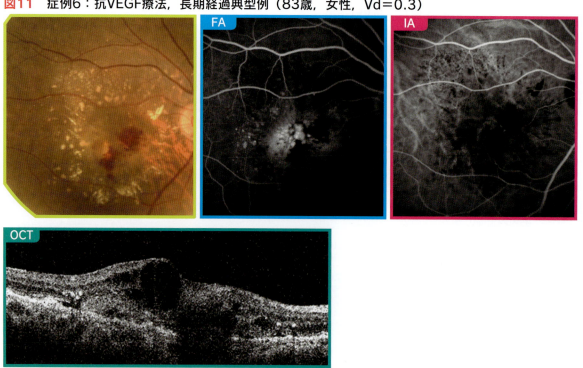

網膜に萎縮はありますが病状は安定しています。

図12 症例6：治療を開始して2年後（Vd＝0.3）

複数回の抗VEGF薬の投与により視力は0.3で維持されており，滲出性変化もみられずドライ・レチナが得られている．瘢痕病巣の形成は認めないが，網膜は菲薄化しており，中心窩での萎縮が強い．眼底自発蛍光検査でも中心窩に地図状萎縮を認める

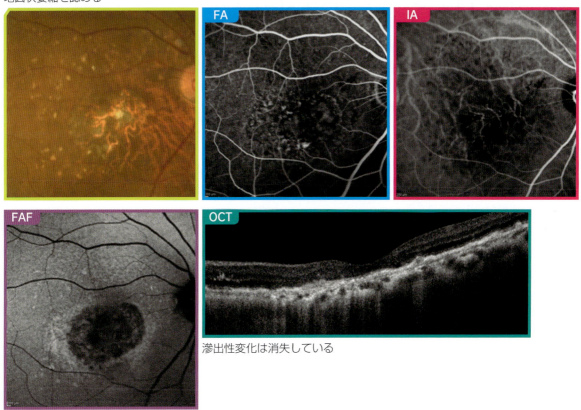

滲出性変化は消失している

GAを認める

長期予後

- 長期的には萎縮に至る症例が多く，視力の維持は難しい
- 萎縮が治療が原因なのか，原疾患（RAP）の自然経過なのかについては議論がある
- reticular pseudodrusenを有する症例，脈絡膜が薄い症例では萎縮をきたしやすい

Your eyes are stable, although there's some mild atrophy in the retina.

滲出型加齢黄斑変性／網膜色素上皮剥離
retinal pigment epithelial detachment

疾患概念

- 網膜色素上皮剥離（retinal pigment epithelial detachment；PED）は多くの網膜脈絡膜疾患に伴う所見であるが，特にAMDに伴って生じることが多い
- PEDもしくはRPE detachmentとよばれRPE層の脈絡膜からの剥離である
- PED単独では無症状のことも多いが歪視，小視症，遠視の進行などを認めることもある
- 長期間にわたる観察ではCNVが出現することも多く，また，CNVがなくても拡大進行後に平坦化しGAが認められることが多い
- 出血性，漿液性，ドルーゼンが融合したdrusenoid PEDに分類（fibrovascular PEDは典型AMDに分類）（表1）
- ポリープ状脈絡膜血管症，type 1 CNVに伴って生じることが多いが，新生血管の存在しないPED（avascular PED, non-neovascular PEDもしくはpure PED）も存在する

表1 PEDの分類

	drusenoid PED	漿液性PED	出血性PED
眼底所見	融合型confluent drusenの隆起	境界鮮明なRPEの隆起（脈絡膜の詳細が不明瞭となる）	やや赤黒いRPEの隆起
FA	わずかな過蛍光，蛍光漏出を認めることもある	均一な過蛍光で後期にはpooling	過蛍光内部に蛍光遮断を認める
IA	蛍光遮断	蛍光遮断	脈絡膜新生血管が同定される
OCT	PED内部は中等度反射，高輝度のRPE lineを認める	円滑なドーム状の隆起を認め，ときにSRDを頂点に認める	ドーム状の隆起を認め，高輝度の病巣を認めることもある

疫学

- AMDに伴うもの：PCVでは43％に対し，典型AMDでは22％，RAPでは70％に認めるとされる
- CSCに伴うもの：大多数のCSC症例で認める

分類（表1）

- 出血性PED，漿液性PED，drusenoid PEDに分類される

病態

- 1966年にGassらによって初めて記載された
- 主として，脈絡膜の炎症，虚血，変性，CNVにより生じる
- 生理的には静水圧もしくは浸透圧による硝子体から脈絡膜への液体の流れが存在し，透水係数の低いRPE/Bruch膜に比較的強い抵抗が存在
- RPEとBruch膜の架橋が減弱し，RPEのbasal laminaとBruch膜のinner collagenous layerの間にRPE下液，血液，fibrovascular membrane，ドルーゼン様沈着物が蓄積するとPEDが生じる
- 炎症によるものは脈絡膜の血管透過性が亢進す

（写真を示しながら）このように眼の奥，光を感じる膜の中心部分が腫れています．

ることで生じるもので原田病，悪性高血圧などでみられる
- 中心性漿液性脈絡網膜症の一型として生じる場合には脈絡膜の透過性の亢進所見がある
- 変性によるPEDは加齢により生じ，Bruch膜の加齢性の変化により脂質の沈着，蛋白質の架橋化，さまざまなプロテオグリカンの沈着のためRPEと脈絡膜の間の水分の透過性に対する抵抗が増大するために生じると考えられる
- CNVを伴うものは滲出が原因で生じる

図1 症例1：出血性PED（72歳，男性，Vs＝0.6）

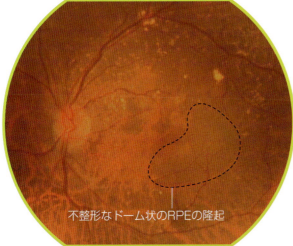

不整形なドーム状のRPEの隆起

❓ 診断―出血性PED （図1, 2）

- 検眼鏡的には境界が鮮明でドーム状のRPEの隆起病変で漿液性PEDと比較して赤黒くみえるのが特徴である（図1, 2）

FA
- 通常出血による蛍光遮断がみられるが，CNVを疑わせる後期の過蛍光病巣を認めることもある（図1）

IA
- CNVを同定することも多いが，蛍光遮断によりCNVの詳細が不明なこともある
- 視力予後は最も不良である

図2 症例2：出血性PED（網膜下出血も伴う）（63歳，男性）

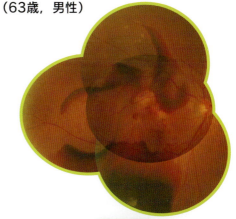

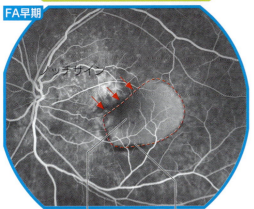

不均一な蛍光流入　　蛍光ブロック

FA早期

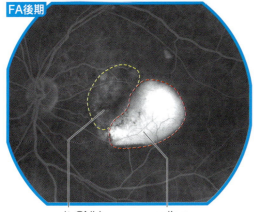

occult CNV　　pooling

FA後期

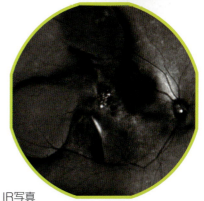

IR写真
（55度ワイドフィールドレンズで撮影）

(Showing the patient a photo) As you can see here, the center of your retina – that's the membrane at the back of your eye that reacts to light – is swollen.

診断―漿液性PED （図3, 4）

- 境界が鮮明なドーム状のRPEの隆起病変を認める（図1）
- AMD，PCV，中心性漿液性脈絡網膜症などでみられる
- CNVを伴わない場合もある

FA
- CNVを伴わない場合：PEDの領域に均一な過蛍光を生じ，poolingを認める
- CNVがその下方に存在しても同定することは困難であるが，PEDにくびれ（ノッチサイン）を認める（図1）
- FAでは判定が困難な場合にはIAが有用である

OCT
- CNVがなくてもPED上にSRDを認めることがある（図4）
- 進行時に共通する検眼鏡的所見としては色素の凝集（pigmentary clumping），橙色の色素沈着などである（図5）

図3　症例3：漿液性PED（62歳，男性，Vs＝0.6）

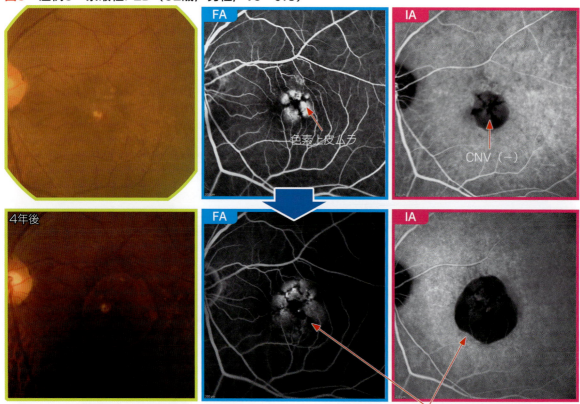

PED（＋）だがCNV（－）→原則として治療適応（－）　　PED拡大

図4　症例3

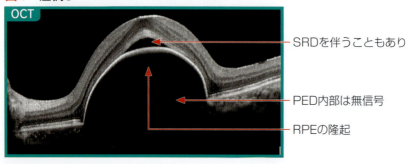

通常みられない異常な血管があると治療が必要になりますので，検査を行いましょう．

滲出型加齢黄斑変性／網膜色素上皮剥離

診断—drusenoid PED （図5）

- 比較的境界鮮明である周辺は波をうったようなRPEの浅い隆起であり，大型のドルーゼンあるいはconfluent drusenの融合したものである
- 通常1,000μm以上のものをさす
- 色調は黄白色で，ときにRPEのhyperpigmentationを伴う
- FAではわずかな蛍光漏出を後期で認めることがある

IA
- 脈絡膜血管のブロックが生じる
- 国際分類では"intermediate AMD"と分類される
- 他のPEDよりは視力予後は良好とされるが，多くの症例で晩期AMD（地図状萎縮＞滲出型AMD）に進行する

OCT
- drusenoid PED内部はBruch膜の内部に脂質などの疎水性物質が沈着しているため高輝度になる

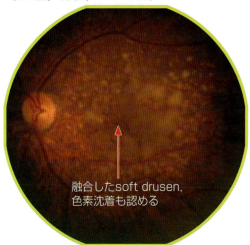

図5 症例4：drusenoid PED （86歳，男性，Vs＝0.3）

融合したsoft drusen，色素沈着も認める

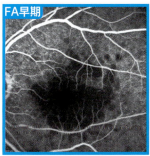
FA早期

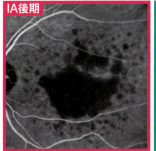
IA後期

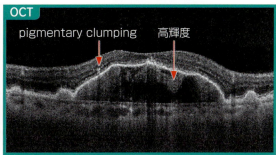
OCT
pigmentary clumping　高輝度

治療—drusenoid PED

- 確立した治療法は存在しない
- 新生血管が同定された場合に治療を開始
- AREDSの推奨するサプリメントの摂取を勧めてもよいかもしれない

治療—その他のPED

- CNVがある場合には滲出型AMDの治療に準じて治療を行う
- （SRDやIRFを伴わず）PEDのみでCNVがない場合には通常は視力低下は少ない。確実な治療はないが，CSC様の脈絡膜透過性亢進を認め視力低下をきたしている場合にはPDTを考慮することもある

主たる合併症

萎縮
- PEDが平坦化した後にPEDの部位に一致して萎縮をきたす

CNV
- 日本人の片眼性のAMDの僚眼にCNVが発症する発症前所見で，最も頻度が高いのはPED（58％）であり，soft drusen（18％）よりも危険性が高いと報告されている

RPE tear
- 通常はPEDのエッジで生じる
- RPE tear部はRPEが欠損するため視機能不良となり，RPE tearが中心窩にかかった場合には重篤な視力低下をきたす
- 破れたRPEにはローリングが生じる。CNVの収縮により機械的に牽引が生じるためと考えられる
- 治療後に生じる症例も多く，治療との関連が疑われる症例も多い
- CNVの存在しないPEDでも生じることがある

I'm just going to check whether you have any abnormal blood vessels. If you do, they'll need to be treated.

II 黄斑疾患／加齢黄斑変性
滲出型加齢黄斑変性／特殊な病態　黄斑下血腫
massive submacular hemorrhage, submacular hematoma

疾患概念

- 黄斑下血腫（massive submacular hemorrhage, submacular hematoma）は網脈絡膜血管異常の結果生じる網膜下，RPE下の出血で突然の中心視力の低下をきたす（AMDなどの基礎疾患があるときには自覚症状のないこともまれにある）
- CNVの破綻（rupture）が主たる要因
- わが国の症例では典型AMDよりもポリープ状脈絡膜血管症（PCV）の症例が多い
- 網膜細動脈瘤破裂も高齢者の黄斑下血腫の原因
- 網膜細動脈瘤破裂の場合には網膜下，RPE下に加えてILM下に出血を伴うこともある
- 高血圧症例，抗凝固薬，抗血小板薬の内服症例に生じやすい

病態

- CNVの血管内皮は有窓構造をとり，出血よりも滲出性の変化を生じやすいが，出血を起こす破綻をきたすには，高血圧，抗凝固薬，抗血小板薬の使用などが関与している
- 網膜細動脈瘤も高血圧や抗凝固薬，抗血小板薬の使用などによって破綻が生じると黄斑下血腫の原因となる
- 実験的には24時間以内に血腫上の視細胞に傷害が生じ，3日で網膜外層に強い傷害を生じることが知られている
- 視力低下をきたす原因としては
  ①血液成分：鉄イオン（フェリチン）のRPE，視細胞に対する細胞毒性
  ②網膜下出血で生じるfibrin：clot retractionに伴う，網膜牽引による網膜傷害
  ③拡散障害：出血が網膜外層とRPEの間のdiffusion barrierとなり視細胞外節に大きな傷害をきたすことがあげられる
- 出血吸収後に瘢痕病巣を形成することも視力障害の原因となる

分類

原因疾患
- PCV（図1），狭義AMD（図2），その他のCNV，網膜細動脈瘤破裂（図3），強度近視など
- 網膜細動脈瘤などの他疾患と比較するとAMDが最も予後が悪い
- その他，視力予後の関連因子として下記の所見に注意

部位
- 中心窩を含む出血か外中心窩の出血か

出血の深さ
- 網膜下およびRPE下出血：RPE下出血を伴う場合には網膜下出血のみと比較すると視力はより不良
- ILM下出血を伴う場合には網膜細動脈瘤が原因である可能性が高い

出血の厚み
- 出血の厚い症例が視力予後が悪い
- 抗血小板薬，抗凝固薬の内服症例では出血量が多い

出血発症してからの経過時間
- 経過時間が長いほど視力予後が悪い

（写真を示しながら）このように眼の奥，光を感じる膜の中心に大きな出血があります。

滲出型加齢黄斑変性／特殊な病態　黄斑下血腫

診断―眼底所見

- 感覚網膜の隆起として観察され，色調は鮮明な赤色から暗赤色までさまざま
- 網膜下出血の辺縁部は不整であることが多い
- 4〜8週経過するとヘモグロビンがヘモジデリンに分解されるため黄白色を帯びた色調に変化
- RPE下の出血は網膜下出血よりも暗赤色に観察され，通常境界は明瞭で整
- 検眼鏡的に原因となるCNVや網膜細動脈瘤が観察されることもある

診断―FA所見

- 通常蛍光遮断による低蛍光を示す
- 原因病巣：血腫が薄いと血腫の周辺部にCNVがある場合には検出されることもある。網膜細動脈瘤はCNVより検出される頻度は高いが蛍光遮断のため同定されないこともある

診断―IA所見

- FAよりCNVの検出率が高く，FAで同定できない網膜細動脈瘤が検出される場合もあるので施行することが推奨される

診断―OCT所見

- 新鮮な出血は表面が高反射として認められることが多く，内部の詳細はシグナルの減衰のため不明である
- RPEラインは明瞭に認められることも多く，検眼鏡所見では不明であるRPEの隆起やポリープ状病巣を疑わせる所見もみられることもある
- 器質化すると出血全体が高反射となる

図1　症例1：PCVによる黄斑下血腫

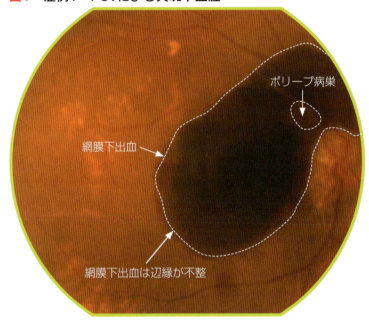

図2　症例2：狭義AMDによる黄斑下血腫（82歳，男性，Vd＝0.1）

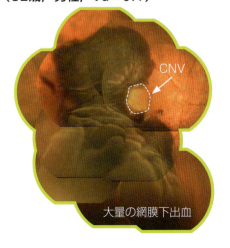

図3　症例3：網膜細動脈破裂による黄斑下血腫（88歳，女性，Vs＝0.01））

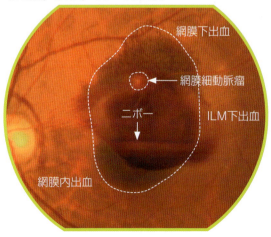

(Showing the patient a photo) As you can see, there is some severe bleeding in the center of your retina.

治療

- 現時点では「標準的」治療は存在しない。
- いずれの治療を行っても視力予後不良であるが，PDT，抗VEGF療法，血腫移動術，血腫除去術が試みられている。

治療—PDT

- PDTのAMDに対する大規模臨床試験では黄斑下血腫の症例は除外基準となっており，有効性は証明されていない
- AMDの黄斑下血腫に対するいくつかの症例報告では視力の維持に有効であったとされるが，現在の主流の治療ではない

治療—抗VEGF療法

- 抗VEGF療法のAMDに対する大規模臨床試験でも黄斑下血腫は除外されており，病巣の大部分が黄斑下血腫である場合には正式には適応ではなく有効性は証明されていない
- AMDの黄斑下血腫に対するいくつかの症例報告で自然経過よりも良好である可能性が示されている

治療—血腫移動術（pneumatic displacement） （図4）

- 1996年にHeriotらが組織プラスミノーゲンアクチベータ（tPA）と膨張性ガス（SF_6）を硝子体内に注入し，腹臥位を指示することで血腫が移動することを示した
- 網膜下の血腫がある程度の大きさ以上の際に用いられる治療である。RPE下，ILM下の出血は移動しない
- 出血してからの期間は短いほうがよい：特に2週間以内の症例で移動が良好に得られる
- 腹臥位の期間：ガス注入当日は腹臥位を指示，移動がみられない場合には24〜48時間さらに継続を指示するのがよい
- SF_6，C_3F_8のいずれかが用いられるが，使用するガスによる血腫移動の違いは報告されていない
- 抗VEGF療法＋pneumatic displacement：CNVが原因の場合には，抗VEGF療法の併用により，単独療法よりは良好な治療成績が得られる可能性もある
- 出血の原因を同定し原因がAMD，PCVなどの場合には継続した治療が必要である（図5, 6）
- 合併症：硝子体出血，眼内炎，網膜剥離など。まれに，眼圧上昇のため網膜中心動脈閉塞をきたした報告がある。先に前房穿刺を行い，十分に眼圧を下げてから，ガス注入を行う。

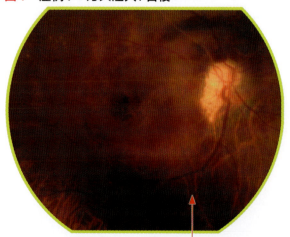

図4　症例1：ガス注入7日後

血腫の下方への移動

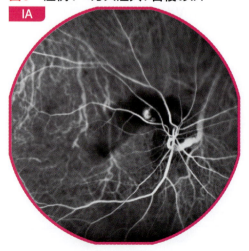

図5　症例1：ガス注入7日後のIA
IA

放置すると悪化する可能性が高いので治療を行いましょう。

治療—血腫除去術

- 硝子体手術により血腫を除去する方法で，1988年にDe JuanとMachemerにより報告された
- 初期の硝子体手術の成績は視力予後不良であったが，術式の改良に伴い治療成績の改善が報告されている
- 中心窩にCNVを伴うAMDからの黄斑下出血（9乳頭面積以下）に対して出血とCNVを含む全病巣を硝子体手術で除去した群と経過観察群で比較したsubmacular surgery trialsは経過観察群との差はなく，網膜剥離の合併症が高かったとされている
- 出血の除去と同時のCNVの抜去は推奨されない
- マイクロニードルを用いて網膜下のtPA注入単独，あるいはtPA＋空気注入を行い血腫を移動する方法が比較的安全性が高い
- 網膜下に抗VEGF薬を注入する方法も少数例で報告されている
- 大量の網膜下出血を伴う場合にはtPAを使用し，inferior retinotomyを行い血腫を除去する方法も報告されている
- 合併症：網膜剥離，増殖硝子体網膜症，RPE裂孔（マイクロニードルがPEDを穿刺しないように注意する），硝子体出血，黄斑円孔など

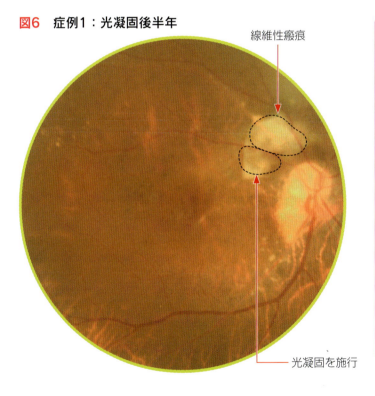

図6 症例1：光凝固後半年

tPAの使用について

- 血腫移動術，血腫除去術ともにtPAを使用する方法と使用しない方法とがあるが，血腫溶解のために必要とされるtPAの濃度や，硝子体内に投与したtPAの網膜下への移行の有無，tPAの安全性については議論のあるところである
- tPAを使用しない方法もあり，併用するのと変わらないという報告と併用したほうが良好な成績であるという報告がある
- またtPAはいったん融解すると活性が速やかに低下すること，保険適用外であることなどもあり，いまだに使用に関してのコンセンサスはない

If we leave it as it is, it's very likely to get worse, so I think we should treat it right away.

II 黄斑疾患／加齢黄斑変性
萎縮型加齢黄斑変性
atrophic age-related macular degeneration (atrophic AMD)

疾患概念

- 萎縮型AMDでは，地図状萎縮（geographic atrophy；GA）とよばれる黄斑部に脈絡膜血管が透見できる境界鮮明な円形のRPEの萎縮を認めるが，黄斑部の出血や滲出は認めない
- 中心窩を含んだ場合には視力低下をきたす
- 通常は急激な進行をきたすことはなく，特に治療は行わないが，一部の症例では滲出型AMDへ進行する（CNVを生じたものは滲出型AMDに分類する）

診断基準

- 年齢50歳以上の症例において中心窩を中心とする直径6,000μm以内の領域に以下の特徴を満たすGAを認める（厚生労働省研究班2015年）
  1. 直径250μm以上
  2. 円形，卵円形，房状または地図状の萎縮
  3. 境界鮮明
  4. 網膜色素上皮の低色素または脱色素変化
  5. 脈絡膜中大血管が明瞭に透見可能
- 除外規定―先天性／遺伝性疾患，強度近視眼における網脈絡膜萎縮，慢性中心性漿液性脈絡網膜症，外傷性網膜・脈絡膜打撲壊死の陳旧期，網膜色素上皮裂孔，光凝固瘢痕，加齢黄斑変性の他病型
- 滲出型AMDの長期の抗VEGF療法中にGAがみられると報告されているがCNVを伴う滲出型AMDの治療後に生じたGAは萎縮型加齢黄斑変性とは区別する

疫　学

- わが国では欧米と比較して萎縮型AMDの頻度は少ないとされていたが，増加傾向にあるとされその重要性が認識されてきている
- 1998年の久山町の調査では50歳以上の0.2%，5年発症率は滲出型0.6%，萎縮型0.3%と報告されている
- 2007年の久山町の調査では，萎縮型0.1%であり，滲出型の増加は著しいが萎縮型の増加は少ない

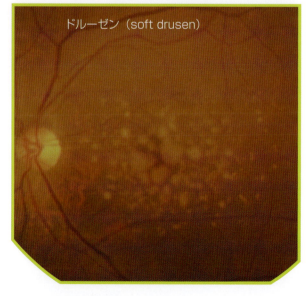

図1　症例1：GAに先行する所見　ドルーゼン
初診時（75歳，女性，Vs＝(0.9)）

ドルーゼン（soft drusen）

眼の奥の光を感じる膜の真ん中が傷んでいるために真ん中が見づらい症状が徐々に進行しています。はっきりした原因はわかっていませんが，年齢による影響が大きいです。

萎縮型加齢黄斑変性

病態

- ドルーゼンやreticular pseudodrusen，RPE異常を伴うことを特徴とし，多くの症例では萎縮はドルーゼンの消失後（図1，2），もしくは，PEDの平坦化後（図3，4）に生じる
- 初期には傍中心窩のパッチ状の萎縮を生じ（図1，2），徐々に進行し中心窩は末期に障害される（foveal sparing（図5））
- RPEの萎縮性の変化に伴う二次的な変化として視細胞，脈絡毛細管板萎縮をきたす
- 機能検査からは杆体視細胞が傷害された後にRPE細胞傷害がきたされる可能性も指摘されている
- リポフスチンの細胞内沈着物や加齢に伴うBruch膜への沈着物が免疫反応・炎症を惹起し，RPE，視細胞の細胞死をきたすと考えられている

図2　症例1：10年後，Vs＝（0.5）

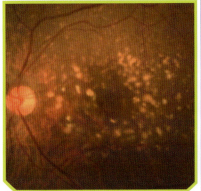 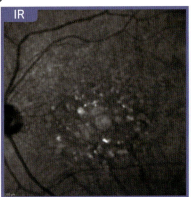 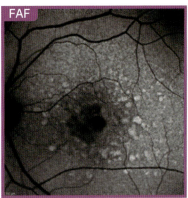

RPEの萎縮をきたしており，　　ドルーゼンの融合，拡大　　　RPEの脱色素
ここからGAの進行が始まる

図3　症例2：GAに先行する所見　PEDの平坦化（82歳，女性，Vs＝0.5）

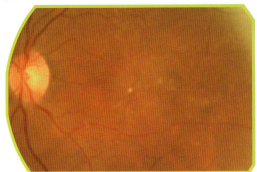 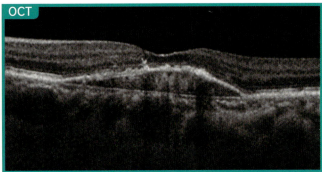

PEDを認める

There's some damage to the center of your retina, which is what's giving you trouble seeing in the center of your field of vision, and I'm afraid the damage is getting gradually worse. I don't know exactly what caused the problem, but it certainly has a lot to do with age.

診断—FAF所見 （図2，6）

- 萎縮部位では低蛍光を示す
- FAFで蛍光増強部位がのちに萎縮する（まだ議論のあるところ）
- リポフスチン含有細胞が萎縮部位と正常部位の境界に存在する：眼底自発蛍光の増強はリポフスチンの蓄積と相関すると考えられている

診断—OCT所見 （図3，4）

- 眼底写真にて観察される脱色素領域に一致してOCTにて網膜視細胞層とRPE消失を伴った網膜の菲薄化が認められる
- このため脈絡膜が透見できる
- その他にも網膜内に見られる萎縮に伴う，もしくは萎縮に至る変化としてはouter retinal tubulation, retinal pseudocyst, ghost drusen, plateauなどが報告されている
- 脈絡膜内にもchoroidal cavernsとよばれる空洞化所見が報告されている（いずれも欧米からの報告。アジアの患者ではGAの頻度が低いためこれらの所見がみられたという報告はない）

診断—FA所見 （図5，7）

- 検査には必須ではないがwindow defectを認める

診断—眼底所見 （図5）

- 脈絡膜血管が透見できる境界鮮明な円形のRPEの萎縮を認める
- 通常，黄斑部には多発するドルーゼンを認める
- 両眼性に認めた場合には遺伝性の黄斑変性疾患が鑑別としてあげられる

図4　症例2：2年半後（Vs＝(0.2)）

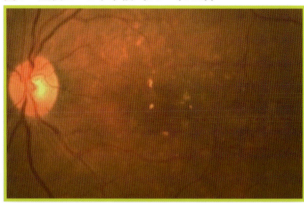

PEDの平坦化とともに網膜萎縮を認める。ここからGAが進行する

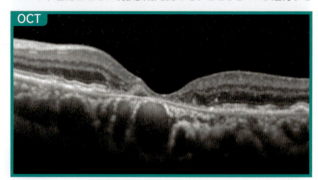

図5　症例3：atrophic AMD　中等症（70歳，女性，Vs＝(0.8)）

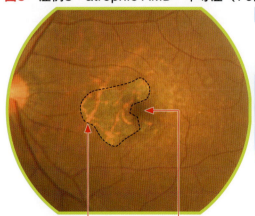

RPEの萎縮のため脈絡膜血管が透見　　中心窩は保たれている（foveal sparing）

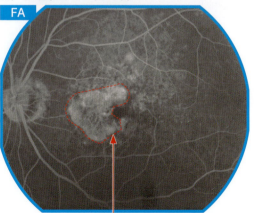

早期の低蛍光，後期には蛍光流入による軽度の過蛍光

 完全に物が見えなくなることはありませんが，中心部分の見たいところが見づらくなる症状が強くなると思われます。

図6 症例4：atrophic AMD　重症（79歳，男性，Vs＝0.1）

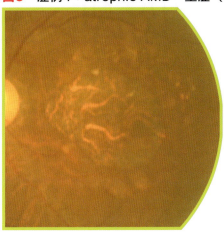
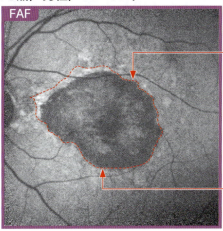

蛍光増強部位

萎縮部位は低蛍光

共焦点レーザー走査型（HRA-2）

図7 atrophic AMD　中等症 から重症へ　GAに先行してreticular pseudodrusenがみられる（初診時77歳，Vd＝0.7から0.1へと低下）

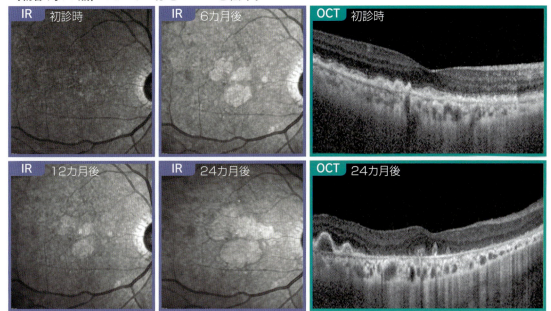

治療

抗酸化物質
- AREDS（age-related eye disease study）によってβカロチン，ビタミンC，ビタミンE，亜鉛の内服が晩期AMDのリスクを減少させ，視力低下を抑制したと報告されている
- ただし，βカロチンの過剰投与により肺癌の危険が高まる可能性がある
　↓
AREDS2試験の結果から現在はβカロチンの代わりにルテイン/ゼアキサンチンが推奨される

開発中の薬剤

- 抗酸化物質，ビジュアルサイクルの阻害薬，補体活性化阻害薬や，神経栄養因子などを用いた臨床試験が進行中である

You're not going to lose your sight, but I'm afraid it's going to get harder for you to see things in the center of your field of vision.

II 黄斑疾患

中心性漿液性脈絡網膜症
central serous chorioretinopathy

疾患概念

- 黄斑部に限局性のSRDをきたす中年の男性に多い疾患
- 自覚症状：歪視，中心暗点，色覚異常など
- 矯正視力は0.1〜1.0と幅が広く，SRDのため多少遠視化
- 多くは急性型で，自然治癒傾向が強く，数カ月で自然に治癒し，視力予後は良好
- 30〜50%で再発または遷延化し，慢性型となり不可逆性の視機能低下をきたす
- 滲出性変化の改善後も色覚障害，変視症が改善しないこともある
- 脈絡膜の機能的もしくは形態学的な異常が原因で起こる"pachychoroid spectrum"に分類される

疫学

- Albrecht von Graefeが1866年に初めて記載
- hospital-basedの報告では72〜88%が男性で，両眼罹患例が40%
- ストレスなどが発症の誘因，type Aパーソナリティーと関連
- ステロイドにより発症リスクが上昇
- 妊娠中，妊娠後期は血中グルココルチコイド濃度が上昇するため発症リスクが上昇する

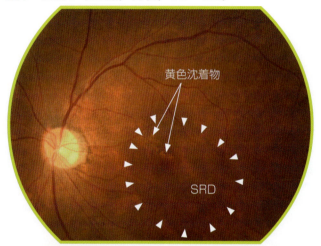

図1 症例1（68歳，男性，Vs＝1.0）

病態

- 従来はRPEの機能低下であると考えられてきた
- 最近では脈絡膜血管の透過性亢進や血液うっ滞により脈絡膜内層に滲出液が蓄積し，二次的なRPEの外側血液網膜関門の破綻と能動輸送効率低下（ポンプ機能の低下）によってもたらされる網膜下の漿液貯留であると考えられている
- 通常漏出は中心窩外より生じ，SRDは中心窩を含む領域に生じる

分類

classic CSC
- 従来からわが国で中心性漿液性脈絡網膜症と称されているタイプ
- 通常，症状は6カ月以内に自然寛解する

chronic CSC
- diffuse retinal pigment epitheliopathyともよばれる。classic CSCが慢性化したものであると考えられ，多発性に生じ，両眼性となる
- chronic CSCではSRDは再発を繰り返し，RPEの萎縮と網膜の菲薄化が生じ，視力予後は不良となる。SRDの下液が下方に移動するためにatrophic tract（gravitational tract）とよばれる黄斑部から下方周辺部への萎縮病巣を認めることがある

 自然に治ることが多い病気なのですが，回復が悪い時や再発した時には治療が必要となります。

中心性漿液性脈絡網膜症

inactive CSC
- 上記の疾患が治癒した状態でRPE, および網膜萎縮をきたす
- 診断は困難であるが病歴の詳細な調査によって推定は可能である

acute bullous retinal detachmentもしくはmultifocal posterior pigment epitheliopathy
- CSCにみられる病態が多発性に起こるもので, CSCに比べ網膜下に貯留する漿液量が多く, 同部位に多量のフィブリン析出もしばしばみられる
- 悪性高血圧, 慢性腎炎, 妊娠中毒症, 膠原病, 広汎（播種）性血管内凝固などに伴って生じる続発性中心性漿液性脈絡網膜症がある

? 診断—眼底所見 (図1)

- 細隙灯眼底検査所見を基に診断（等倍率の直像接触型の前置レンズを用いると見やすい）
- 脈絡膜からの徹照法（choroidal retroillumination法）を用いるとRPEの変化を観察しやすい
- 中心窩を含むSRDを認め, 軽度のPEDも認めることがある（図17）
- 一部の症例では外中心窩のみにSRDを認める
- 網膜下液の色調：初期は網膜下液は透明であるが, 慢性化した例では網膜下, RPE上の黄色沈着物が観察される
- 旺盛な漏出を有する一部の症例では網膜下にフィブリンを認める→フィブリンの中央部は透明な網膜下液が存在することが多い
- 鑑別疾患としてはAMD, 特にポリープ状脈絡膜血管症, 原田病, dome-shaped maculaなどがあげられる

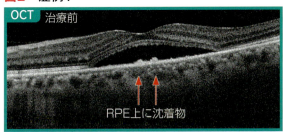

図2　症例1
OCT 治療前
RPE上に沈着物

? 診断—OCTA所見

- 浅いRPEの不正な隆起が認められた場合にはOCTAでtype 1 CNVが認められることもあり（図13）, その場合にはpachychoroid neovasculopathyと診断され, 鑑別上重要である

? 診断—OCT所見 (図2, 4, 5, 9, 10)

- 網膜剝離を認め, 小型の色素上皮剝離を認めることが多い
- 細隙灯眼底検査では判定困難なわずかなSRDの存在も明瞭に描出可能
- 治療後, 網膜下液の消失を検眼鏡よりも鋭敏に観察できる
- 発症して2～3カ月程度で網膜下およびRPEの表面に沈着物の付着を認める
- 慢性化症例では網膜厚の菲薄化を認める→網膜の菲薄化している症例では治療でSRDが吸収されても後遺症としての中心暗点, 歪視, 色覚異常などは残存するので速やかに治療介入を考慮
- 剝離した網膜下には外境界膜の下方に延長した視細胞外節がつらら状に網膜下腔に垂れる様子が観察される
- 一部の症例でポリープ状脈絡膜血管症などとの鑑別が問題になることがあるが, 眼底を詳細に観察するのと同様に3次元画像のスキャンを詳細に観察することで鑑別診断は可能である
- 通常脈絡膜は肥厚している
- 治療後所見：早期にSRDの消失が得られれば治癒後も異常所見を認めないが, 慢性化した症例では, SRDが消失しても視細胞外節・内節接合部の途絶, 外境界膜の消失, 外網状層の菲薄化などを認め, 視機能障害が存在することが多い

This condition usually resolves naturally, but you'll need treatment if it gets worse, or if gets better and then recurs.

◆治療を検討するためにはFAが必要。

診断—FA所見 （図3, 7）

- 造影初期の蛍光漏出点からの拡大する蛍光漏出を認める
- 蛍光漏出点は中心窩から0.5〜1.5mmの部位に位置することが多いが，中心窩に蛍光漏出点が存在する症例も10％程度に存在
- 典型的（20％）にはsmoke stack patternの蛍光漏出を認める→蛍光漏出点から蛍光造影剤は上方に噴出する（図9, 17）
- 多発する初期からの過蛍光点を認め，いずれからも蛍光漏出が少ない造影像（minimally enlargement spot configuration）やink blot typeとよばれる蛍光漏出をきたす症例も存在（80％）

図3 症例1：FA

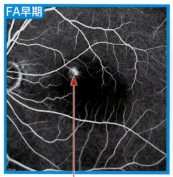
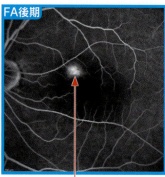

FA早期 — 点状の蛍光漏出
FA後期 — ink blot typeの蛍光漏出

図4 症例1：光凝固後1カ月

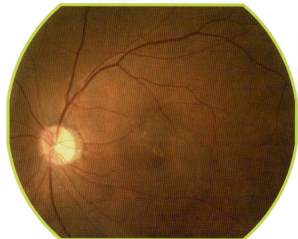

OCT
SRDは減少
エリプソイドゾーンの欠損

診断—IA所見

- 鑑別および病態の把握のため症例によってはIAを行ったほうが好ましい。
- 典型的にはIAでは造影中期に拡張した脈絡膜血管を認め，後期に異常組織染を認める（図8, 12）→病巣の主体が脈絡膜であることを示唆している

診断—FAF所見 （図6）

- SRDが持続すると過蛍光を認めるようになる
- 治療後や自然回復後も自発蛍光の増強を認め，atrophic tractもFAFで明瞭に描出される
- FAFにおいて漏出点は黒く描出されることがある

確立した治療法はレーザー光線を眼の奥に当てる治療です。

中心性漿液性脈絡網膜症

治療

- 多くの症例で自然回復を認めるのでまずは経過観察を行う
- 経過観察の際にはストレスが発症の誘因である→まずは，ストレスのない生活を心がけるように促す
- 喫煙者の場合には禁煙を勧めたほうがよいと考える
- ステロイド内服の関与が疑われる場合には減量する（図14〜16）
- 通常，3〜4カ月間SRDが吸収されないときには治療を行うことが推奨される
- 完全な自覚症状回復を得ることもあるが，治療後SRDが吸収されても変視症，色覚異常が残存する症例も多い

治療—網膜光凝固

classic CSC
- FAで描出される蛍光色素漏出部位への弱光凝固療法が標準治療→SRDの吸収の促進が期待できる
- 治療に伴う合併症：傍中心暗点，CNVの発症（1/100程度）
- 中心窩に漏出部位がある症例では治療が困難
- 蛍光漏出点が多発する場合には局所光凝固のみでは再発する例も少なくない
- 再発例は再度造影検査を行い光凝固の追加もしくはPDTを検討

chronic CSC
- 光凝固の効果は限定的である
- chronic CSCと診断される症例のなかにはoccult CNVを伴う症例が存在→光凝固後にclassic CNVを生じることがあるのでPDTを考慮してよいと思われる

図5 症例2：フィブリンを伴う症例，ink blot typeの蛍光漏出（37歳，男性，Vs＝0.7）

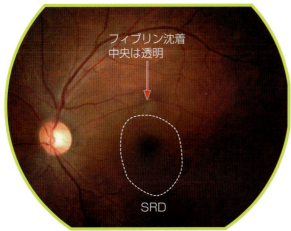
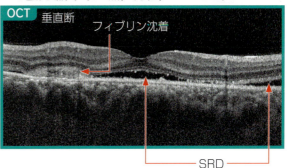

図6 症例2：FAF

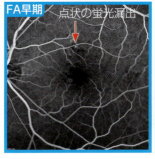

図7 症例2：FA

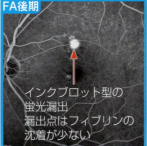

図8 症例2：IA

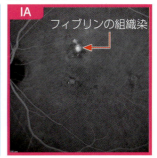

The standard treatment is laser therapy to the back of the eye.

治療—PDT （図11）

- 光凝固後の再発例やFAでびまん性漏出を示し光凝固が困難な例，漏出点が中心窩無血管領域内に存在する例に対し，保険適用外で施行される
- 透過性の亢進した脈絡膜血管の内皮細胞に存在するLDLレセプターにベルテポルフィンが結合，レーザー照射によって活性化され，一過性の脈絡膜血管の虚血および透過性が抑制される
- エネルギーを半量とした治療で網膜へのダメージが減る一方，治療効果は全量の場合と差がないとされるので，ベルテポルフィン半量のPDT，もしくは照射時間半分のPDTが行われることがある
- IAでの異常組織染を認める部位でFAでの蛍光漏出部位を含んだ領域はカバーするようにレーザー照射を行う
- PDT後は脈絡膜厚の減少が期待できる（図13）

図9　症例3：smoke stack patternの蛍光漏出

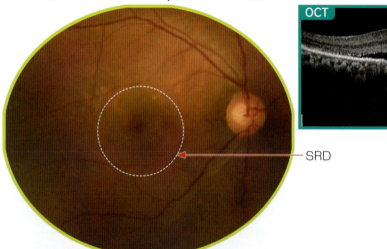
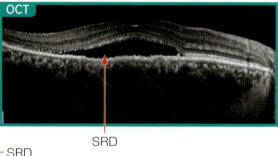
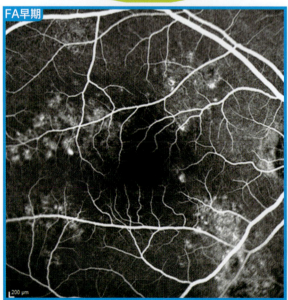
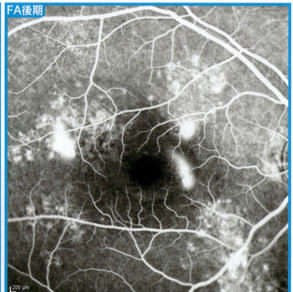

漏出点は外中心窩であり，光凝固可能

最近では加齢黄斑変性の治療に使われる光線力学療法が有効であると多くの施設から報告されています．

中心性漿液性脈絡網膜症　79

図10　症例5：reduced dose PDT施行例（60歳，男性，Vs＝0.4）治療前

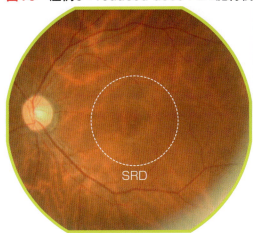
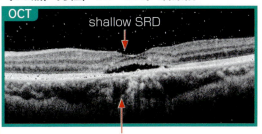

図11　症例5：治療前

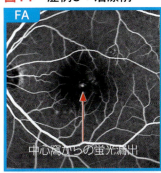
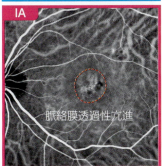

図12　症例5：reduced dose PDT後1カ月

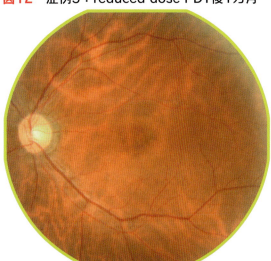
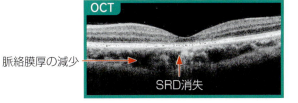

図13　症例4：inactive CSCにみられたCNV
CSCと考え治療が行われたがSRDが消失した後に検査を行うとRPEの不正な隆起の内部にCNVを認めた。CNVそのものの活動性は高くないが，pachychoroid neovasculopathyと分類

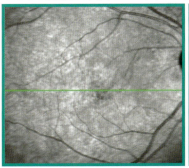
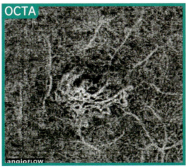
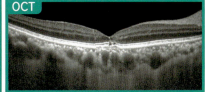

Photodynamic therapy is regularly used to treat wet age-related macular degeneration these days, and it's been shown to be effective.

図14 症例6：ステロイド誘発性CSC（50歳，女性，Vd＝(0.5)）

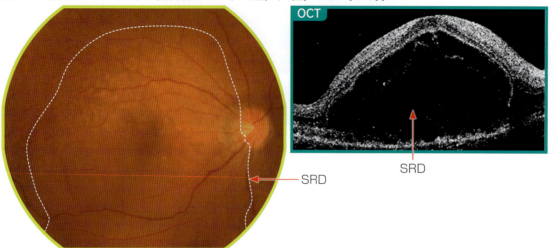

SRD

図15 症例6：FA

多発する蛍光漏出点　　　旺盛な蛍光漏出を認める

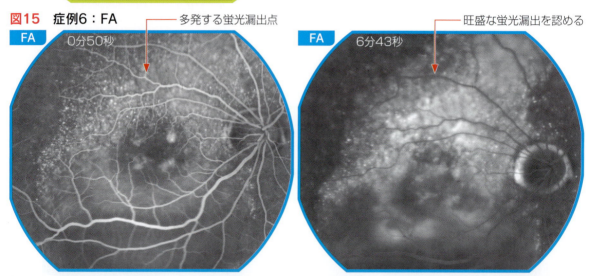

図16 症例6：内科にコンサルトのうえプレドニン内服を45mg→30mg→25mg→15mgと漸減
4カ月後（Vd＝(1.0)）

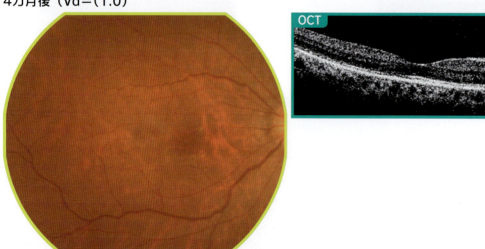

内科の先生にステロイドを減量できるかお尋ねするお手紙をお書きします．

図17　症例7：SRDにPEDを伴った症例

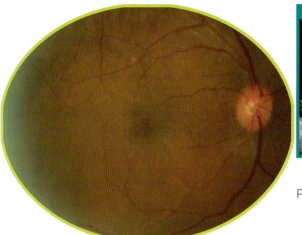
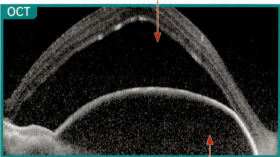

PEDとSRDを認め，滲出型AMDとの鑑別が問題となる

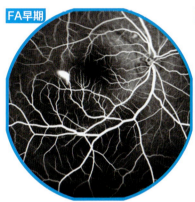

smoke stack patternの蛍光漏出を認める

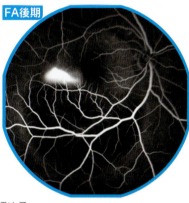

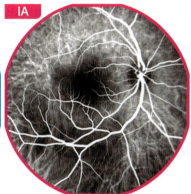

CNVは描出されず

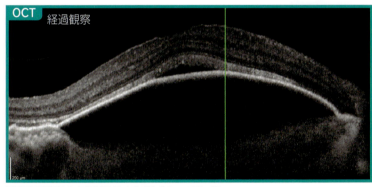

SRDは吸収されPEDの丈も低くなっている

治療—スピロノラクトン，エプレレノン

- ミネラルコルチコイド阻害薬が有効であるという報告から，高血圧に対して用いられるスピロノラクトン，エプレレノンの処方が試みられており，一定の効果が得られている

I'll write to your internist to ask if your steroid dosage can be reduced.

II 黄斑疾患

pachychoroid spectrum diseases

疾患概念

- 脈絡膜異常を背景にもつ黄斑疾患群
- CSC（図1），pachychoroid pigment epitheliopathy（PPE），pachychoroid neovasculopathy（PCV，一部の典型AMD，図2）を含む
- pachydrusenとよばれる通常と異なるタイプのドルーゼンを伴うこともある

図1　症例1：pachychoroidを伴うCSC症例

脈絡膜紋理がみられない

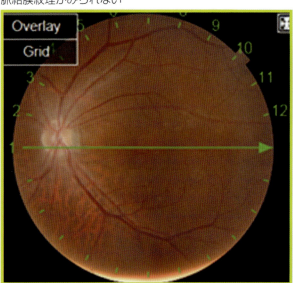

cross-sectional OCT

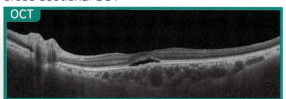

脈絡膜の肥厚，管腔（脈絡膜内の低反射）拡大

en face OCT

全脈絡膜　　脈絡膜浅層　　脈絡膜中層　　脈絡膜深層

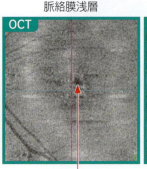
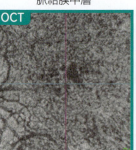
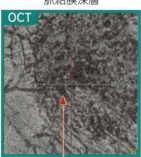

脈絡膜内層の圧迫　　　　　脈絡膜血管拡張

脈絡膜が厚くなっているので黄斑の病気になりやすくなっています。

pachychoroid spectrum diseases

病　態

- 黄斑部の脈絡膜血管の異常な拡張によって生じる黄斑疾患
- 脈絡膜血管の拡張
  →脈絡膜中大血管の物理的な圧迫もしくは静水圧上昇による脈絡毛細管板の内方への圧迫
  →脈絡毛細管板の機械的な伸展，虚血
  →網膜色素上皮の傷害（PPE），CSC，脈絡膜新生血管を生じる

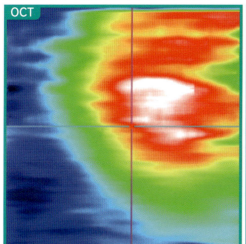

脈絡膜マップ：脈絡膜の肥厚が明瞭である

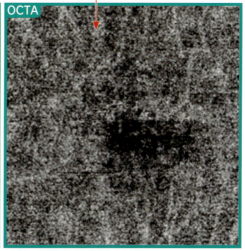

choriocapillaris

脈絡毛細管板の循環障害を認める

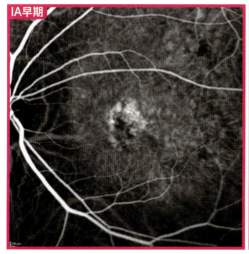

異常組織染を認める

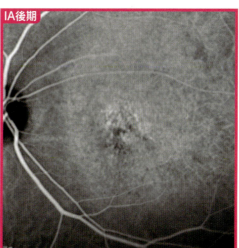

脈絡膜透過性亢進による過蛍光

Thickening of the choroid makes you more susceptible to macular diseases.

図2 症例2：pachychoroidを伴うPCV症例
出血性PED，脈絡膜紋理がみられない

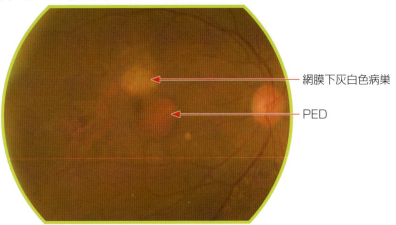

網膜下灰白色病巣
PED

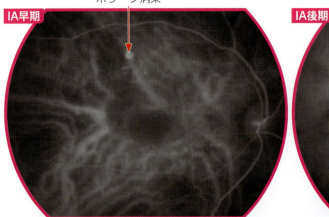

ポリープ病巣

IA早期：脈絡膜血管の拡張
IA後期：脈絡膜透過性亢進による過蛍光

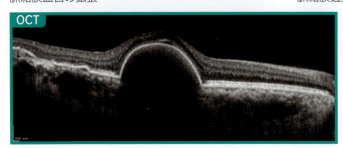

PEDを認める。脈絡膜に注目すると肥厚，脈絡膜管腔（低反射領域として暗く写る）の拡張
（PEDの下の脈絡膜はシグナル減衰のため評価不可能である）

以前に中心性漿液性脈絡網膜症と診断されていませんか？

pachychoroid spectrum diseases

? 診　断

- 特徴的な脈絡膜所見から診断される
- 脈絡膜紋理がみられないことが特徴だが，眼底所見のみからの診断は不可能
- さまざまな画像検査を組み合わせて診断される
- 典型例ではIAでの脈絡膜透過性亢進所見，OCTでの脈絡膜肥厚，拡張した脈絡膜血管（pachyvessel）を認める
- 必ずしもすべての所見が出揃うわけではない

? 診断—IA所見

- 脈絡膜中大血管拡張，ならびに後期の脈絡膜透過性亢進（もしくは異常組織染）による過蛍光
- 脈絡膜透過性亢進所見はCSCに非常に高頻度。PCVでは約10〜30%程度。典型AMDでは1割強
- 超広角IAで渦静脈でのうっ滞

? 診断—OCTA所見

- 脈絡毛細管板の循環障害
- 浅いPEDに一致してCNVが同定されることがあり（中心性漿液性脈絡網膜症の項のp.79を参照）

? 診断—OCT所見

cross-sectional OCT
- EDI-OCT，もしくはSS-OCTで脈絡膜所見の詳細な観察が可能
- 脈絡膜の肥厚（カットオフ値：200もしくは250μm）
- 脈絡膜の管腔による低輝度領域の割合が高い

en face OCT
- 脈絡膜マップの表示が可能
- 脈絡膜厚の程度や部位のほか，脈絡膜血管走行の立体的な把握が可能
- 脈絡膜外層での脈絡膜血管の拡張
- 拡張した脈絡膜血管に一致して脈絡膜内層血管の内方への圧迫

? 診断—その他の検査所見

- 診断のために行うことはないが①遺伝学的にはpachychoroid neovasculopathyは通常の加齢黄斑変性とは異なった遺伝背景を示し，②前房水中のVEGFの上昇が少ない

治　療

- pachychoroid neovasculopathyは通常のAMDによるCNVとは病態が異なるために治療に対する反応性が異なる
- 拡張したpachyvesselに対してはPDTの効果が高い可能性がある

Have you ever been diagnosed with central serous chorioretinopathy?

II 黄斑疾患／強度近視

強度近視眼底
pathologic myopia

定義

- 強度近視（図1～3）の定義はさまざまである。等価球面度数で通常−8.0D（もしくは−6.0）以下のものをさすが，研究者によっては−5.0D～−10.0D程度以上のものをさす
- 通常軸性近視をさし，さまざまな臨床試験では眼軸長は26.5mm（もしくは26mm）以上とされることが多い
- 病的近視とは強度近視のうち強膜，脈絡膜，網膜色素に視機能低下をきたす特徴的な眼底所見を呈するもので−5～−6D以上で生じやすい
- 病的近視の主な原因は後部ぶどう腫形成に伴う眼球形態異常である
- 後部ぶどう腫とは通常眼球の外壁の一部がその周囲の眼球壁から突出している所見をさす

病態

- 屈折は眼軸，前房深度，角膜形状，水晶体厚によって決定されるが，特に眼軸長が最も屈折異常と関連
- 通常，乳幼児は遠視で（＋1～2D）だが，生後20年間は眼軸長は進展する
- 水晶体の屈折度数は約12歳まで減少し，その後も徐々に減少する
- このため10歳代後半から近視は進行することが多い
- 近視に伴う病的近視所見は小児や若年者ではみられない
- 学童近視が病的近視に進行するかどうかは不明

環境要因
- 近業作業：教育と近視には関連がある
- 屋外で過ごす時間が長いほど近視になりにくい

遺伝学的要因
- 遺伝学的要因が最も眼軸長に関連するとされ，40～94％が遺伝的要因とされる

疫学

- 東アジア人では9～21％
- アメリカ，オーストラリアでは2.8～4.6％
- 東アジア各国（日本やシンガポール，台湾，中国，香港，韓国など）では最近50～60年で急激に増加している

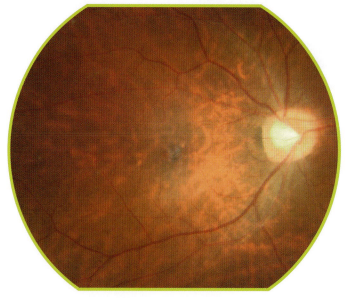

図1　症例1：カテゴリー0（24歳，女性，Vd＝1.2×−12.0D）

通常眼球はボールのような形をしていますが，強度近視で眼球が縦方向に伸びており眼の奥の光を感じる膜が引き延ばされています。

合併症

- 強度近視で生じやすい：白内障，緑内障
- 強度近視で生じにくい：加齢黄斑変性（AMD）
- 後部硝子体剥離：正常眼に比較して早く発症。ただし，硝子体手術を行うと薄い硝子体皮質が網膜表面に付着していることが多い。これは正常眼より後部硝子体の皮質間での分離が多いためと考えられている
- 脈絡膜厚は高齢であるほど，また，眼軸長が長いほど菲薄化する
- 単純出血：新生血管を伴わず，比較的良好な回復を得る症例が多いものの，網膜内へ出血が及び，視力予後の悪い症例も存在する

近視性黄斑症の分類

- Meta-Analysis for Pathologic Myopia Studyの分類（表1）が用いられる
- 豹紋状眼底（tesselated fundus）（図4, 5），びまん性網脈絡膜萎縮（diffuse chorioretinal atrophy）（図6），限局性網脈絡膜萎縮（patchy chorioretinal atrophy）（図7, 8），黄斑萎縮（macular atrophy）に分類
- プラスサインはラッカークラック（lacquer crack），脈絡膜新生血管（CNV），フックス斑（Fuchs spot）に分類。いずれのカテゴリーでも生じうる
- 久山町研究によると有病率は1.7%で加齢に伴って増加し（オッズ比1.12/年），女性が多い（オッズ比3.29），眼軸長が長いと増加する（オッズ比4.20/1mm）とされる

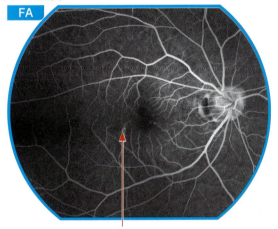

図2　症例1　FA

lacquer crack lesion

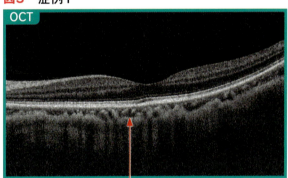

図3　症例1　OCT

脈絡膜はやや菲薄化している

表1　Meta-Analysis for Pathologic Myopia Studyの近視性黄斑症の分類

	近視性黄斑症	プラスライン	
カテゴリー0	黄斑症を認めない	ラッカークラック 脈絡膜新生血管 フックス斑	カテゴリー2以上を病的近視とする
カテゴリー1	豹紋状眼底		
カテゴリー2	びまん性網脈絡膜萎縮		
カテゴリー3	限局性網脈絡膜萎縮		
カテゴリー4	黄斑萎縮		

Eyes are normally ball-shaped, but in people with high myopia they're elongated, and the retinas are stretched.

病的近視

- 豹紋状眼底，後部ぶどう腫，lacquer crack lesion（図2：造影検査で明瞭に描出されている）などを特徴とする
- lacquer crack lesionはFAよりもIAやIRでよく描出されると報告されている
- 脈絡膜厚も正常眼より薄い（図3）
- 近視所見は年齢とともに明瞭になる（症例1vs症例2）

①近視性黄斑症：近視性新生血管（図9，10）
- 近視性新生血管黄斑症は強度近視の10%程度に生じる
- 2番目に多いCNVの原因
- 近視性網脈絡膜萎縮を続発性に生じる

②近視性の牽引性黄斑症
- 近視性黄斑分離症
- 近視性黄斑円孔

③視神経乳頭の変化
- 視神経乳頭の傾斜
- 近視性視神経症
- 視神経乳頭の周囲にintrachoroidal cavitationを認める症例も存在

図4 症例2：カテゴリー1 豹紋状眼底（34歳，女性，Vd＝1.0×－14.0D）

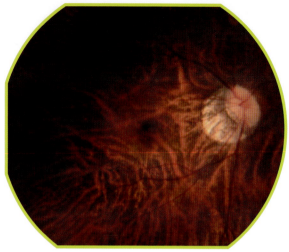

強い豹紋状眼底であり，コーヌス［もしくは乳頭周囲クレセント（peripapillary crescent）］が認められるが，RPEの萎縮などの所見は認めない。

図5 症例2：FA/FAF/OCT
脈絡膜の菲薄が強く，OCTでも眼球のカーブが強くぶどう腫が強いことが読み取れる。

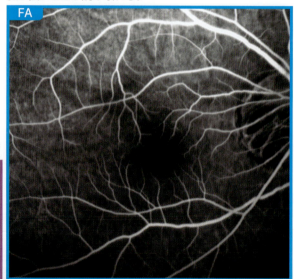

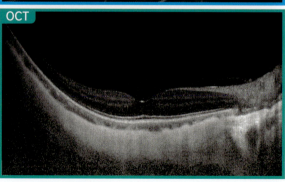

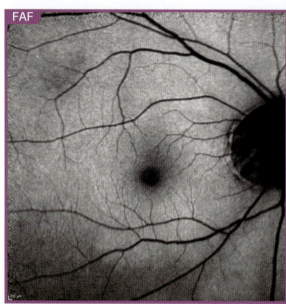

強い近視の原因は不明ですが，遺伝と環境の両方が関係していると思われています。東アジア各国で増えています。

図6 症例6：カテゴリー2　びまん性網脈絡膜萎縮

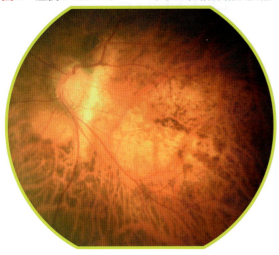

近視の進行予防について

学童
- 点眼：抗ムスカリン剤［ピレンゼピン (pirenzepine gel), サイプレジン (cyclopentolate) 点眼, アトロピン点眼］いずれも近視の進行を抑制したが, 副作用の問題があり, 現実的ではない
- 低濃度 (0.01%) アトロピン点眼が期待されている
- 低矯正：低矯正眼鏡は近視の進行を多少促進する
- 多焦点眼鏡：わずかに近視の進行を抑制する可能性あり
- コンタクトレンズ (含バイフォーカルコンタクトレンズ) はオルソケラトロジーが期待されている

図7 症例3：カテゴリー3　限局性網脈絡膜萎縮 patchy atrophy（48歳, 女性, Vd=0.4×−13D）

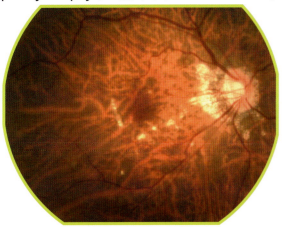

図8 症例3：2年後

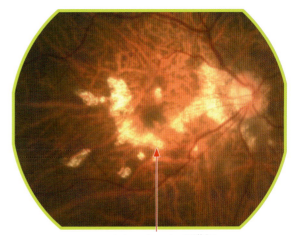

patchy atrophyの進行

図9 症例5：近視性新生血管黄斑症（52歳, 女性, Vs=1.0×−12.0D）

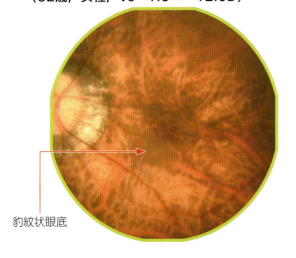

豹紋状眼底

図10 症例5：1年後

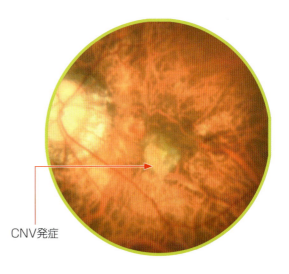

CNV発症

We don't know exactly what causes high myopia, but it's generally accepted that both genetic and environmental factors play a role in it. The number of people with myopia is increasing in East Asia.

II 黄斑疾患／強度近視

近視性新生血管黄斑症
myopic choroidal neovascularization

疾患概念
- 強度近視に伴って生じるCNV（myopic CNV；mCNV）

病態
- 眼軸の延長に伴い眼底後極部が伸展し，Bruch膜，RPEにlacquer crackとよばれる直線状の裂隙が生じCNVの前駆病変となる
- lacquer crackが生じた際はまず単純型黄斑部出血を伴う
- RPE/Bruch膜レベルの機械的なストレスや脈絡膜菲薄化による虚血がCNVの原因となる
- 通常CNVは（RPEを突き破って）網膜下に生じる
- CNVが発症すると出血や浮腫を生じる
- 出血や浮腫はCNVの活動性の低下とともに自然に軽減するが，CNV周囲に瘢痕を残す
- 進行期ではCNVはFuchs spot（フックス斑）として観察される
- CNVの活動性が低下しても瘢痕病巣が長期的に拡大するため徐々に視機能が低下する
  →瘢痕病巣（網膜脈絡膜萎縮）の拡大について配慮して診療を
- CNVの活動性には血管内皮増殖因子（vascular endothelial growth factor；VEGF）の関与が示されている

疫学
- 50歳以下の若年者に生じるCNVの第1の原因
- 強度近視眼の約10%（4〜11%）に生じる
- 僚眼発症が8年以内に30%
- 傍中心窩（もしくは外中心窩）に生じるCNVが18〜32%と報告
- CNV発症後0.1以下になる症例の割合は5年で89%，10年で96%（主に退縮したCNV周囲に斑状萎縮が進むため）
- 白人より東アジアに多い

図1　症例1：典型例（58歳，女性）

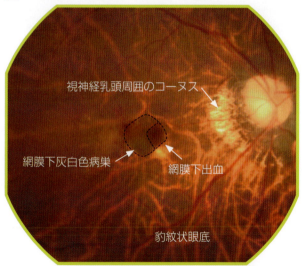

視神経乳頭周囲のコーヌス
網膜下灰白色病巣
網膜下出血
豹紋状眼底

図2　症例1

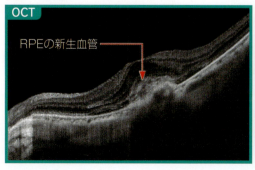
RPEの新生血管

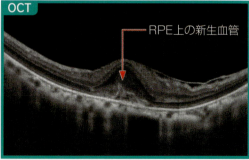
RPE上の新生血管

非常に強い近視が原因で眼の奥の光を感じる膜の中心に通常みられない異常な血管ができています。

近視性新生血管黄斑症

図3　症例1：FA

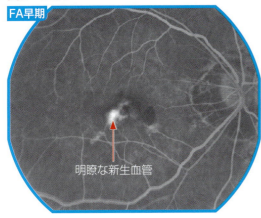
FA早期
明瞭な新生血管

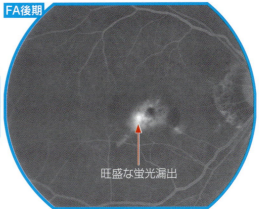
FA後期
旺盛な蛍光漏出

図4　症例2：単純型黄斑部出血

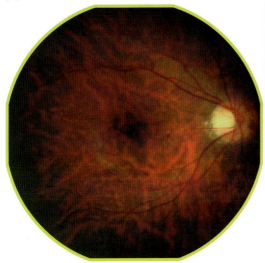

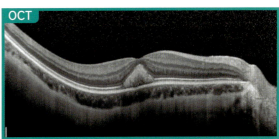
OCT

図6　症例2：1カ月後（無治療）

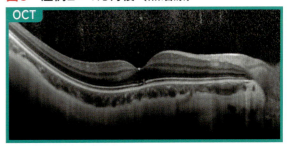
OCT

図5　症例2：初診時FA

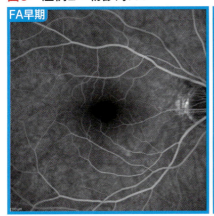
FA早期

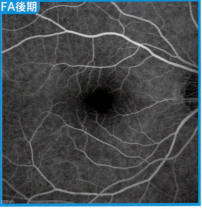
FA後期

Your high myopia has caused some abnormal blood vessels to develop in your retinas.

診断—眼底所見 (図1)

- 検眼鏡的には後部ぶどう腫のほかに，通常lacquer crackを認める
- 網膜下出血を伴うが，通常滲出性変化は比較的軽度
- 高齢者では大型になることがある（図7）
- 鑑別疾患：近視性眼底に出血を認めた場合には単純型黄斑部出血（図4～6）との鑑別が重要である
- 単純型黄斑部出血を生じた後にCNVを発生することもあるので注意を要する（図9～12）

診断—FA所見

- 眼底所見では単純型黄斑部出血と鑑別困難なことも多く，FAは必須の検査であると考えられる（図3）
- 単純型黄斑部出血では過蛍光は認めないのに対して（図5），CNVが存在する場合には早期過蛍光，後期に旺盛な蛍光漏出を認める
- 検査所見ではいわゆるclassic CNVを呈する
- AMDと比較して小型のCNVであることが多い

図7 症例3：高齢者の近視性新生血管黄斑症（86歳，男性）：治療前

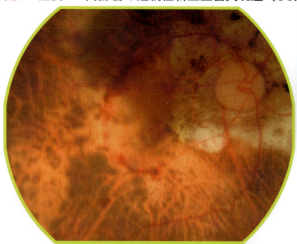
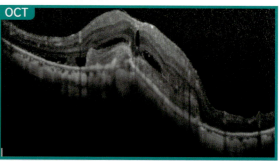

図8 症例3：治療後（抗VEGF療法1度施行）

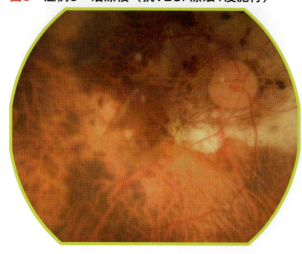
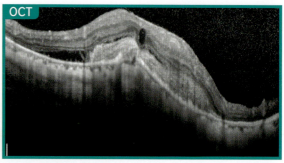

分類

- CNVの位置による分類：中心窩下，傍中心窩，外中心窩

早めに治療したほうが長期的には視力がよく保たれますのでできる限り早めの治療を行うのがよいと思います。

近視性新生血管黄斑症　93

図9　症例4：単純型黄斑部出血から近視性新生血管黄斑症を発症：初診時

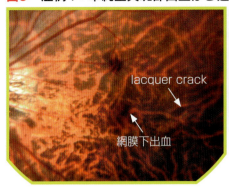
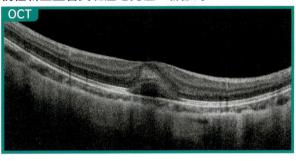

図10　症例4：初診時FA

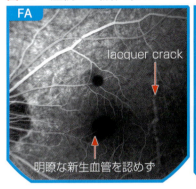
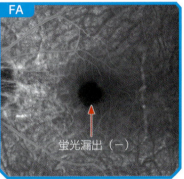

図11　症例4：2カ月後

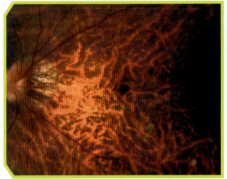
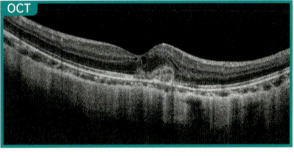

図12　症例4：2カ月後のFA

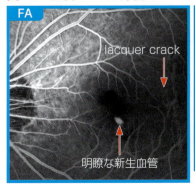
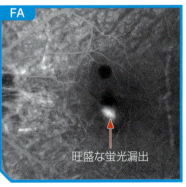

診断—OCT所見

- 典型例ではtype 2 CNVが描出される（図2, 7）
- 活動性の低いCNVはRPEと一体化して高輝度の反射として観察される

Early treatment should slow the deterioration of your eyesight over the years, so I think you should have it treated as soon as possible.

診断─OCTA所見

- type 2 CNVがouter retinal slabに描出される（図15）

治療─光凝固

- 現在は行われない
- 近視性CNVに対するレーザー光凝固術の効果は確立していない
- 中心窩下のCNVに光凝固が行われることはない
- 外中心窩のCNVに対しても光凝固後，長期間にわたる瘢痕の拡大（atrophic creep）があるので通常は勧められない

治療─PDT

- 現在では行われない
- わが国からも有効性を示す報告があったが，PDT後にCNV周囲の網脈絡膜萎縮を促進する可能性も指摘されている
- Verteporfin in Photodynamic Therapy Study Groupは1年目では，PDT群では72%が8文字以下の視力低下であったのに対してプラセボ群では44%と示した
- 2年目の結果では，1年目のような統計学的に有意な結果は出なかった：視力低下はPDT群では36%，プラセボ群では51%（p＝0.11）

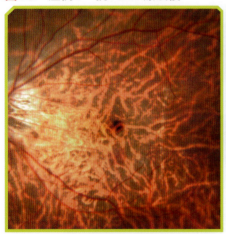
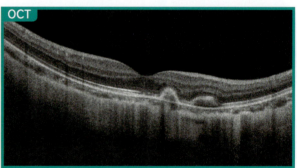

図13　症例4：抗VEGF療法後

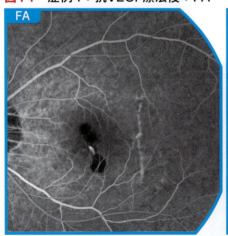
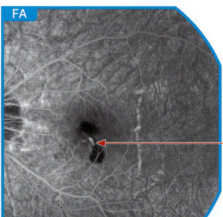

図14　症例4：抗VEGF療法後：FA

蛍光漏出（－）組織染のみ

（治療後）新生血管は固まって活動していないです。

図15 症例5：myopic CNV
FA早期，後期ならびにOCTでmCNVと診断される。OCTAではCNVが明瞭に描出される。

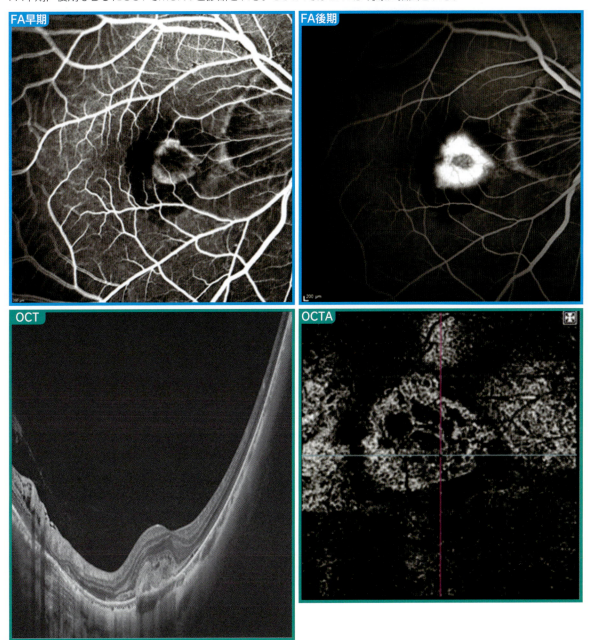

(After treatment) The growth of abnormal blood vessels has stopped.

治療—抗VEGF療法

- 抗VEGF療法が治療の主体（図8，13，14）
抗VEGF薬はmCNVを認めたらなるべく早めに行うことが推奨される

ルセンティス：RADIANCE試験

- mCNVを有する患者277名を視力安定化を基準にルセンティスを投与するⅠ群，疾患活動性を基準にルセンティスを投与するⅡ群，PDT群のいずれかに2：2：1に割り付け，投与開始1〜3カ月後までの3回の来院時における最高矯正視力スコア平均値のベースラインからの平均変化量を検討
- 投与開始1〜3カ月後における最高矯正視力スコアのベースラインからの期間平均変化量は，ルセンティスⅠ群で10.5文字の増加，ルセンティスⅡ群で10.6文字の増加，vPDT群で2.2文字の増加でPDTに比較してルセンティスの優位性が示された

アイリーア：MYRROR試験

- mCNVを有する患者122例をアイリーア群およびsham群の2群に3：1に無作為に割り付け24週目における最高矯正視力文字数のベースラインからの平均変化量を検討
- アイリーア群では12.1文字増加したのに対し，sham群では2.0文字低下した
- sham群では24週目以降にアイリーアが投与されたが，48週目にはベースラインから3.9文字の改善は認められたものの，はじめからアイリーアを投与されていた群ほどの改善は得られなかった
- アイリーアをはじめから投与された群ははじめの半年で2.9回，残りの半年で1.3回の注射を受け，シャム群では，投与が許された後半の半年で3.0回の注射を受けた

アバスチン

- 1年間の経過観察で3ライン以上の改善は40〜72%と報告
- 2年間の経過観察では外中心窩のCNVでは中心窩下のCNVと比較して有意に良好な視力改善が得られる
- 抗VEGF療法によりCNVの縮小がみられる：まれにRPE裂孔を生じる
- 若年者のほうが効果が高いと報告

長期予後

- 予後を規定する因子として眼底の近視性変化の程度（網膜脈絡膜萎縮の有無），年齢（高齢者ほど予後不良）があげられている
- いずれの抗VEGF薬剤が安全性と治療効果が高いかは不明（ほぼ同等と思われる）
- CNV退縮後も網脈絡膜萎縮の進行に着目して診療を（図16，17）
- 平均すると視力は治療後3年目までは保たれるがそれ以降は維持することが困難となる

治療—手術療法

- かつては手術による新生血管抜去が行われたが，再発率が高く，抜去後に生じるRPE萎縮のため，現在は第一選択の治療として行われることはない
- 中心窩移動術（macular translocation）は長期成績も比較的良好と報告されているが手術が煩雑であり，増殖硝子体網膜症の合併症発症頻度が高いため行われることはなくなった

治療—ステロイド

- Tenon囊下注入が行われたこともあったが，有効性を示した報告は少ない

急激な変化を自覚した時には早めにいらっしゃってください。

近視性新生血管黄斑症

図16 mCNVに対して抗VEGF療法を行い長期にわたって視力が良好であった例（37歳，女性）
小型のmCNVが外中心窩に存在する症例に対して早期に投与した場合，長期にわたって視力良好

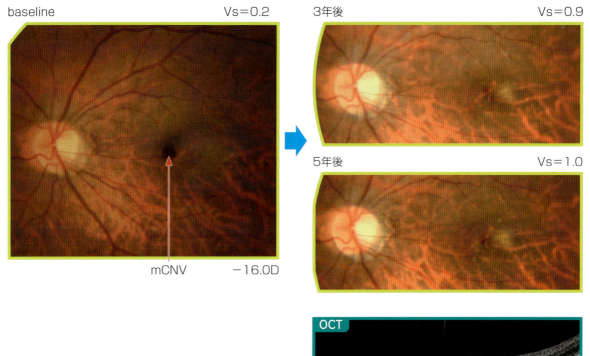

図17 mCNVに対して抗VEGF療法を行い長期にわたって視力が不良であった例（75歳，女性）
近視性新生血管黄斑症に伴う網脈絡膜萎縮が生じるとmCNVの活動性を抑制しても長期的には萎縮が進行する

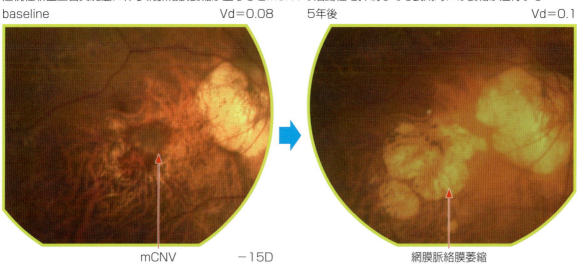

Please come in right away if you notice any sudden changes.

II 黄斑疾患／強度近視

近視性黄斑牽引症
myopic traction maculopathy/myopic retinoschisis

疾患概念

- 近視性黄斑牽引症という呼称が黄斑分離よりも病態を正確に示すと考えられよく使用される
- 黄斑牽引症候群に属する
- 1999年に岸らのOCTを使用した解析により病態の詳細が明らかとなった
- 網膜内層にかかる牽引力によりILMと視神経細胞の間，内網状層，外網状層に分離が生じる
- 中心窩分離から始まり，中心窩剥離型に進展し，黄斑円孔を生じることが多い
- 分離している層間はMüller細胞からなる

疫学

- 後部ぶどう腫を有する近視眼の9～34%に同定される
- 一方，後部ぶどう腫を有さない近視眼に生じることはまれ

病態

- 黄斑硝子体牽引症候群と類似したメカニズムで生じる
- すでに眼軸長の延長やぶどう腫によって伸展された網膜に内方への牽引がかかることにより生じる
- 牽引力の原因は複合的であり，後部硝子体皮質以外に，通常の黄斑硝子体牽引症候群と異なり血管性牽引（硬化した網膜細動脈）も存在する
- 網膜細動脈による牽引力が強い場合にILM剥離が生じると考えられる
- 牽引により網膜の内外層の水平方向にカラム構造が生じ，網膜外層（視細胞層）に牽引力を及ぼす結果，中心窩分離が中心窩剥離へと進行する
- 分離によるカラム構造は中心窩剥離型に進行すると消失する
- ILM剥離の存在する症例ではより強い牽引が生じていると考えられ，存在しない症例よりも中心窩剥離をきたしやすい

診断

- 検眼鏡的検査では病型分類までの確定診断を行うことが非常に困難であり，OCTは必須の検査である
- 強度近視眼ではOCT撮影がやや困難であることが多いが，なるべくノイズの少ない画像で判断する
- 強度近視眼ではOCTで中心窩近傍では網膜内の構造は詳細に描出されるが，中心窩からはずれるにつれてレーザー光線の入射角が網膜に対して斜めになるために画像の鮮明さが劣ることに注意
- ILMの内面に付着した後部硝子体膜が中～高反射の曲線として同定される
- ILMは後部硝子体膜よりさらに高反射を示す
- 垂直方向にカラム構造が同定される
- 黄斑円孔の形成の有無については検眼鏡で明らかでない場合も多く，外中心窩にも円孔が生じることがあるので3Dでのスキャンを用いて詳細に検査を行うと黄斑円孔の同定率が上がる
- 分離症の丈（厚み）と視力との相関は低いことが示されている

分類

① 外中心窩にのみ分離（図1）
② 中心窩分離（図2, 3）：中心窩の網膜に牽引性の分離を生じている状態である。軽度の視力の低下をきたす。分離だけでは視力低下が軽度である
③ 中心窩剥離（図5, 6）：牽引性の変化が進行し，中心窩網膜に剥離を生じる。このため，分離型よりもさらに強い視力低下をきたす
④ 黄斑円孔網膜剥離：さらに牽引が進行した状態で黄斑円孔を生じる
- 中心窩分離から網膜剥離には21～42%で進行したという報告があるが，病状の安定して変化のない症例も存在する

見えづらい症状は進行していますか？

近視性黄斑牽引症

図1　症例3：外中心窩のみに分離（79歳，女性，Vs＝指数弁）

近視眼底

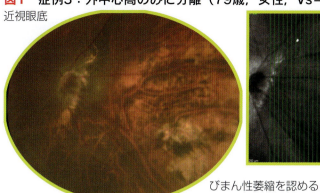
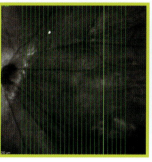
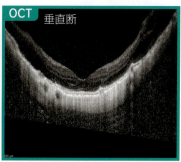

OCT 垂直断

びまん性萎縮を認める

黄斑分離は外中心窩にとどまる

図2　症例1：中心窩分離（47歳，女性，Vd＝0.4×－13.0D）

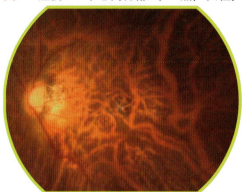
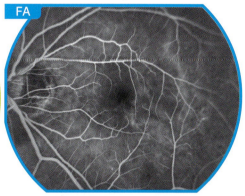

FA

図3　症例1：硝子体手術前

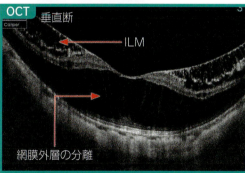

OCT 垂直断
ILM
網膜外層の分離

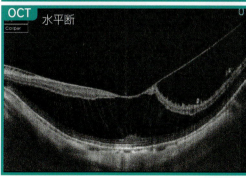

OCT 水平断

図4　症例1：硝子体手術後

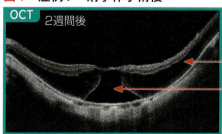

OCT 2週間後
分離は軽減
一過性に中心窩剥離は増加

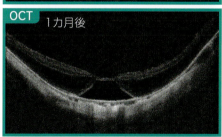

OCT 1カ月後

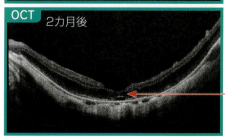

OCT 2カ月後
中心窩形態はほぼ正常化

Have you noticed any further deterioration in your eyesight?

治療

- 中心窩分離型でとどまる症例も多いが，網膜剥離を生じると進行のある症例が多く（図5），硝子体手術が初回に行われることが多い（図3, 6, 9）
- 手術適応時期については議論のあるところで一定の見解を得ていない
- 硝子体手術は牽引の解除を目的として行われる
- 強度近視眼では後極網膜までの距離が長く，器具が網膜へ届きにくい→強膜を圧迫してしまい，角膜の皺襞や，ワイドビューイングシステムとの干渉を生じやすい。最近ではロングシャフトの強度近視用の手術器具が発売
- 染色剤を用いたchromovitrectomyが好まれる。硝子体をトリアムシノロンで可視化すると硝子体分離（vitreoschisis）のため網膜表面に硝子体皮質が付着しているので，可及的にこれを除去し，通常は染色剤を用いたILM剥離を行う
- ぶどう腫のため正視眼とは眼球のカーブが異なること，網膜が菲薄化しており，ILMの付着が強いことも多いので脆弱であるため手術に際しては細心の注意を
- 多くの場合に液空気置換を行い，長期滞留ガスを用いてタンポナーデを行う
- ILM剥離とガスタンポナーデの必要性については議論がある

図7　症例2：硝子体手術後

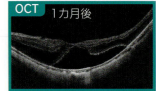
OCT 1カ月後

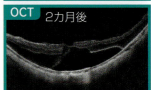
OCT 2カ月後

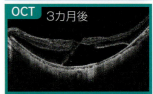
OCT 3カ月後

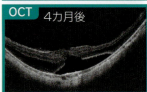
OCT 4カ月後

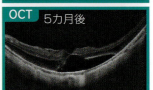
OCT 5カ月後

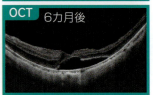
OCT 6カ月後

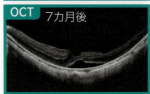
OCT 7カ月後

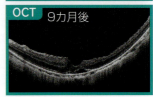
OCT 9カ月後

術後時間をかけて改善がみられる

図5　症例2：中心窩剥離（48歳，女性，Vd=0.09×−14.0D）

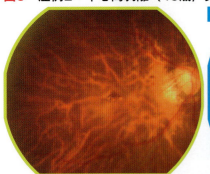
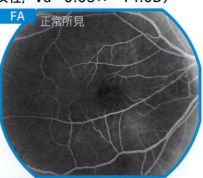
FA　正常所見

図6　症例2

9カ月後

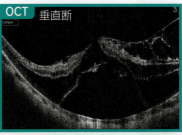
OCT 垂直断

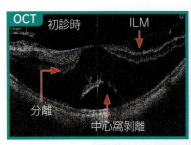
OCT 初診時　ILM　分離　中心窩剥離

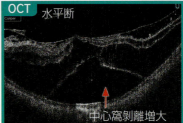
OCT 水平断　中心窩剥離増大

症状悪化した場合の治療は手術しかありません。

- 術後の主たる合併症：黄斑円孔→中心窩の網膜が菲薄化している場合には手術によって黄斑円孔が形成されるリスクが高い：中心窩近傍のILMは剥離しないようにするのがよいとされる（foveal sparing ILM peeling）
- 硝子体手術後，中心窩外に網膜細動脈による内方の牽引が原因でmicrofoldが生じることがある→ILMを剥離していない強度近視眼ではmicrofoldはみられず，ILM剥離により剛性の低くなった網膜に特異的に生じると考えられている
- 強膜短縮術（図8～10）や黄斑プロンベが有効であるとする報告もある

図9 症例4：術後網膜剥離に対しての強膜短縮術後

初回手術1カ月後
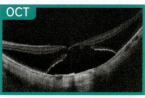

3カ月後
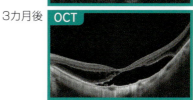

5カ月後
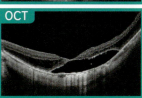

図8 症例4（80歳，女性，Vd=0.6×－18D）
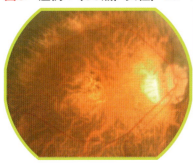

6カ月後
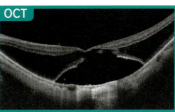
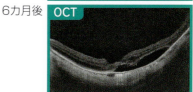

8カ月後
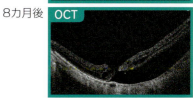

11カ月後
術後網膜剥離
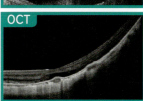

図10 症例4：強膜短縮術後
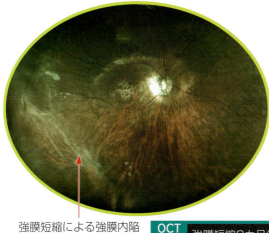
強膜短縮による強膜内陥

強膜短縮＋
シリコーンオイル注入
再手術2週後
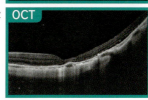

1カ月後

強膜短縮2カ月後
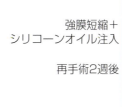

If the condition gets worse, surgery will be the only treatment option.

II 黄斑疾患／強度近視

近視性黄斑円孔
myopic macular hole, macular hole retinal detachment

疾患概念

- 強度近視眼に生じる黄斑円孔
- 後部ぶどう腫の存在する症例で女性に多い
- 網膜分離を伴う場合と伴わない場合とがある
- 網膜剥離を伴わない近視性黄斑円孔は通常の正視眼に生じる黄斑円孔と同様に加療され，治療成績も良好である
- 網膜分離を伴う近視性黄斑円孔は治療成績も通常の正視眼に生じる黄斑円孔よりも予後不良で進行すると容易に網膜剥離を伴う黄斑円孔網膜剥離へ進行する
- 黄斑円孔網膜剥離へ進行した場合には傍血管微小裂孔も併発することも多い

分類

① 黄斑円孔網膜剥離（図1）
② 黄斑円孔周囲に限局性の網膜剥離（図3）
③ 網膜分離を伴わない（正視眼の黄斑円孔と同様の形態を生じる）（図7）

病態

- 網膜分離を伴わない強度近視眼に生じる黄斑円孔は網膜硝子体界面癒着による牽引が主因
- 網膜分離を伴う黄斑円孔は主として接線方向の網膜牽引，すなわち後部硝子体皮質，網膜前膜，ILM，血管による牽引により生じる
- 中心窩分離から中心窩剥離が進行して黄斑円孔が形成される

診断

- 検眼鏡的検査で診断を行うが，近視性の黄斑変性やぶどう腫に伴う症例は検眼鏡では診断が困難（図1，3，7）
- OCTは通常の眼底検査ではわからない網膜内層の変化をとらえるのに必須の検査であると考えられる
- 特に，網膜分離の有無など，微細な変化をみるには欠かせない
- また，3Dスキャンで黄斑部をくまなくスキャンすることで黄斑円孔の形成が同定される（図1）

図1 症例1（76歳，女性，Vs＝0.1）

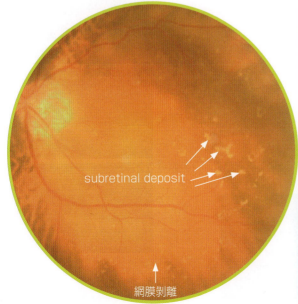

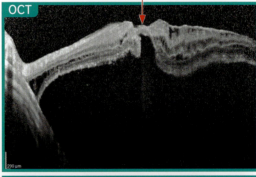
ラインスキャンのみでは黄斑円孔は同定できていない

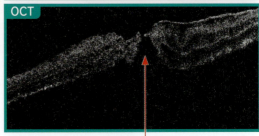
3Dスキャンで詳細な観察を行い黄斑円孔が同定された

近視が原因で網膜の中心部分に穴があいています。

治療

網膜分離から進行した症例
- 早期の手術が望まれる
- 近視性黄斑円孔の閉鎖率は25〜40％程度と報告されている（図2, 4, 8）
- 手術は牽引の解除を目的とする
- 近視性牽引黄斑症と同様に，硝子体をトリアムシノロンで可視化した後に，網膜表面の硝子体皮質を除去し，通常はILM剝離もしくはinverted ILM flapを行う
- 後部硝子体剝離が存在するようにみえても網膜表面には硝子体皮質が付着していることが多いのでていねいに剝離する
- ILM染色の色素として長らくインドシアニングリーンが用いられてきたが，その毒性が問題になったことから，最近はブリリアントブルーG（BBG）が好まれる
- 液空気置換を行い，長期滞留ガスを用いてタンポナーデを行う
- SF_6よりC_3F_8を用いたほうが復位率が高いと報告されている
- シリコーンオイルの使用はなるべく避けるが症例によっては必要となる（長期滞留ガスより視力予後不良であると報告されている）（図5, 6）
- 根本的な原因は近視による眼球形態異常であるので（初回手術として行う術者は少数であると思われるが），治療困難な場合には黄斑プロンベや強膜短縮術が行われる
- 黄斑円孔網膜剝離に進行した場合には傍血管微小裂孔にも注意を払い，ILMを可及的に剝離する
- 復位には眼軸長，ILM剝離の有無，網膜剝離の期間が関連
- 完全にILMを剝離するよりもinverted ILM flap法の治療成績が良好という報告も存在
- 閉鎖しない場合にILMの自家移植，水晶体嚢を円孔に詰める，もしくはかぶせる方法も報告されている

網膜分離を伴わない症例
- 通常の黄斑円孔に準じた治療を行う（図7）
- 眼軸長が30mm以上では黄斑円孔の閉鎖率は低い

図2 症例1：硝子体手術後1カ月，Vs＝0.1

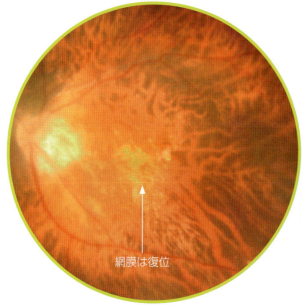

網膜は復位

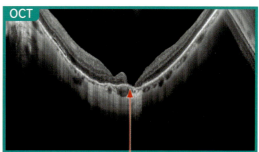

黄斑円孔：flat open

There's a hole in the center of your retina, which has been caused by myopia.

図3 症例2：術前（65歳，男性，Vd＝0.8×－2.5D（LASIK後））

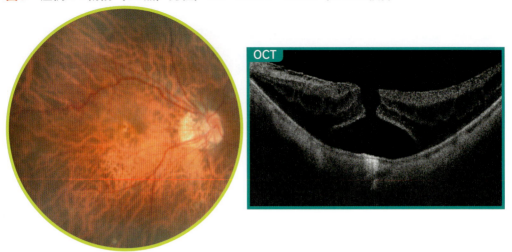

図4 症例2：ILM peeling，長期滞留ガスを用いて治療を行った　術後30日

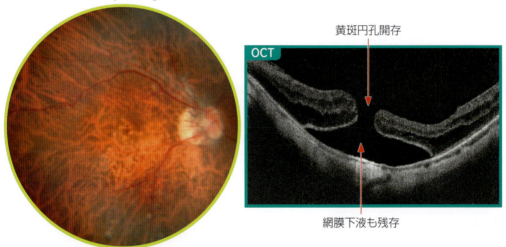

黄斑円孔開存

網膜下液も残存

図5 症例2：2度目の手術（シリコーンオイル注入を行った）（シリコーンオイル注入後30日）

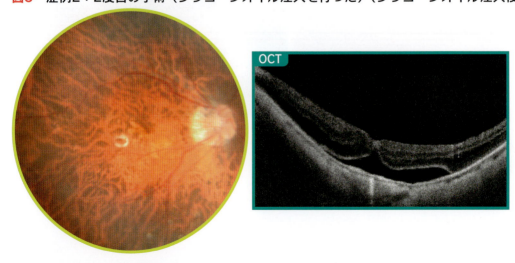

網膜の中心に穴の開く病気は近視でないほうに比べると近視のほうが治療が困難であり，穴の閉じないこともあります。

近視性黄斑円孔　105

図6　症例2：術後経過

2カ月後　　　　　　　　　18カ月後　　　　　　　　　30カ月後

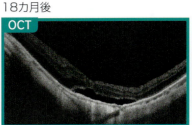
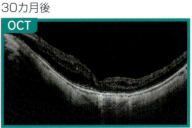

図7　症例3（71歳，女性，Vd=0.2×−16.0D）

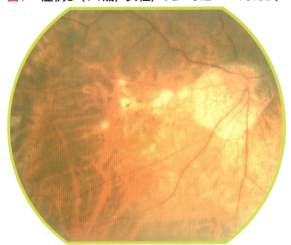

図8　症例3

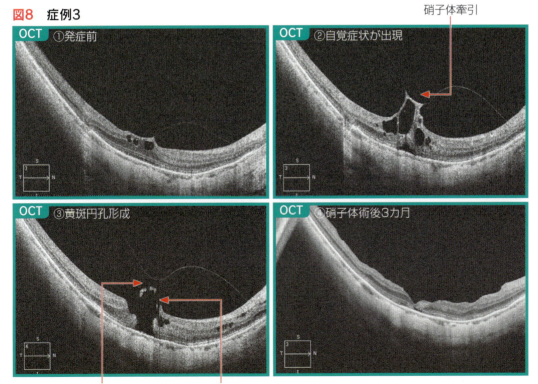

①発症前　　　②自覚症状が出現（硝子体牽引）
③黄斑円孔形成（円蓋／perifoveaのPVDの進行）　　　④硝子体術後3カ月

Holes like this in the center of the retina are called macular holes. They're more difficult to treat in people with myopia, and sometimes it's impossible to close them.

II 黄斑疾患／強度近視

dome-shaped macula

疾患概念
- 強度近視にみられる黄斑部がドーム状に盛り上がっている病態
- ぶどう腫を伴うが，黄斑部だけ強膜の進展，後方への延長がない状態

疫学
- Gaucherらによって2008年に初めて報告された疾患
- 強度近視眼で140眼中15眼に認めたと報告された
- 既報では平均屈折は−8.25Dで視力の中央値は0.4，約1/3に自覚症状を認めず
- ドーム状に隆起した黄斑に浅い網膜剥離（約9〜66％）を認める
- 女性に多く，平均年齢は約50〜59歳

病態
- 発症機序は不明である
- 後部ぶどう腫の1型であるとも報告
- 眼球後部に複数の突起を有する眼球に生じる
- 強膜が肥厚していることが示されている
  → 後部ぶどう腫の形成過程で黄斑部のみが進展できず生じたと考えられる

診断
- 検眼鏡的な診断は困難でOCTが必須である（図1〜3）（OCTにより初めて同定される変化）
- OCTにて特徴的な黄斑部のドーム状の隆起を認める
- enhanced depth imaging（EDI）-OCTで脈絡膜，強膜厚を調べると肥厚した強膜を認めると報告
- FAはCNVを同定するのに有用とする報告もある
- ドームの形は円形を示す例はむしろ少なく，水平の楕円型，垂直の楕円型など3種類の形態が報告されている
  → 水平方向だけでなく垂直方向にOCTを撮影することも大切（図1）

図1　症例1（41歳，女性，Vd=0.6×−18.0D）
脈絡膜中央血管透見性低い
近視性変化は軽度

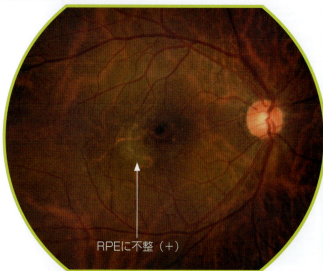

RPEに不整（+）

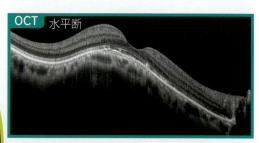

OCT 水平断
ドーム状の黄斑部の隆起

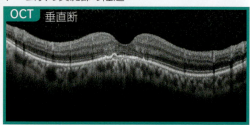

OCT 垂直断

近視による眼球の変形で最近になってわかってきた病気です。

dome-shaped macula

図2 症例2（19歳，女性，Vs＝0.2×−25.0D）
脈絡膜中大血管透見性高い→近視変化が強い
単純型黄斑部出血を伴う

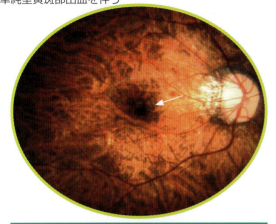

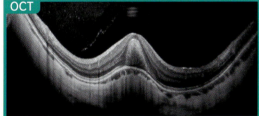

脈絡膜の菲薄化
中心窩の強膜の肥厚（他の部位より厚い）

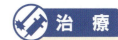 治療

- 一部の症例でSRDを生じることが示されている（図3）
- SRDの原因は脈絡膜流出障害の可能性が指摘されているが有効な治療は存在しない
- 最近ではSRFではなくdome shaped maculaそのものが視力低下の原因であるとする報告もあり，治療介入に対しては慎重に
- CNVを合併することも報告されている一方で，近視性の牽引性黄斑症，黄斑円孔は通常の強度近視より少ない

1年後（無治療）

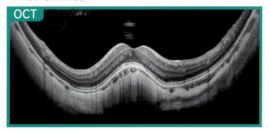

無治療で出血は消失，
網膜内に線状の高反射を認めるのみ

図3 症例3（54歳，女性，Vd＝0.1×−10.5D）

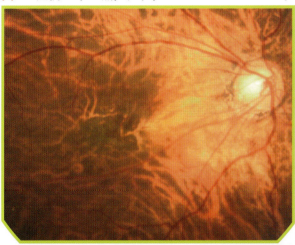

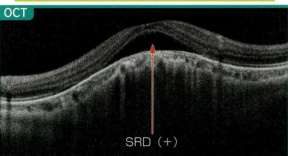

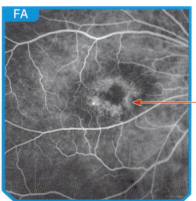

RPE atrophyによるwindow defect

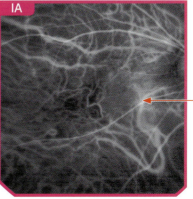

特記所見はない

It's recently been discovered that this condition is caused by myopia-induced changes in the shape of the eyeball.

II 黄斑疾患
傾斜乳頭症候群
tilted disc syndrome (inferior posterior staphyloma)

疾患概念

- 傾斜乳頭に伴い，中心窩に鼻下方のぶどう腫を生じ，そのエッジが横切る疾患である
- 後部ぶどう腫の一種でCurtin分類でtype Vと分類される
- SRD，CNV，ポリープ状脈絡膜血管症の合併が報告されている

疫 学

- 中等度の近視眼で認める（既報の平均屈折：−2.6〜−4.5Dで眼軸長：24〜25mm）
- 既報では傾斜乳頭は有病率約1〜2%と報告されており，比較的頻度は高い（わが国からの疫学調査の報告はない）

病 態

- 後部ぶどう腫の1型（Curtin分類でtype Vと分類）
- 強膜が中心窩で肥厚しており，脈絡膜は菲薄化していることが示されている
- SRDを生じる症例が存在（既報では36〜41%）：脈絡膜厚はSRD（−）の症例と比較してやや厚いという報告がある
  → 脈絡膜流出障害を伴う可能性がある
- 黄斑合併症として，（頻度の高い順に）ポリープ状脈絡膜新生血管，RPE萎縮，CNVを伴う症例が存在する
  → PCV，CNV形成の病態は不明だが，脈絡膜循環障害の病態への関与が疑われている

図1　症例1（44歳，女性，Vs＝0.5×−0.25　−1.75A85°）

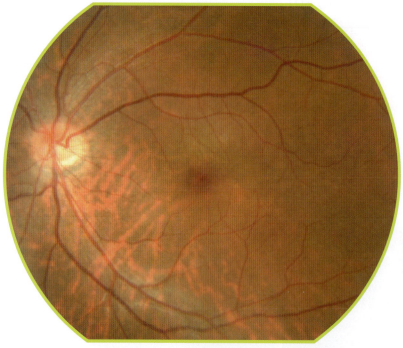

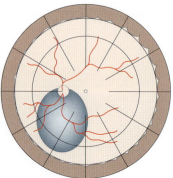

Curtin 分類type V

眼球の下方が変形することによって生じる疾患です。

診断—検眼鏡的所見

- 視神経乳頭の鼻下方の傾斜とぶどう腫の上方縁が黄斑を横切る所見（図1）
- 視神経乳頭の耳下側のコーヌス
- 典型例では視神経乳頭が下方に傾斜しており，それが診断のポイントになるが，視神経乳頭に異常がなくても下方のぶどう腫を認めることもまれではない
- 脈絡膜紋理が網膜下方に認められる
- 診断は検眼鏡で可能であるが詳細な病状把握にはOCT検査が必須である

診断—OCT所見

- OCTの垂直方向のスキャンで中心窩の所見を詳細に検討する（図3）
- SRDが同定される場合はFA／IAを行う（図4）（多くはOCTにより初めて同定される変化）
- enhanced depth imaging（EDI）-OCTでは中心窩で菲薄化した脈絡膜を認める

図2 症例1：FA, IA　　ぶどう腫の縁に帯状の過蛍光

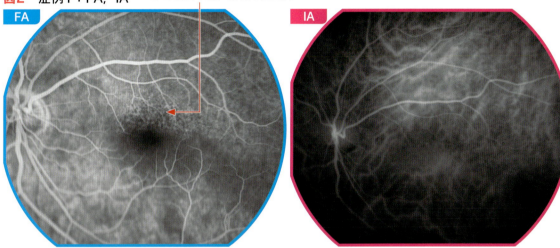

図3 症例1：OCT

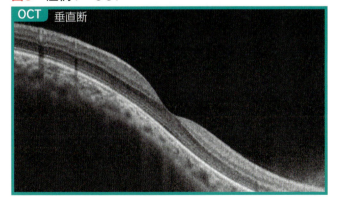

診断—FA所見 （図2, 5, 8）

- 通常window defectによるぶどう腫の縁に一致した帯状の過蛍光を認める
- SRDの存在する症例でも中心性漿液性脈絡網膜症のような強い蛍光漏出は認めない

診断—IA所見 （図2, 6, 8）

- 通常早期には低蛍光，後期に過蛍光を認める症例も多い

This condition is caused by a slight deformity in the lower part of your eye.

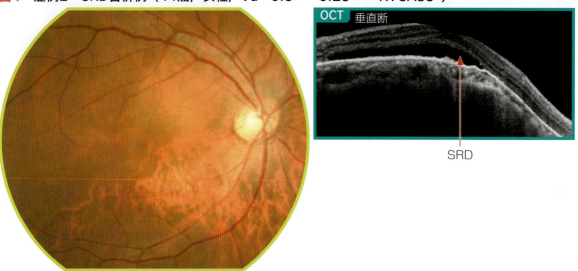

図4 症例2：SRD合併例（44歳，女性，Vd＝0.5×－0.25　－1.75A85°）

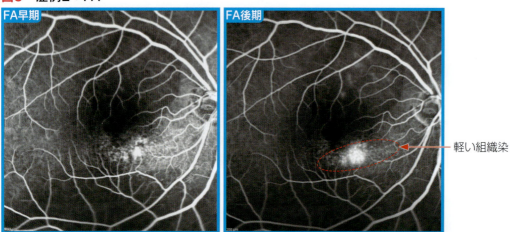

図5 症例2：FA

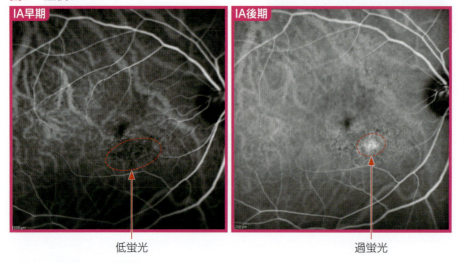

図6 症例2：IA

いろいろな治療が試みられていますがどれも有効であるとは証明されていません。

図7 症例3：PCV合併例（65歳，女性，Vd＝0.6×−1.25）

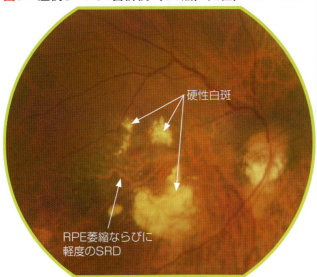
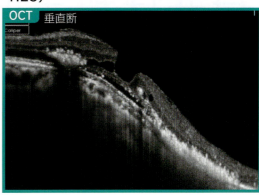

硬性白斑

RPE萎縮ならびに軽度のSRD

図8 症例3：FA，IA

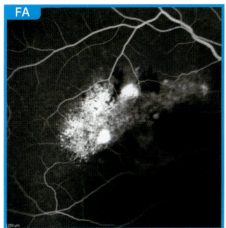
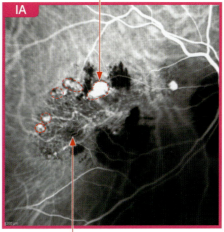

ポリープ病巣

ネットワーク血管

治療

- SRDの原因は不明であり有効な治療は存在しない
- CNVを伴った症例では抗VEGF療法の有効性が示されている
- PCV症例（図7，8）では通常のPCVの治療に準じた治療が行われる

Various treatments have been tried for this condition, but none has been proved to be effective.

II 黄斑疾患

特発性新生血管黄斑症
idiopathic choroidal neovascularization

疾患概念

- 50歳未満の若年者に生じ，RPEに強度近視や加齢性変化を認めない原因不明のCNVである
- CNVは小型のことが多く，3割が自然退縮すると報告されている
- 若年者に生じるCNVには，強度近視，網膜色素線条，炎症性疾患（multifocal choroiditis, punctate inner choroidopathy，原田病など）や（わが国では少ないものの）遺伝性黄斑疾患のSorsby's fundus dystrophyや眼ヒストプラズマ症など他のCNVの原因となりうる疾患があるので，これらの鑑別がなされた後の除外診断となる（表1）
- ドルーゼン，RPE異常など加齢性の変化を伴わない

疫　学

- 片眼性であり，視力予後はAMDと比較すると良好である
- 多くの報告ではやや女性に多い

病　態

- 炎症がCNV発症の背景にあると考えられている
- 生じたRPEを突き破り感覚網膜下に進展する
- 組織学的にはGass分類のtype 2 CNV（感覚網膜下のCNV）である
- 進展したCNVはやがてRPE細胞による囲い込みが生じ活動性が低下する

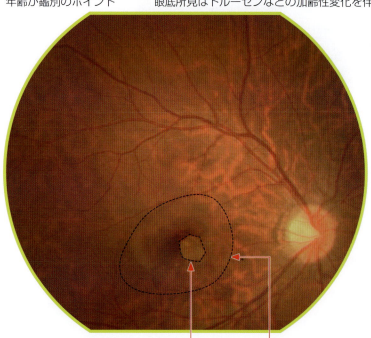

図1　症例1：特発性CNV
29歳，男性，Vd＝（0.6）
↑
年齢が鑑別のポイント　　眼底所見はドルーゼンなどの加齢性変化を伴わない

網膜下灰白色病巣　　SRD

眼の奥に生じた炎症によって通常みられない異常な血管ができており，そこから血液の中身の成分がしみ出してきています．

図2 症例1：FA, IA

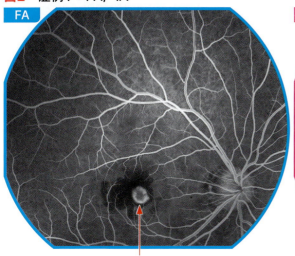
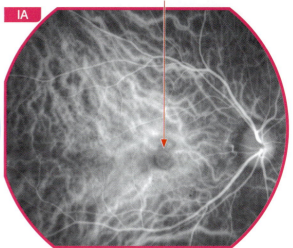

FA：早期より明瞭なCNV網

IA：dark rim（CNV周囲の低蛍光）／IAでもCNVを同定できる

診断—眼底所見 （図1, 3）

- 眼底検査でCNVは灰色から灰白色を示し，活動性を認めた場合には周囲に出血，網膜浮腫，SRDを認める

診断—FA所見 （図2, 4）

- 典型的にはclassic typeのCNVを示し，早期から境界鮮明な過蛍光を示し，後期では旺盛な蛍光漏出をきたす
- 活動性が低下したCNVではRPEの囲い込みによる組織染がみられる（図6, 8, 10）

診断—IA所見 （図2）

- CNVは描出されにくいが過蛍光病巣となる
- CNVの活動性の低下に伴いdark rimとよばれる低蛍光による囲い込みが生じる

表1 鑑別疾患

	鑑別疾患	コメント
その他のCNV	AMD	
	PCV	
	angioid streaks	
	近視性CNV	病的近視に伴う
感染性のもの	トキソプラズマ	
	結核	
炎症性のもの	punctate inner choroidopathy, multifocal choroiditis	非典型例に注意
	原田病に続発するCNV	わが国ではまれ

The inflammation at the back of your eye has caused some unusual blood vessels to develop, and plasma and other blood components are leaking from them.

診断—OCT所見 （図3, 7, 9）

- OCTではCNV本体はRPEに高反射のmassとして認められる
- 活動性のあるCNV周囲には網膜浮腫と網膜剥離を認める（図3, 7）
- 活動性の低下したCNVはRPEと一体化した高反射のmassとして同定される（図9）

診断—その他

- ハイデルベルグスペクトラリスを用いた近赤外FAFではCNVの活動性の低下に伴うリング状の過蛍光を認める

図3 症例2（47歳，女性，Vd=0.1）

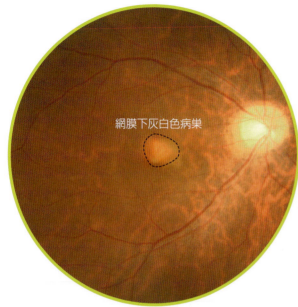

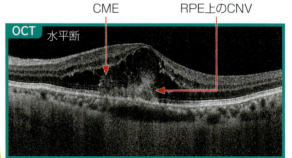

図4 症例2：FA

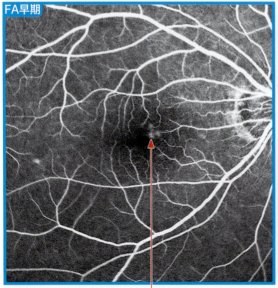

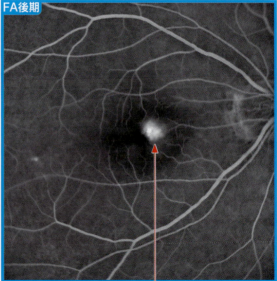

反対の眼に同じ症状が出てくる可能性は低いです。

治療

- 必ずしも自然経過が不良ということではなく自然経過でも比較的良好とされる（海外からの既報では5%の患者のみが視力低下をきたすとされている）が，一部症例（特にCNVが1乳頭面積以上の大型の症例）では中心窩に瘢痕を残し強い視力低下をきたすのでCNVの活動性を認めた場合（図3）には治療を行う。

治療—ステロイド （図5）

- 炎症が背景にあると考えられているためトリアムシノロンのTenon嚢下注入を行うことがある
- Tenon嚢下注入が無効であった場合には抗VEGF療法が有効であったと報告されている

治療—PDT

- PDTは保険適用外であり現在は一般的な治療ではない
- 海外では，PDTの有用性が報告されている
- しかしながら若い女性にPDTを行うと，CNVの退縮に有効であるが，RPEの萎縮性の変化をきたすことが合併症として報告されている

図5 症例2：トリアムシノロンTenon嚢下注入後，抗VEGF療法を2度施行

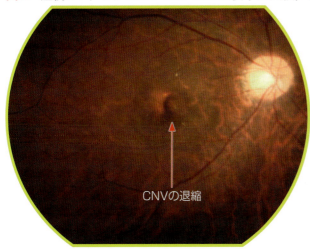
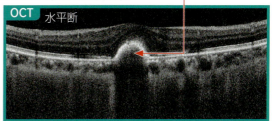
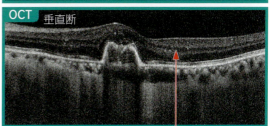

図6 症例2：治療後FA

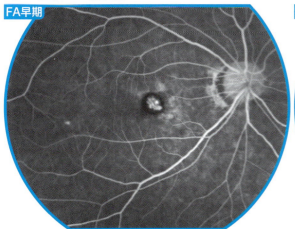
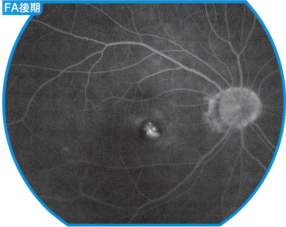

It's very unlikely that the same symptoms will develop in your other eye.

図7 症例3：治療前（37歳，女性，Vd＝0.4）

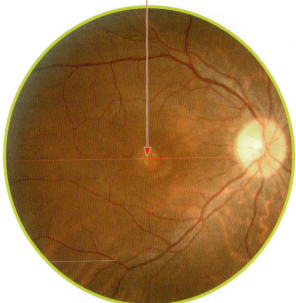
網膜下灰白色病巣

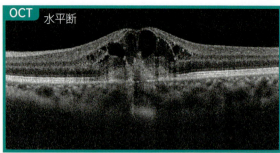
OCT 水平断

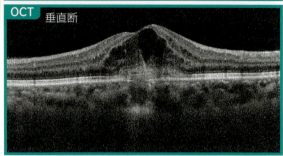
OCT 垂直断

図8 症例3：FA

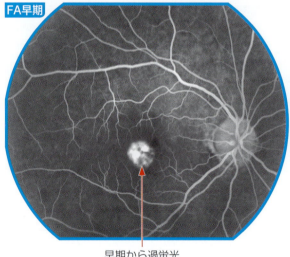
FA早期
早期から過蛍光

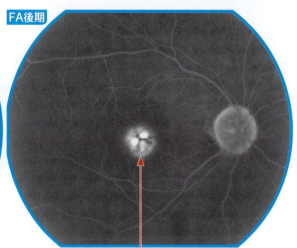
FA後期
後期で旺盛な蛍光漏出

眼の周りにステロイドという炎症を抑える薬を注射します．もし，病気の勢いが強くてステロイドでは治療の効果が弱い場合には別の治療を行うことも考えます．

治療—抗VEGF療法

- CNVの退縮が報告されており，良好な視力予後が報告されている
- 抗VEGF抗体の投与方法については一定の見解はないが，一般的にAMDと比較してCNVの活動性が低いので一度硝子体内投与を行い，経過観察のうえ必要に応じて追加投与する方法が推奨される
- 現在のところ保険適用の薬剤はない
- 妊娠可能年齢の女性に多いので，使用に際しては注意を要する

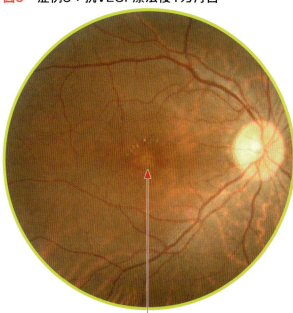
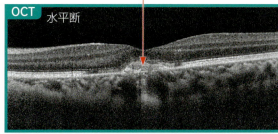
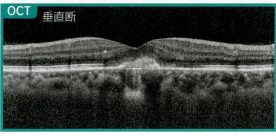

図9 症例3：抗VEGF療法後1カ月目

RPEと一体化した活動性のないCNV

OCT 水平断

OCT 垂直断

網膜下線維性瘢痕

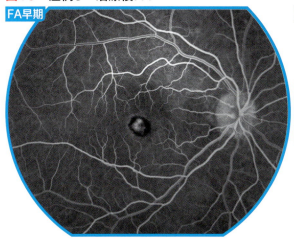
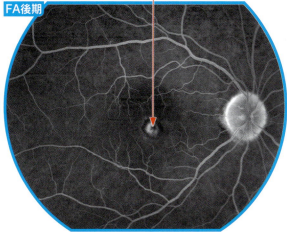

図10 症例3：治療後FA

組織染のみ

FA早期　　FA後期

I'm going to inject a steroid into the periphery of your eye to reduce the swelling. If the condition is too far advanced and the steroid doesn't work, we'll try another treatment.

II 黄斑疾患

網膜色素線条
angioid streaks

疾患概念

- 視神経乳頭を中心としてヒトデ状に広がる不整な線状の両眼性の病巣をさす
- 約半数が全身疾患に伴うものであるとされ，偽黄色腫（pseudoxantoma elasticum；PXE）に伴って生じるものを報告者の名前にちなんでGröenblad-Strandberg症候群という
- Ehlers-Danlos症候群や骨Paget病にも生じる

疫学

- Doyneによって1889年に記載され，1892年にKnappが命名した
- PXEの有病率は1/2.5万～16万人，PXE患者における網膜色素線条の割合は60%と報告されている
- 原因となる全身疾患を伴わない網膜色素線条は約半数と報告されている

病態

- PXEはABCC6遺伝子の突然変異により生じる。色素線状は両眼対称性
- PXEは血管壁，心臓弁，皮膚，消化管，眼球を含んだ全身疾患であり，皮膚，血管壁，Bruch膜に石灰化し断片化したエラスチン線維の蓄積を認める
- 視神経乳頭を中心にヒトデ状に広がる線状の病巣はBruch膜の断裂を示す
- CNVはBruch膜と脈絡毛細管板の脆弱性に起因し70～86%の症例に生じると報告されている
- 外傷による大量の網膜下出血の報告もある

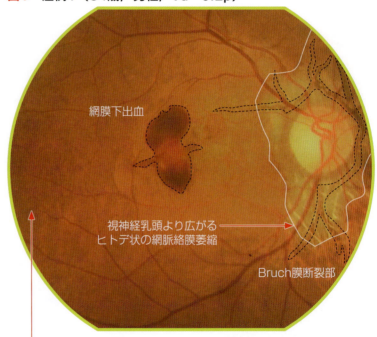

図1 症例1（54歳，男性，Vd=0.2p）

網膜下出血／視神経乳頭より広がるヒトデ状の網脈絡膜萎縮／Bruch膜断裂部／梨子地眼底

診断―注意点

- AMD，眼球打撲，その他の眼底出血との鑑別が重要である
- 全身疾患を伴うこともあるため鑑別が重要。黄斑出血を認めたら黄斑部だけではなく視神経乳頭にも注意を払って鑑別診断を

全身の病気，特に皮膚の病気を伴うことがあるのですが，頸の周りや皮膚に異常はありませんか？

網膜色素線条

診断

- 特徴的な眼底所見から診断する（図1）
- 典型的には視神経乳頭を中心としてヒトデ状に広がる不整な線状の病巣を認める
- 後極部眼底には梨子地眼底（peau d'orange）とよばれる所見を認める
- 視神経乳頭ドルーゼン，comet tail sign（図2）とよばれる網脈絡膜萎縮を認める
- 一部の症例では網膜下の黄色沈着物と色素沈着をきたしreticular dystrophy, fundus flavicamulatus, vitteliform dystrophyなどに類似した変化を生じる（図3）
- CNVは網膜色素線条に沿って生じる
- CNVは造影検査において（図6）FAではclassic CNV, OCTではtype 2 CNV（図5）として生じる
- FAでは線条はRPEの萎縮が軽度の場合には過蛍光になり，萎縮が強いと低蛍光を呈する（図4, 6, 8）
- FAはCNVの同定や活動の判定には必須である
- OCTでは網膜下の沈着物が同定されることもある

図2　comet tail sign

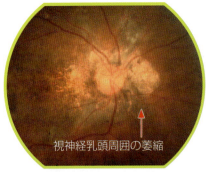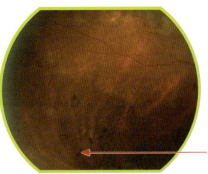

視神経乳頭周囲の萎縮

周辺部にも網脈絡膜萎縮をきたすことがあり，comet tail signとよばれる

図3　症例2：ジストロフィ様所見を示す症例

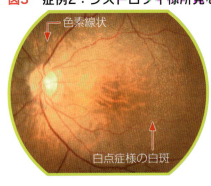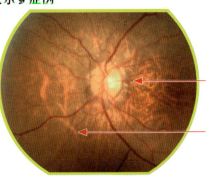

色素線状
白点症様の白斑
PREのatrophy
線状にBruch膜断裂が広がる

図4　症例2：FA

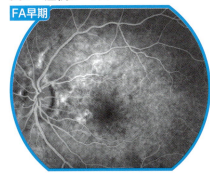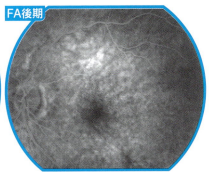

FA早期　　FA後期

This could be associated with a disease in some other part of your body, especially a skin condition. Have you noticed anything strange in your neck or skin generally?

図5 症例3（57歳，男性，Vs＝0.4）

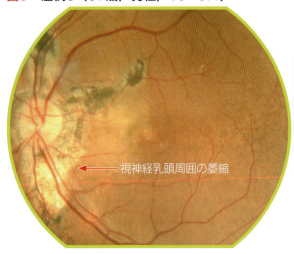
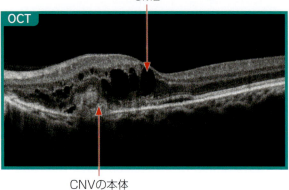

視神経乳頭周囲の萎縮

CME
OCT
CNVの本体

図6 症例3：FA

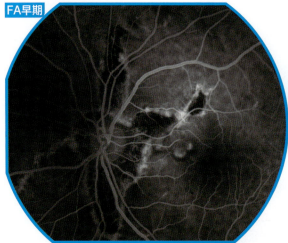
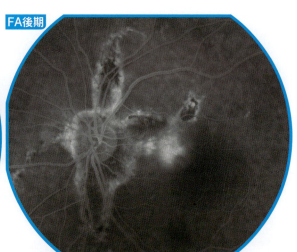

FA早期
FA後期

◆患者には眼球打撲により容易に強い眼底出血を生じることをしっかりと伝え，CNVが伴ったときには加療する。

治療—光凝固およびPDT

- 長期的にみると再発率も高く視力の維持には無効であったとする報告が多い

治療—抗VEGF療法 （図7，8）

- 視力維持に有効であったとする報告が多い
- 現疾患による心血管系のイベントのリスクが高いので，抗VEGF療法においては全身副作用に関して特に注意を要する
- 抗VEGF抗体の投与は連続投与による導入期を設けずに，単回投与後に反応をみながら追加投与するという報告が多い
- 現在のところ保険適用の薬剤はない

眼を強く打ったりすることで強い出血を起こすことがあるので注意して下さい。

図7 症例3：2回の抗VEGF療法の3カ月後

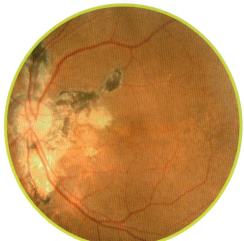
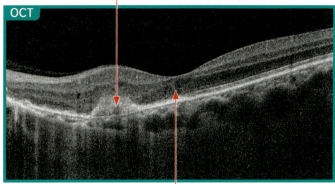

CNVはRPEと一体化して高反射で同定される

CMEの消失

図8 症例3：2回の抗VEGF療法3カ月後のFA

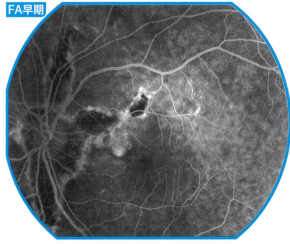
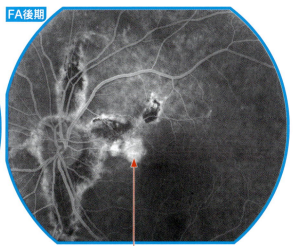

組織染のみ

治療—長期予後

- 治療によりCNVの瘢痕化をきたしても再発しやすく，予後が悪い疾患である

You need to be especially careful to avoid anything hitting your eyes, because this could cause severe bleeding.

II 黄斑疾患
黄斑部毛細血管拡張症
macular telangiectasia

 疾患概念

- 特発性傍中心窩毛細血管拡張症（idiopathic juxtafoveolar retinal telangiectasis；IJFT）もしくはparafoveal telangiectasia，黄斑部毛細血管拡張症（macular telangiectasia）と称される
- 黄斑部の毛細血管が拡張する疾患で，aneurysmal telangiectasiaとparafoveal telangiectasiaに分類され，2者はまったく異なる
- わが国ではaneurysmal telangiectasiaが多いと考えられている
- まれな病態としてocclusive telangiectasiaが存在する
- 鑑別疾患：より広範な網膜血管異常（Coats病など）や，BRVO（特に黄斑分枝閉塞症），糖尿病網膜症，放射線網膜症などが鑑別疾患にあげられる

 分類

- Gass-Blondi分類が用いられてきたがStage分類が細かくやや難解であるので，Yannuzziがより実用的に改変している
- 臨床所見，病因などから3つの異なるタイプに分類される

aneurysmal telangiectasia（Group 1）

 疫学

- 片眼性が多く，男性に多く認める
- 平均年齢は40歳

病態

- 中心窩耳側に拡張した血管と網膜浮腫を認め，黄斑浮腫による視力低下をきたす
- 中間周辺部から，より周辺部にも血管病変を認めることがあり，Coats病と同一スペクトラム上にある疾患である
- 病初期では血管異常のみであるが，次第に滲出性変化をきたすようになる

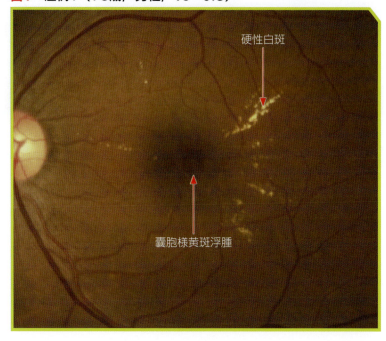

図1 症例1（78歳，男性，Vs＝0.8）

硬性白斑

囊胞様黄斑浮腫

光を感じる膜がむくんでしまっており，このままでは視力が下がってしまいますので，進行を予防するためにレーザーの治療をお受けになることをお勧めします。

黄斑部毛細血管拡張症

診断—眼底所見 （図1）
- 典型的には中心窩耳側に2乳頭径程度の大きさの黄斑浮腫，硬性白斑（脂質沈着）を特徴とする

診断—FA所見 （図2）
- 黄斑部耳側縫線に拡張した網膜血管を認める
- 通常は造影早期で網膜表層ならびに深層の拡張した毛細血管への流入が認められ，非常に軽度の無血管領域を認めることもある
- 後期像でCMEが明瞭に蛍光漏出として観察される

診断—OCT所見 （図3）
- 明瞭なCMEを認める

治療
- 視力予後は黄斑浮腫の程度により左右される
- まれに治療なしで長期にわたり良好な視力が得られている症例や，黄斑浮腫が自然に消退することもあると報告されている
- Gassの報告では視力の中央値は20/40であったと報告されている

治療—光凝固
- 最も効果が示されている治療であると考えられ，病巣の安定化，視力の改善に有効性があると示されている
- 光凝固の際には，傍中心暗点をきたさないように光凝固の条件を弱めに設定する
- 繰り返しの治療が必要になることもある
- IAを行い，蛍光漏出の強い毛細血管瘤に直接光凝固を行う方法も経験的によいとされる

治療—ステロイド
- トリアムシノロンの硝子体内投与が有効であったという報告も存在する
- 3～6カ月で黄斑浮腫は再発すると報告されており，白内障や眼圧上昇のリスクもあるので，効果は限定的であると理解される

治療—抗VEGF療法
- 抗VEGF抗体（ベバシズマブ）の硝子体内投与の黄斑浮腫改善効果，視力改善効果も報告されているが長期予後は不明

図2　症例1：FA

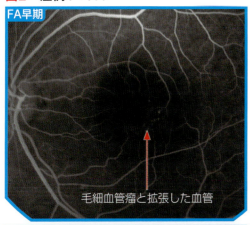

毛細血管瘤と拡張した血管

CME

図3　症例1

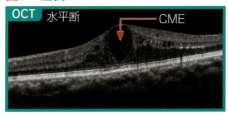
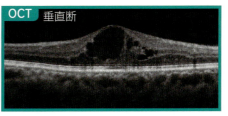

OCT 水平断　CME　　OCT 垂直断

Your retinas are swollen, and your eyesight will get worse if we leave them as they are. To prevent this, I recommend laser therapy.

parafoveal telangiectasia（Group 2）

疫 学

- 両眼性に発症し，男性，女性ともに認める
- 欧米からの報告ではparafoveal telangiectasiaが比較的多い
- わが国では頻度は少ない

細分類

- Gass分類ではStage 1〜5に細分類
  →Yannuzziは簡便化し新生血管を伴わないnonproliferative stageと新生血管を伴うproliferative stageに分類

病 態

- Gassは網膜毛細血管壁の脆弱性により代謝異常が生じ，Müller細胞の傷害が生じることが原因と考えた
- 細胞傷害が進行すると深層毛細血管網に異常が生じ，静脈流出経路異常が生じることが原因で特徴的な"right angled venule（網膜静脈が急峻に網膜深層に向かい，検眼鏡では急に途絶しているように見える所見）"が生じると考えている
- 視細胞萎縮が生じると増殖血管が網膜下へ進行し，網膜下新生血管が生じると考えられた
- Gassは後になって病初期には異常血管が観察されないこと，中心視力低下が視細胞の萎縮によるもので浮腫をほとんどきたさないことから，中心窩周囲の感覚網膜細胞もしくはMüller細胞の異常が原因で，網膜毛細血管の変化は二次的な変化であるとしている

図4 症例2

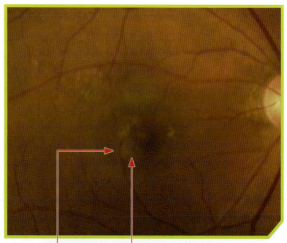

right angled venule　網膜の透明性が低下

図5 症例2：FA

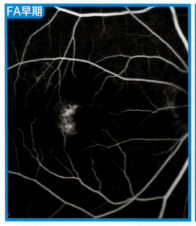
FA早期

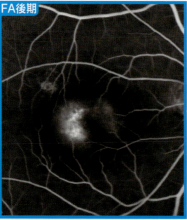
FA後期

図6 症例2

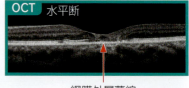
OCT 水平断

網膜外層萎縮

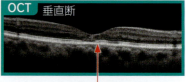
OCT 垂直断

網膜外層萎縮

中心のそばにレーザー光線をあてますが，その部位は見づらくなってしまいます。また，治療中は急に眼を動かさないようにしてください。

診断

- 検眼鏡では確定診断が困難であることもあるが、特徴的な造影所見、OCT所見より診断される
- 視力低下の原因は黄斑萎縮であり、新生血管を伴うことも多いと報告されている

診断—眼底所見 (図4, 7)

- 検眼鏡的には初期にはほぼ正常の所見
- 進行に従い、網膜の透明性の低下、クリスタリン様物質の沈着、right angled venule、色素沈着をきたす
- 網膜表層のクリスタリン様沈着物はILM近傍に存在し特徴的な所見

診断—FA, IA所見 (図5, 8)

- 蛍光眼底造影検査では毛細血管拡張所見が明瞭に認められる
- 毛細血管拡張の程度や蛍光漏出の程度はaneurysmal telangiectasiaと比較して軽度
- 後期の過蛍光部位は蛍光漏出ではなく、細胞外マトリックスの組織染である（網膜浮腫は存在しない）
- ルーチンで行う必要はないがIAはCNVの同定、他疾患の鑑別のために用いられる（ただし、CNVが生じるのはまれ）

診断—OCT所見 (図6, 9)

- 黄斑部耳側の萎縮が主たる変化
- （造影検査所見と一致しない）網膜の菲薄化、視細胞層の萎縮、変性を認める
- 細隙灯検査や蛍光眼底造影検査では同定できない中心窩の内外叢感覚網膜に嚢胞様構造もしばしば認められる
- 通常クリスタリン様沈着物は小さくOCTでは同定されない
- 中心窩近傍に網膜内の新生血管を疑わせる高輝度のスポットを認める

診断—OCTA所見 (図10)

- 黄斑耳側に網膜浅層ではangular vesselを明瞭に、深層では網膜が収縮したような所見を認める。より深い層では脈絡膜に向けて血管が侵入しているような像が得られる。

図7 症例3

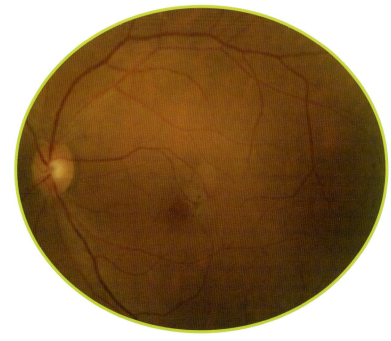

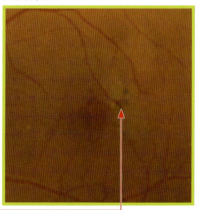

黄斑部拡大

right angled venule、色素沈着も伴う

The laser beam will be aimed near the center of your retina, which will lead to some loss of vision where it makes contact. It's important that you keep your eyes as still as possible while I'm carrying out the procedure.

治療

- 網膜萎縮が視力低下の原因であると理解されるまでは光凝固，ステロイドの硝子体内投与，PDT，抗VEGF療法がなされてきたが，いずれの治療も効果は疑問視されている
- CNVを生じた際には，いまだエビデンスは低いものの抗VEGF療法（PDTを併用してもよい）は短期的には治療効果があると考えられるので，考慮してもよいと思われる

診断—その他

- FAFもその有用性が示されている
- ゲノム研究により，グリシン/セリンの代謝異常が疑われている

図8　症例3　FA

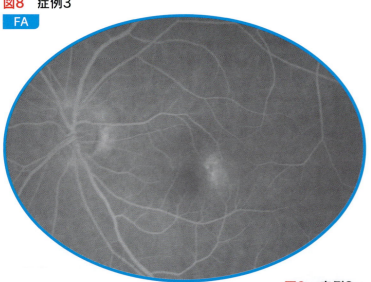

図9　症例3　OCT　中心窩の囊胞様構造

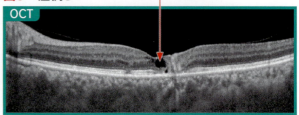

図10　症例3

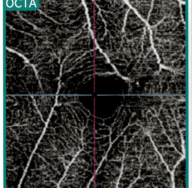
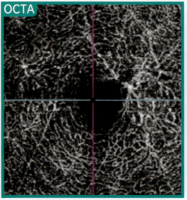
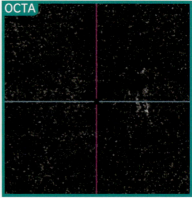

superficial capillary plexus　　deep capillary plexus　　outer retina

繰り返しの治療が必要になることもあります．

occlusive telangiectasia（Group 3）

◆非常にまれであるとされ，Yannuzziの分類からは外されている
◆不明な点の多い疾患である

疫学

- Gass分類でも28年間で7症例の報告があるのみで非常にまれである
- Gassの報告では全例何かしらの血管閉塞性疾患を伴っていた

病態

- 中心窩の虚血性の変化が主体である
- capillary non-perfusionに対する反応として血管拡張が認められる

◆眼底所見（図11）と特徴的なFA所見をもとに診断される。鑑別のためにOCT検査（図13）は必須である。

診断—FA所見 （図12）

- 黄斑部周囲の毛細血管の萎縮をきたす
- 蛍光漏出をほとんど認めない
- 毛細血管拡張はnon-perfusionの周囲にわずかに認める

図11 症例4（68歳，男性，Vd=0.8）

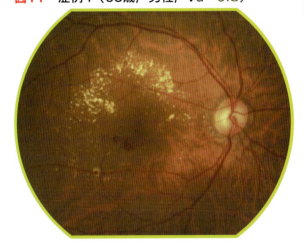

図12 症例4：FA ── 広い範囲でのcapillary dropoutを認める

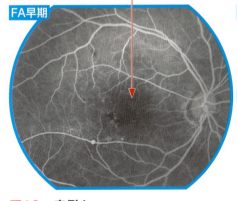
FA早期

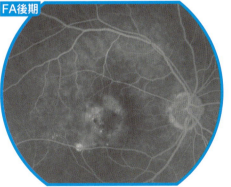
FA後期

図13 症例4

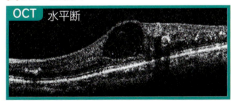
OCT 水平断

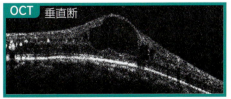
OCT 垂直断

It's possible that you will need repeated treatments.

II 黄斑疾患

黄斑円孔
macular hole

疾患概念

- 黄斑部に円孔を生じる疾患で多くは女性に発症し，ほとんどが特発性
- 自覚症状は歪視，変視，視力低下で，中心暗点はなく，求心性に物が縮んで見える
- まれに，網膜剥離術後，鈍的外傷，LASIKなどによっても惹起される

疫学

- 発症平均年齢は約65歳
- 通常は片眼性に発症する
- 黄斑円孔が発症した他眼の発症率は3〜29%
- 両眼性に発症する場合には多くは2年以内に発症
- OCTにより傍中心窩にのみ部分的PVDが生じている他眼では，5年間の発症率は11.9%と報告

病態

- 硝子体の変化によって中心窩に生じる網膜硝子体界面疾患
- 中心小窩は解剖学的に他の感覚網膜と異なり，ミュラーセルコーン（Müller cell cone）が内側（硝子体側）2/3を形成しており，網膜構造を支持
- 傍中心窩のPVDの形成により後部硝子体皮質のMüller cell coneの前面への牽引（図1〜8），まれに接線方向への牽引が生じる（図9）
    - →中心窩の視細胞からMüller cell coneが牽引され，中心窩嚢胞が形成
    - →硝子体黄斑癒着の牽引進行：中心窩嚢胞の前壁の一部に亀裂が生じ，馬蹄形の裂孔を形成（同時に感覚網膜も部分的に抜去される）
    - →完全な嚢胞のふたの抜去が生じ，円蓋（operculum）ができる
- operculumの構成成分は硝子体皮質，グリア組織，さらに40%の症例で視細胞も含まれる
    - →視細胞は遠心方向に移動。同時に円孔の縁には網膜下液が貯留し，さらに感覚網膜の肥厚が生じる

図1 症例1
治療前Vd＝0.3

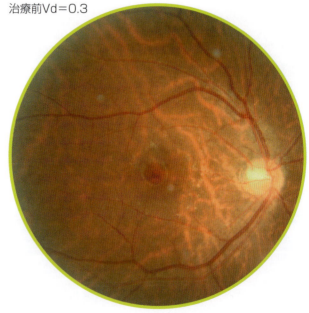

網膜の中心部分に穴があいているため視野の真ん中が見づらい症状が出ています。

診断

- 臨床診断は眼底検査で容易に行える（図1）
- 典型例では中心窩に明瞭な円孔を認める
- 発症してから期間が経ち，陳旧化している症例では円孔底に白色の沈着物を認める
- 鑑別疾患：偽黄斑円孔，分層円孔，嚢胞など
  → 詳細な眼底観察，Watzke-Allenサインの有無，OCTで鑑別

診断—OCT所見

- 網膜硝子体界面異常を詳細にとらえることが可能
- 治療方針を考えていくうえで重要
- 他眼の黄斑円孔の発症リスクを推定

stage 0 (prestage) （図2）
- OCTで検出できる中心窩と硝子体の癒着
- 検眼鏡的には異常を認めない

stage 1 （図3）
- 切迫円孔ともよばれる
- 自覚症状は認めないかもしくは軽度の歪視
- 傍中心窩のPVDが未完成で中心窩網膜と後部硝子体の癒着
- PVDが完成し，円孔が形成されずに自然治癒することがある
- 黄斑円孔の自然治癒後も，周辺部に網膜裂孔などをきたすことがあるので注意（周辺部でも高頻度で異常網膜硝子体癒着がある）

stage 2 （図4）
- 全層にわたっての裂孔
- 円蓋（operculum）は完全に円孔縁からは外れていない
- 後部硝子体皮質は中心窩に接着
- 明瞭な硝子体牽引を認めることが多い

stage 3 （図5）
- 傍中心窩のPVDが完成し，operculumが浮遊
- 乳頭周囲でのPVD（peripapillary PVD）は未完成

stage 4 （図8）
- complete PVDが形成
- 後部硝子体の網膜からの剥離所見（scan areaに後部硝子体膜が存在しないときにOCTで後部硝子体膜は観察されない）
- 陳旧例では円孔底のRPEの上に沈着物

治療後
- 特徴的所見として，円孔上の膜状の増殖組織（グリアの増殖と考えられる），網膜外層欠損，エリプソイドゾーンの消失・断絶，外境界膜の消失などがあげられる（図4, 7, 8）
- これらの所見は時間とともに改善してくることもある
- ILM剥離症例では耳側網膜菲薄化が長期にわたって進行

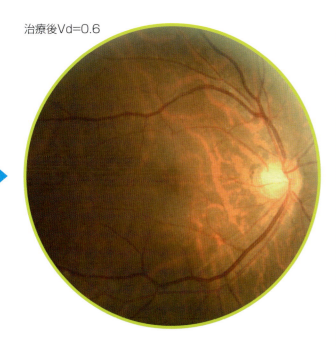

治療後Vd=0.6

There's a hole in the center of your retina, which is making things appear blurred in the center of your field of vision.

図2 症例2：prestage（stage 0）（64歳，男性，Vd＝0.9）

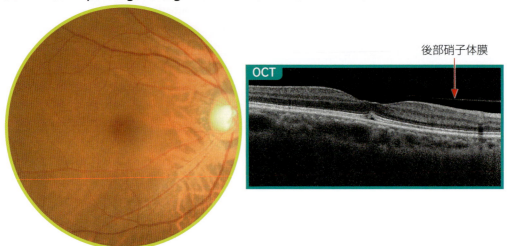

図3 症例3：stage 1

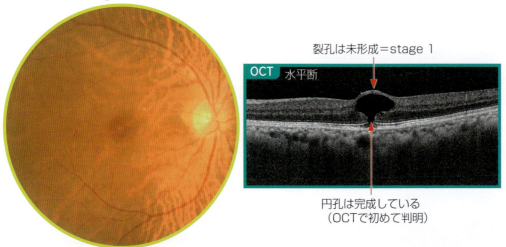

図4 症例4：stage 2

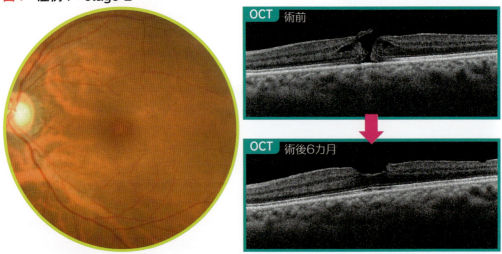

手術によって9割以上の確率で穴を塞ぐことはできますが，残念ながら症状の完全な回復はできません。

黄斑円孔　131

図5　症例5：stage 3（網脈絡膜萎縮の評価のために）造影施行症例

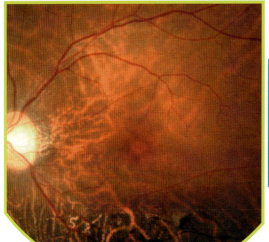
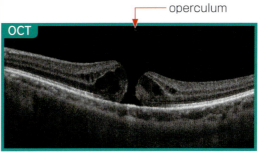

operculum

図6　症例5：FA

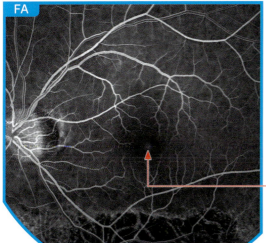

図7　症例5：術後10日目

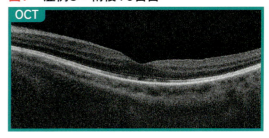

円孔部は過蛍光

図8　症例6：stage 4

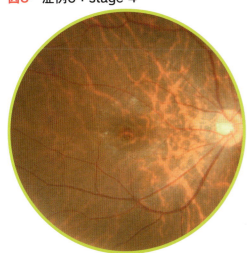
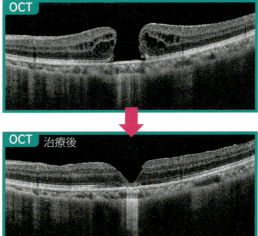

治療後

RPEの萎縮が目立つ

Surgery is effective in closing macular holes in over 90% of cases, but you need to be aware that it will not completely restore your vision.

診断―その他の検査所見

- FAF：スキャニングレーザ（ハイデルベルグスペクトラリスなど）を用いた場合，円孔形成した症例では黄斑部に過蛍光（黄斑色素によるブロックの消失のため）
- 診断のためにFAを行うことは少ないが，造影検査を行った場合には円孔部は過蛍光を示す（図6）

治療

- 1991年にKellyとWandelによって硝子体手術が黄斑円孔の閉鎖に有効であると示されてから硝子体手術が治療の第一選択
- 硝子体手術は後部硝子体皮質による牽引を解除し，ガスタンポナーデを行うことで黄斑円孔の閉鎖を促進すると考えられている
- 手術適応に関してのエビデンス：the Moorfields Macular Hole Studyならびに Vitrectomy for Macular Hole Study

Stageごとの手術適応の考え

- Stage 1：多くの症例において円孔の自然閉鎖があるので経過観察を行う
- Stage 2，Stage 3：自然閉鎖は少なく，手術の適応と考えられている
- Stage 4になって陳旧化所見のある症例：円孔閉鎖率が低く，症例によっては手術による円孔閉鎖が得られなくても円孔の縮小に伴い自覚症状の改善を認めるが，視機能改善は限定的である
- 若年者の鈍的外傷による黄斑円孔：自然閉鎖もまれではないため，数カ月間の経過観察が推奨される

治療成績

- 最近ではいずれの報告も100％近い良好な閉鎖率を示している
- 通常MIVS（microincisional vitreous surgery：27，25Gおよび23G硝子体手術）で行う

手術術式

- 一般的に，硝子体切除，後部硝子体剥離作成（stage 4黄斑円孔は除く），ILM剥離，液-空気置換を行う
- 有水晶体眼では硝子体手術を単独で施行すると術後白内障の進行を認める：多くの施設で一定の年齢以上の症例では，白内障も同時に手術がなされている

ILM剥離

- ILM剥離を行うと閉鎖率が上昇
- 網膜内層に対する傷害を生じうるために視力改善効果が低い可能性
- 50％に無症状の暗点を生じたという報告
- 電気生理学的検査においても黄斑局所の反応に異常が生じたと報告
    - →メリットとデメリットを考え，stage 2でILM剥離するかは議論のあるところ。一般的にはstage 3もしくはstage 4の症例にILM剥離の有効性が高いと認識されている

ILM染色剤：インドシアニングリーン（ICG），ブリリアントブルーG（BBG），トリアムシノロン（TA）

- ICGの合併症：不可逆性の鼻側視野障害，RPE萎縮，不十分な視力改善
    - →使用に際しては短時間，低濃度の使用が推奨される。眼内照明の照度を上げず，光傷害に配慮
- BBG：染色剤としての有用性，安全性が証明されている
- TA：熟練した術者に用いられているが，染色は弱い

使用するガスとfacedown position

- 黄斑円孔の閉鎖には網膜前にbridging membrane（fibrin membrane）もしくはplugが形成されグリア細胞が増殖することが必要

眼の中に気体が入っている間は飛行機などには乗れません。

- 空気はグリア細胞増殖の足場になり，同時に機械的なタンポナーデ効果を有する
  → 空気に置換し，中心窩を乾燥した状態に保つことが円孔閉鎖には必須
- 空気，SF_6ガスもしくはC_3F_8ガスを注入した後に，術後腹臥位（うつぶせ）が必要
- ガスタンポナーデ後のfacedown positionは2日以上を推奨することが多い
- 術後SD-OCTで円孔の閉鎖を確認できれば，facedown positionの短縮が可能

inverted ILM flap
- 大きな黄斑円孔，近視性黄斑円孔，非閉鎖もしくは再発例：ILMを円孔に詰める，もしくは円孔をカバーするようにILMをずらす，その他水晶体嚢を円孔にかぶせるなどの手技で円孔閉鎖率が上昇

その他の試み
- 異常網膜硝子体癒着を解除しPVDを完成させるためplasmin製剤（ocriplasmin）や硝子体内ガス注入（単独療法でPVD形成する症例がみられる）が試みられている

手術合併症
①網膜剥離
- 術中：3.2％に生じたという報告がある。手術中に生じた網膜裂孔は術中処理で効率的に治療することができる
- 術後：昔の報告で，術後6〜8週間後に1.8〜11％に網膜剥離が生じたと報告。MIVSではそれより少ないがまれに生じる。Stage 3の術後に生じやすく，下方に複数の裂孔を認めることが多い

②黄斑円孔非閉鎖
- 初回手術での黄斑円孔非閉鎖例ではILM剥離を行っていない症例では，ILM剥離とガスタンポナーデを行うことで再閉鎖を試みる
- ILM剥離をすでに行っている症例では術後早期にガス注入を行うことで高い確率での閉鎖を期待できる
- inverted ILM flapやその変法も用いられる
- 長眼軸眼では閉鎖しづらい

予後
- 黄斑円孔の閉鎖を得られると視機能の回復が期待されるが，症状の完全な回復を得ることはなく，歪視は残存する
- 黄斑円孔閉鎖後の視機能改善は術後2年程度まで徐々に得られる
- 術後視力に関連する最も重要な因子として術前の黄斑円孔のstageと術前視力があげられている
- 良好な術前視力を有する症例では術後視力も良好である
- 強度近視を伴う症例では視力予後は不良である

図9 症例7：接線方向の牽引によるもの

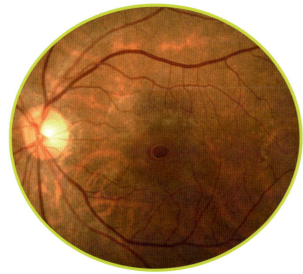
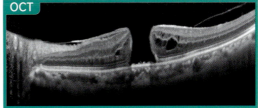

You shouldn't take a plane until all the gas has cleared from your eye.

II 黄斑疾患

黄斑前膜
epiretinal membrane (ERM)

疾患概念

- 網膜表面における線維性増殖を生じる疾患
- 通常はPVDを伴う
- 進行すると，重篤な視力低下をきたすことは少ないが不快な歪視を生じる
- 進行しない症例も多いが，進行すると網膜に接線方向の牽引をきたし，網膜表面，ILMに皺形成，中心窩陥凹の消失，さらに感覚網膜内に囊胞形成，CMEをきたし，視力障害をきたす

疫学

- 久山町研究によりわが国の40歳以上の男性で3.5％，女性で4.3％と報告されている
- アメリカのビーバーダムスタディでは11.8％，オーストラリアのブルーマウンテンアイスタディでは4.7％，シンガポールマレースタディでは8.0％，シンガポールインディアンスタディでは7.6％と報告されている
- 人種による有病率の違いが指摘されているが，いずれの報告でも女性に多い傾向にある
- 剖検眼では頻度は5.4％であったとする報告がある
- ブルーマウンテンアイスタディでは，片眼の発症率は1.1％/年，ERM僚眼の発症率は2.7％/年，5年間の経過観察で増加が28.6％，減少が25.7％，不変が38.8％と報告されている
- 久山町研究では脂質異常症との関連が指摘されている
- その他の疫学調査では高血圧，動脈硬化，糖尿病，遠視，細い網膜血管直径と関連があると報告されている

病態

- 黄斑前部に原因不明の増殖膜を生じる疾患
- PVDの際に硝子体分離（vitreoschisis）が生じ，網膜表面に硝子体皮質が残存
    → 残存硝子体皮質に含まれる増殖因子により細胞増殖が促進
- 非血管性の増殖膜であり，構成成分は神経芽細胞，RPE細胞，筋線維芽細胞からなる
- ILMはこれらの細胞増殖の足場（scaffold）となると考えられている
- 細胞成分はPVDに伴いILMの被裂が形成され，網膜に存在するグリア細胞，RPE細胞が遊走することによって，もしくは硝子体中のヒアロサイトが増殖することによって構成される
- 症例によってはPVDが認められないこともあり，この場合には多くは網膜表面の残存硝子体皮質のみならず後部硝子体皮質表面にも細胞増殖を生じる硝子体網膜牽引症候群をきたす
- まれに黄斑前膜が自然に剝離することがあることも知られている

分類

- 軽度の黄斑前膜をセロファン黄斑症（cellophane maculopathy），収縮が強い症例をpreretinal macular firbosis (PMF) とよぶ
- cellophane maculopathy：輝く波紋様の反射を認め網膜ひだを認めないもの
- preretinal macular fibrosis：網膜ひだを有し，網膜表面に不透明な灰色の外観を示すもの
- 黄斑偽円孔も黄斑前膜が収縮し黄斑の形態異常をきたしたものである
- 網膜硝子体牽引症候群に黄斑前膜を合併することもある
    → PVDのない場合には，多くの場合は後部硝子体皮質の表面に細胞増殖も生じる
- 黄斑前膜と硝子体網膜牽引症候群はオーバーラップする疾患概念で，同一疾患と分類することもある

網膜の中心部分，黄斑と呼ばれるところの表面に薄い膜が張っています．網膜表面でその膜が収縮しており，網膜にひきつれを生じています．

黄斑前膜　135

? 診　断

- 診断は眼底検査で容易に行える（図1）。細隙灯顕微鏡検査で前置レンズを用いた眼底検査が推奨される

鑑別疾患
- 特発性黄斑前膜の診断のためには他の原因（網膜周辺部裂孔，炎症性疾患，網膜血管病変に続発するもの）を除外する必要がある
- 鑑別疾患としては網膜硝子体牽引症候群があげられる

? 診断—OCT所見 （図2, 3）

- 網膜硝子体界面異常を詳細にとらえることが可能であり，治療を考えていくうえで重要な位置を占める
- 定量的な評価にはretinal thickness mapも適している
- 典型的な症例では黄斑前膜が明瞭に描出され，中心窩陥凹の消失を認める
- 牽引の強い症例では網膜内に囊胞様構造を認める
- 手術治療後は網膜表面の皺形成は術後早期の数週間に消失し，網膜内層構造の改善，網膜外層構造の改善が続いて観察され視機能回復は形態学的改善後に得られる
- 網膜内層の形態学的な改善と視機能改善は必ずしも相関しない
- 網膜外層構造の改善と視機能回復は一定の関連があると思われるが，網膜外層構造の評価法，相関の程度については議論がある

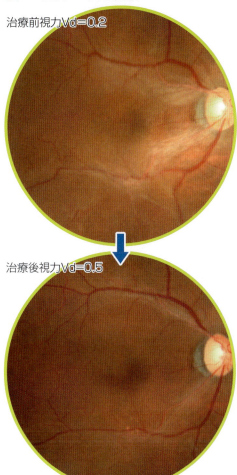

図1　症例1：黄斑前膜
治療前視力Vd＝0.2
治療後視力Vd＝0.5

図2　症例1

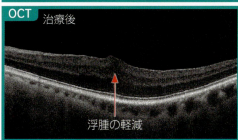
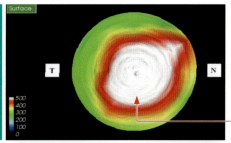
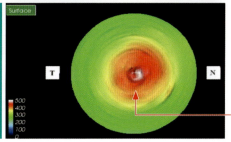

retinal thickness map

There's a thin membrane attached to the surface of what we call the macula, which is near the center of your retina. In your case, this membrane has shrunk and is causing the retina to wrinkle.

図3 症例2：黄斑前膜の形成，進行過程

同一症例の黄斑前膜の形成前（①），軽度の黄斑前膜の形成（②），囊胞様構造形成（③），網膜外層の進行（④）を捉えたOCT。黄斑前膜の牽引が徐々に強くなるとともに網膜の形態異常が強くなることがわかる

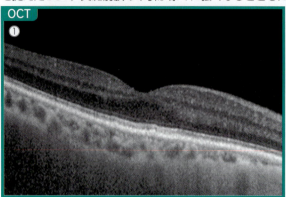
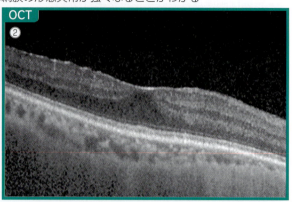
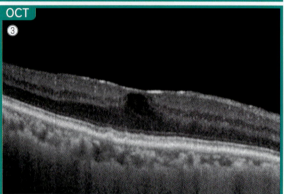
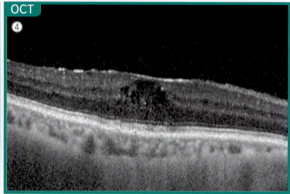

治療

- 硝子体手術により治療を行う（硝子体手術のなかでは比較的頻度の高い疾患である）
- 手術適応は術者によりさまざまであるが，少なくとも自覚症状（歪視，視力低下）があり，患者が手術を希望し，手術により患者の期待する視機能改善が得られると考えられる場合に手術を考えるのがよいと思われる
- 手術術式は一般的に硝子体切除，多くの症例ではPVDは生じているが，必要であればPVD作成，黄斑前膜剝離（図4）を行う
- 術後経過は通常は良好であるが，再発を認めることもある。特に若年者の黄斑前膜手術は再発率が高いと報告されているので，ILM剝離が推奨される（図5）
- 再発は残存した黄斑前膜上に，再度細胞増殖が生じるためであると考えられている。ILM剝離は黄斑前膜の除去を確実にし，黄斑前膜再発を抑制する
- ERMやILMを剝離する場合には視神経黄斑線維を避けなるべく黄斑部耳側（horizontal raphe）から始める
- ILM剝離後には術後早期にはdissociated optic nerve fiber layer（DONFL）様所見をきたし，長期的に網膜の菲薄化をきたす症例の存在が指摘されている（図6）
- まれに，ILM剝離を始めた部位に術後に円孔が形成されたと報告がある
- 患者には膜の完全な切除を行っても視機能の完全な回復をみることはなく，長期的にも歪視は残存することを説明することが重要である

 完全に失明することはありませんが，一部の方で進行して歪みがひどくなってきます。

黄斑前膜　137

図4　症例3
黄斑前膜剥離のきっかけを黄斑部耳側から25G針で作成　膜切除

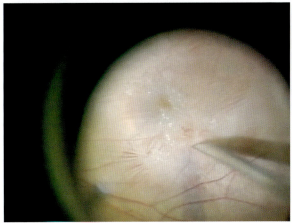
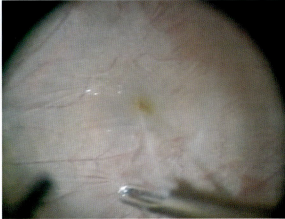

図5　症例3
ILM剥離（ICG染色を使用）　　　　　　　　　　　約1乳頭面積のILM剥離を施行

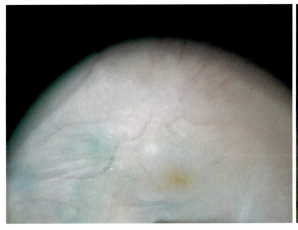
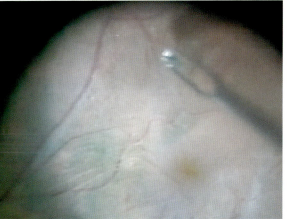

図6　症例4：DONFL所見（硝子体手術後）

DONFL所見，視神経線維層の傷害

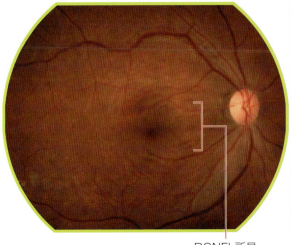
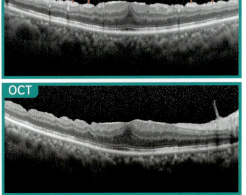

DONFL所見

This condition never causes complete loss of sight, but it can lead to severe visual distortion in some patients.

II 黄斑疾患

偽黄斑円孔と分層黄斑円孔
macular pseudohole and lamellar macular hole

疾患概念

- 偽黄斑円孔（pMH）（図1）：ERMに伴う検眼鏡的所見で純粋にERMだけのものと分層黄斑円孔を伴うものも含む
- 分層黄斑円孔（lamellar macular hole；LMH）（図2）：黄斑組織の部分的な欠損を伴い，通常はERMを伴う。pMH様所見を伴うものが多い

診断

- 黄斑円孔と鑑別：細隙灯検査とWatzke Allenサインの有無
- OCTも必須の検査…黄斑円孔との鑑別，分層円孔の有無（黄斑組織欠損）の診断，LHEPの有無

病態

- pMHの中でもERMのみの症例とLMHの症例は病態が異なる
- ERMのみのpMH：傍黄斑のERM-ILM complexの遠心状の収縮
  → 中心窩にのみ膜のみられない円孔様所見：多くはpMHから進行性を認めない
- LMH：全層円孔形成が途中で解除された状態，慢性的なCMEなど
  → 黄斑前膜の表面にlamellar macular hole-associated epiretinal proliferation（LHEP）が生じる：LMHを形成してからLHEPの有無にかかわらず進行は少ない

図1 症例1：pMH

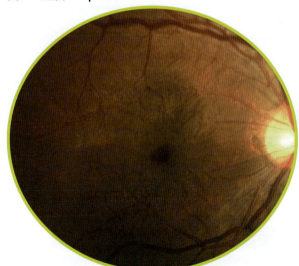

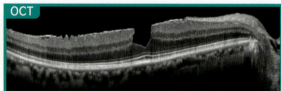

lamellar holeやLHEPを伴わないERMを認めるのみ

唯一の治療は手術ですが，残念ながら手術による改善は少ないです。手術の目的は視力を安定させるためです。

偽黄斑円孔と分層黄斑円孔

分類

- OCT所見により分類される

pMH
- ERMのみのpMHとLMHに分類

LMH
- 1. LHEPの有無：LHEPは約30%の症例で伴う
  → LHEPのあるものは視力が悪く，分層円孔の大きさが大きく，網膜厚が薄い
- 2. tractionalとdegenerative type：tractional typeは網膜欠損を伴わないが，degenerative typeは網膜内層の欠損を伴う

診断—OCT所見

- 黄斑前膜およびLMH，LHEPが明瞭に描出される
- LMHは網膜内層の欠損がみられる
- LHEPは黄斑前膜表面に沿うように中輝度の反射としてみられる
- エリプソイドゾーンの不整にも着目

治療

- 硝子体手術の適応となることは少ない
- 進行が認められる症例では黄斑前膜剥離が行われるが視機能改善は限定的
- LHEPは網膜表面から剥離すると黄色をしておりキサントフィルを含む。網膜組織と繋がっており，無理に剥離しないほうがよい

図2 症例2：LMH（LHEPを伴う症例）degenerative type

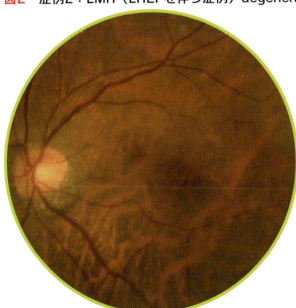
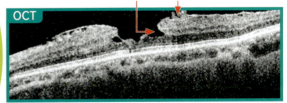

網膜内層欠損も伴う　LHEP

LHEPの一部が網膜表面に突出している

The only treatment option is surgery, but the main aim of that is simply to stabilize your vision. I'm afraid that surgery doesn't actually lead to much improvement in the underlying condition.

II 黄斑疾患

網膜硝子体牽引症候群
vitreoretinal traction syndrome

疾患概念

- 不完全PVDの結果，後部硝子体皮質が中心窩に付着した状態で黄斑に牽引をきたす疾患である
- 歪視，小視症，光視症を生じる
- 後部硝子体皮質にはアストロサイト，RPE細胞，筋線維芽細胞，線維芽細胞などの細胞増殖がみられる
- 特発性黄斑前膜と類似した所見，病態を示す

疫 学

- Iwanoffが1865年に初めて記載した疾患であるとされる
- 60歳以上の症例が多く，性差は報告されていない
- 有病率についての報告はないが比較的まれな疾患と考えられる

分 類

- 中心窩の癒着の程度によりbroadとfocalに分類している
  group 1：傍中心窩のみで癒着
  group 2：中心窩から視神経乳頭にかけての網膜硝子体癒着
  group 3：広汎な癒着と黄斑前膜
- OCTにより硝子体と網膜の癒着，牽引の状態によりV字型（図1）とJ字型（foveaのnasalでも網膜硝子体癒着あり（図3））に分類されることもある

図1　症例1：V型　術前

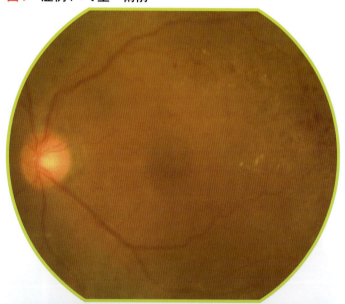

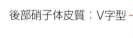

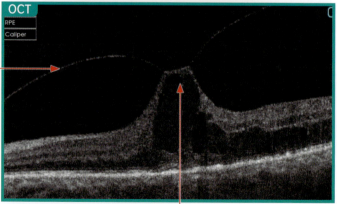

後部硝子体皮質：V字型

中心窩のみで硝子体黄斑癒着

眼の中の硝子体と呼ばれるゼリー状のものが光を感じる膜に張り付いたまま収縮してきており引っ張っています。

網膜硝子体牽引症候群

病態

- 硝子体皮質とILMとの境界面に生じるイベントであり，硝子体の液化とそれに伴うPVDが関連する代表疾患である
- 硝子体の構成成分は97〜98％が水分であり，若年者の硝子体はゲル構造が保持されているが加齢に伴い液化が進行する
- PVDは硝子体ゲルの高分子構造の変化の結果として生じる硝子体の液化だけではなく，同時に生じる硝子体皮質と網膜の癒着に関連する細胞外マトリックス（視神経乳頭，中心窩，網膜周辺部，血管周囲で網膜表面と硝子体皮質は面状に癒着している）変化により網膜表面から後部硝子体皮質が剥離する現象である
  → 通常は加齢に伴い，生化学的な変化が生じる結果，網膜硝子体の癒着は減弱
- 正常なPVDが生じるためには硝子体の液化と網膜硝子体界面に生じる細胞外マトリックスの変化の両者のバランスが重要であるが，網膜硝子体の披裂（dehiscence）の進行よりも早くに硝子体のゲルから液化が進行すると，網膜硝子体癒着の強固な部位で垂直方向の牽引によるさまざまな病態を惹起する
  → 黄斑部で生じたものが網膜硝子体牽引症候群
- 後部硝子体皮質に非血管性の増殖膜をきたし，その構成成分は黄斑前膜同様に線維芽細胞，RPE細胞，筋線維芽細胞，アストロサイトからなると報告されている
- 同時に黄斑前膜を生じることも多いが単独で生じることもある

❓ 診断—眼底所見 （図1, 3, 4）

- 診断は細隙灯顕微鏡検査で前置レンズを用いた眼底検査が推奨される
- 黄斑部周囲の後部硝子体膜に高輝度の膜様の反射を認めると同時に中心窩の黄色化をみることも多い
- 中心窩の網膜の隆起が観察されると同時に中心窩から耳側のPVDが観察され，視神経乳頭，および中心窩では後部硝子体と網膜の癒着が観察される
- 視神経乳頭から中心窩の部分的なPVDは観察しづらく詳細の観察にはOCTが必要

図2　症例1：術後

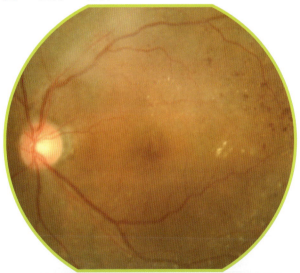

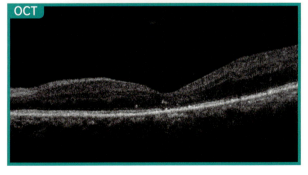

The vitreous humor – the clear gel that fills your eye – is shrinking, pulling your retina along with it.

診断—OCT所見 （図1, 3, 4）

- 網膜硝子体界面異常を詳細にとらえることが可能で，分類にも重要であり診断には欠かせない
- 硝子体の牽引，網膜硝子体癒着部位，黄斑剥離の有無などが詳細に観察される

診断—その他

- FAを行うとわずかな蛍光漏出を示す

図3　症例2：J型

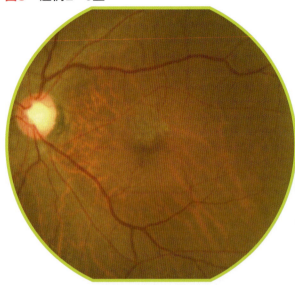
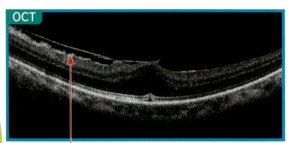

後部硝子体皮質と網膜の癒着　　後部硝子体膜

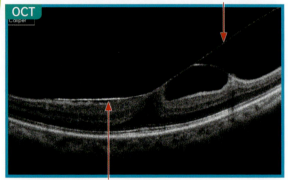

後部硝子体皮質と網膜の癒着

図4　症例3：牽引の強い症例：術前

黄斑部耳側での膜様反射（＋）

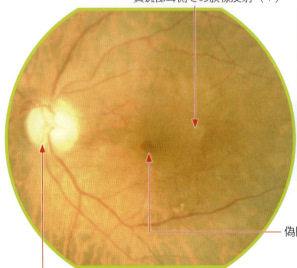
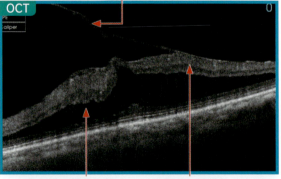

後部硝子体皮質

牽引性の網膜分離　　耳側での網膜硝子体癒着

偽円孔所見

視神経乳頭上にWeiss ring（＋）

手術の後，時間をかけて症状が軽くなりますが，合併症でまれに網膜剥離や網膜の中心部分に穴があくことがあり，追加の手術治療が必要になることもあります。

治 療（図2, 5）

- 5年間の経過観察でPVDが完成し黄斑浮腫が自然軽快する症例が11％と報告されている
- 64％で視力低下をきたしたと報告されており，自然軽快しない症例では硝子体手術が施行される
- 手術術式は一般的に硝子体切除，PVD作成，黄斑前膜剥離を行う
- 手術により，網膜浮腫の改善は比較的早期にみられるが，網膜下液の吸収は徐々に得られ，月～年単位で改善する
- 早期に手術を行うほど視力予後は良好で，44～88％に改善を認めたと報告されているが歪視の完全な消失は困難である
- V字型では予後がJ字型と比較して良好である（中心窩のみで網膜硝子体癒着のある症例が視力予後がよい）
- 合併症として黄斑円孔，黄斑萎縮を生じることがある

図5 症例3：術後1カ月

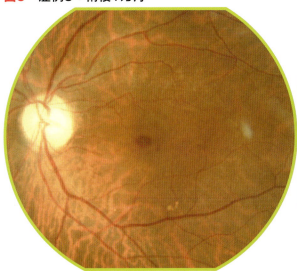
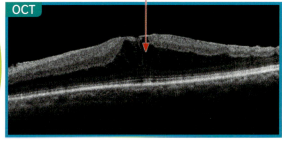

網膜分離はまだ残存
→徐々に改善していく

治療―その他

- プラスミン製剤であるオクリプラスミン（Jetrea）が承認されているが，その臨床評価については定まっていない

The surgery will lighten your symptoms little by little. Complications are rare, but there's a small possibility of retinal detachment or macular hole formation, and if these occur, additional surgery will be necessary.

II 黄斑疾患

ピット黄斑症候群
optic pit maculopathy

 疾患概念

- 視神経乳頭小窩（optic disc pit；ODPと略されることもある）は非常にまれな視神経乳頭の先天異常である
- 視神経乳頭小窩が存在するだけでは通常は無症状だが，25〜75％に黄斑症（多くは漿液性網膜剥離）が生じ中心暗点，視力低下，歪視などの自覚症状を生じる
- ピット黄斑症候群もしくは乳頭ピット黄斑症候群とよばれる（英語ではoptic（disc）pit maculopathy）

 疫 学

- 視神経乳頭小窩はWietheによって1882年に報告された
- 有病率は約1/11,000人と報告されている
- 1960年にKranenburgらによって黄斑症を合併することが報告された
- 比較的まれな疾患で，多くは片眼性で，男女差はない
- 正視から軽度の近視症例が多い
- 好発年齢は20〜40歳代とされるが，小児から高齢者のいずれの年齢でも発症しうる

図1 症例1（82歳，男性，Vs＝0.4）

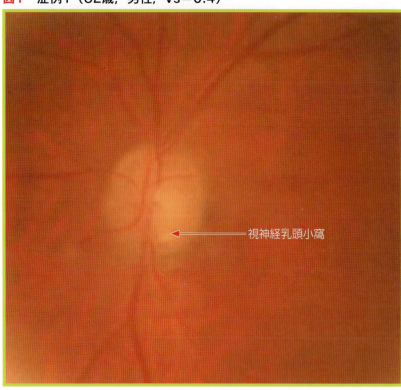
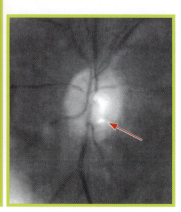

視神経乳頭小窩

眼の奥の神経の生まれつきの異常により光を感じる膜に水がしみ出してきています。

ピット黄斑症候群

病態

- 視神経乳頭小窩は視神経の発達異常もしくは脈絡膜コロボーマ（眼杯閉鎖不全）の軽症のものであると考えられている
- 視神経乳頭小窩は乳頭の耳下側の1/4の端付近にみられることが多い
- 視神経乳頭小窩が存在するだけで非進行性の視野異常（Mariotte盲点拡大，扇状の視野欠損，傍中心ないし中心暗点）を認めることが多いとされる
- 組織学的にはグリア細胞と神経線維，RPEからなる網膜組織である
- 乳頭小窩部分では篩板が欠如し，くも膜下腔への交通が認められる
- 従来は網膜内層分離様変化から黄斑外層裂孔が続発し網膜剥離が進行すると考えられていたが，OCTの詳細な観察により視神経乳頭小窩から直接にILM下，神経節細胞層，内顆粒層，外顆粒層，網膜下に漿液が広がると思われる
- 網膜下液は脳脊髄液由来なのか硝子体液由来なのか下記の2説がある

脳脊髄液由来説
- ピット黄斑症候群では硝子体腔と髄液の交流（＋）：シリコーンオイル注入眼で髄液中にシリコーンオイルが迷入した症例報告がある
- 視神経乳頭小窩直下までくも膜下腔が侵入しており，隔壁が薄い
  →硝子体牽引による隔壁の牽引が増強すると髄液が網膜内に流入する

硝子体液由来説
- 視神経乳頭小窩直上に弁状構造を認める症例が存在する
  →硝子体液が視神経乳頭小窩内に流入し，弁状構造のため網膜内に流入する

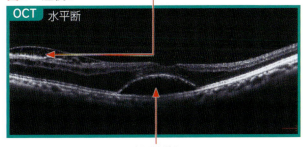

図2　症例1　OCT 水平断
分離は各層に認める／網膜剥離

分類

- 通常の視神経乳頭小窩を伴うピット黄斑症候群（図1）以外に視神経乳頭小窩を伴わない黄斑症（図3）も存在する
- 視神経乳頭小窩を伴わない黄斑症は，視神経乳頭陥凹が大きく一部の症例では眼圧上昇が関係しているとされる

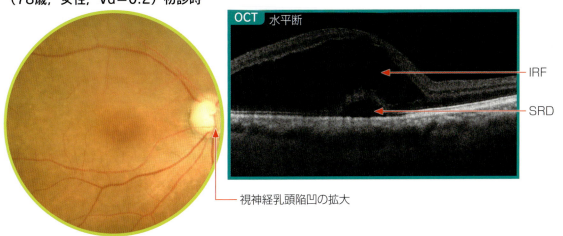

図3　症例2：視神経乳頭小窩を認めない黄斑症（78歳，女性，Vd＝0.2）初診時
OCT 水平断　IRF／SRD／視神経乳頭陥凹の拡大

You have a congenital optic nerve anomaly, which is causing fluid to leak into the retina.

診断—眼底所見

- 典型的には「伏せた椀状の円形剥離」とその周辺の網膜分離の2段の隆起を認める（図4）
- SRDは視神経乳頭小窩から広がるか，後極部に楕円形で存在することが多い
- 長期にSRDが持続するとまれにCMEや黄斑円孔形成，黄斑萎縮（色素沈着）が認められる

図4 症例2：1カ月後，Vd＝0.1

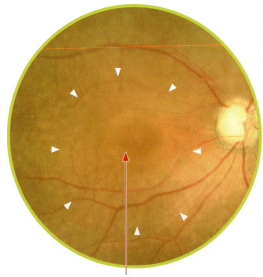
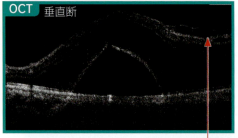

伏せた椀状の網膜剥離　　　　　　　　分離は網膜各層に認める

初診時よりSRDも進行しており，硝子体手術を行った

図5 症例2：硝子体手術術後7日目（ILM剥離，液-空気置換）

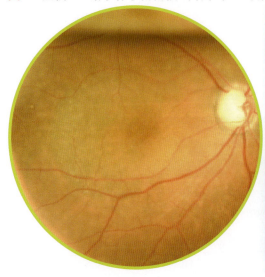
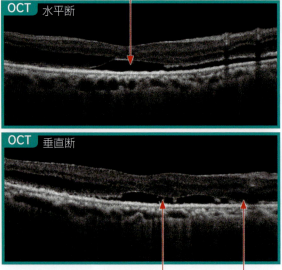

SRDの減少

SRDの減少　　網膜分離はほぼ消失

まれな病気であるために確立した治療はありませんが，手術での治療成績がよいと報告されています。

診断—OCT所見 （図2〜4）

- 病態把握に最も重要である
- 中心窩の網膜剥離とその周辺に網膜分離を認める
- 分離は網膜のすべての層で認められる
- 視神経乳頭小窩周囲のOCTでは視神経乳頭小窩とくに膜下腔の交通が観察されると報告されている
- 最近ではILM剥離のみ，もしくは網膜剥離のみで網膜分離を認めない症例も報告されている

治療 （図5，6）

自然経過
- 一部の症例で網膜剥離の自然軽快を認めることもあり，1960年代の報告では90％以上で自然軽快したとも報告されているが，その他の報告では網膜剥離の自然軽快は25〜30％程度である
- 自然軽快例でも視力予後は不良で一般的に徐々に進行，視力低下し，80％以上の症例で視力0.1以下に低下する
- 多くの報告では後部硝子体剥離が生じた後に網膜剥離が自然軽快する可能性が指摘されている

治療
- 従来は乳頭耳側に光凝固が推奨されていた
- 無効例では硝子体手術を行い，術中に光凝固がなされており，液-ガス置換がなされていた
- 眼内ガス注入を単独で行い有効であったという報告も存在
  → 現在は硝子体手術を行い，光凝固を行わずガス注入を行う治療が主流になっている
- 完全なPVDの完成が重要であるとされる
- 特に視神経乳頭の耳側で網膜硝子体癒着が強い
- PVDを作成し，状況によりILM剥離を行った後に液-ガス置換を行う
- 術後の網膜剥離や分離の改善は緩徐であり6カ月以上かけての回復がみられる
- 比較的良好と報告されているが多数症例の検討は少なく，長期的な予後については不明
- 視神経乳頭小窩を伴わない黄斑症でも同様の治療の有効性が報告されている （図5，6）

図6　症例2：硝子体手術後3カ月目，Vd＝（0.15）

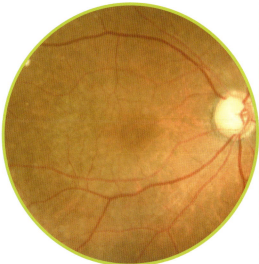
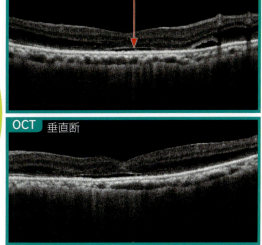

最終的にはSRDの吸収には6か月を要した

This is a rare condition, and there's no standard treatment for it. However, good results have been reported with surgical treatment.

II 黄斑疾患
focal choroidal excavation

疾患概念
- 黄斑部の脈絡膜に局所的な陥凹を認める
- 一部の症例で中心性漿液性脈絡網膜症を伴う
- 視力障害は限定的

疫学
- 2006年Jampolらにより初めて報告された
- Margolisらにより2011年12症例13眼の特徴がまとめて報告された
- 頻度は不明だがOCTの発展により明らかになってきた病態であり比較的まれと考えられる
- 両眼性の症例も存在する

病態
- 中等度の近視に多く、病態は不明である
- 大多数の症例では病状は不変、CNVを発症した症例の報告、PCVの合併、中心性漿液性脈絡網膜症合併症例の報告も多数ある
- 先天奇形もしくは脈絡膜炎が原因と考えられる
- 脈絡膜の循環障害を認めることも示されている

分類
- conforming typeとnon-conforming typeに分類される
- 分類はOCTに基づく
- conforming type：感覚網膜とRPEの間に空隙を認めないもの
- non-conforming type：感覚網膜とRPEの間に空隙を認めるもの
- non-conforming typeのほうがSRDが生じやすいと考えられている

図1 症例1（58歳，男性，Vd＝1.2）

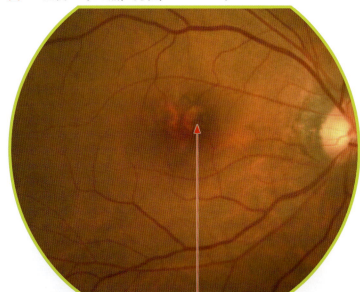

RPE atrophy

図2 症例1

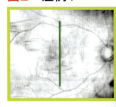
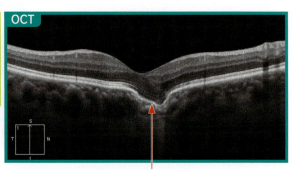

focal choroidal excavation（conforming type）

最近になってわかってきた病気ですが原因などは不明です。

focal choroidal excavation

診断 （図1〜3）

- 眼底検査ではRPE脱色素を認めることが多い
- 接触レンズを用いた詳細な検査でも陥凹まで同定するのは困難である
- OCTが診断には必須である（図2）
- FA，IAではそれぞれRPE萎縮と異常組織染を認める（図3）

治療

- 多くの症例で長期にわたり病状は不変であるがexcavationが深くなった症例の報告もある
- 一部の症例でSRDを生じる（図4）。治療法は確立していないが光凝固が有効であった症例も報告されている
- CNVの合併例も報告されている。治療法は確定していないがRPE上のCNVなので抗VEGF療法が有効である可能性が高い

図3 症例1：FA，IA　早期過蛍光　　わずかな組織染

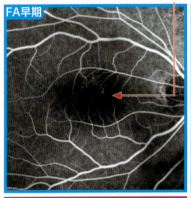
FA早期

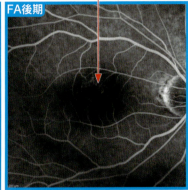
FA後期

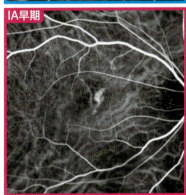
IA早期

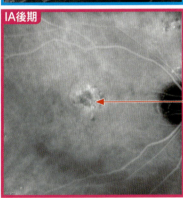
IA後期

focal choroidal excavationの周囲に過蛍光を示す

図4 症例2：CSC（SRD）合併症例（48歳，男性，Vs＝1.0）

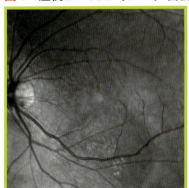
漿液性網膜剥離を認める

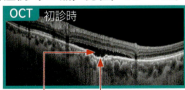
OCT 初診時
SRD　focal choroidal excavation

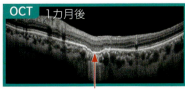
OCT 1カ月後
SRD消失　focal choroidal excavationは変わらない

This condition has only recently been recognized, and we don't know what causes it yet.

Ⅱ 黄斑疾患

参考文献

項目	コメント
加齢黄斑変性総説	
1) Wong CW, et al. ：Age-related macular degeneration and polypoidal choroidal vasculopathy in Asians. Prog Retin Eye Res, 53：107-139, 2016.	アジア人の加齢黄斑変性について文献レビュー。
加齢黄斑変性（前駆病変）	
1) Oshima Y, et al.：Prevalence of age related maculopathy in a representative Japanese population；the Hisayama study. Br J Ophthalmol, 85：1153-1157, 2001.	わが国初の加齢黄斑変性の前駆病変の頻度（久山町スタディ）。
2) Yasuda M, et al.：Nine-year incidence and risk factors for age-related macular degeneration in a defined Japanese population the Hisayama study. Ophthalmology, 116：2135-2140, 2009.	久山町スタディの続報（5-year incidence. IOVS, 46（6）：1907-1910, 2005.）。
3) Obata R, et al. ：Prevalence and factors associated with age-related macular degeneration in a southwestern island population of Japan：the Kumejima Study. Br J Ophthalmol, 2017	久米島町スタディの加齢黄斑変性有病率，危険因子。
4) Zweifel SA, et al.：Reticular pseudodrusen are subretinal drusenoid deposits. Ophthalmology, 117：303-312, 2010.	reticular pseudodrusenの臨床的特徴。
5) Complications of Age-related Macular Degeneration Prevention Trial Research Group：Laser treatment in patients with bilateral large drusen: the complications of age-related macular degeneration prevention trial. Ophthalmology, 113：1974-1986, 2006.	軟性ドルーゼンに対する予防的光凝固のトライアル：光凝固ドルーゼンを消退させるが加齢黄斑変性の進展予防には無効であった。
6) Age-Related Eye Disease Study Research Group：A randomized, placebo-controlled, clinical trial of high-dose supplementation with vitamins C and E, beta carotene, and zinc for age-related macular degeneration and vision loss；AREDS report no. 8. Arch Ophthalmol, 119：1417-1436, 2001.	ビタミンA，C，E，亜鉛を含有するサプリメント摂取のAMD進行予防に関する報告。
加齢黄斑変性（典型加齢黄斑変性）	
1) 髙橋寛二，ほか（厚生労働省網膜脈絡膜・視神経萎縮症調査研究班加齢黄斑変性診断基準作成ワーキンググループ）：加齢黄斑変性の分類と診断基準. 日眼会誌，112：1076-1084, 2008.	わが国の診断基準。
2) Gragoudas ES, et al.：Pegaptanib for neovascular age-related macular degeneration. N Engl J Med, 351：2805-2816, 2004.	治療（マクジェン）。
3) Brown DM, et al.：Ranibizumab versus verteporfin for neovascular age-related macular degeneration. N Engl J Med, 355：1432-1444, 2006.	治療（ルセンティス，classic CNV）。
4) Rosenfeld PJ, et al.：Ranibizumab for neovascular age-related macular degeneration. N Engl J Med, 355：1419-1431, 2006.	治療（ルセンティス，occult CNV）。
5) Heier JS, et al.：Intravitreal aflibercept（VEGF Trap-Eye）in wet age-related macular degeneration. Ophthalmology, 119：2537-2548, 2012.	治療（アイリーア）。
加齢黄斑変性（ポリープ状脈絡膜血管症）	
1) Yannuzzi LA, et al.：Idiopathic polypoidal choroidal vasculopathy（IPCV）. Retina, 10：1-8, 1990.	Yannuzziらが疾患概念を提唱。
2) Uyama M, et al.：Idiopathic polypoidal choroidal vasculopathy in Japanese patients. Arch Ophthalmol, 117：1035-1042, 1999.	わが国からの初めての多数例の報告。
3) Uyama M, et al.：Polypoidal choroidal vasculopathy；natural history. Am J Ophthalmol, 133：639-648, 2002.	わが国からの自然経過についての報告。
4) 日本ポリープ状脈絡膜血管症研究会：ポリープ状脈絡膜血管症の診断基準. 日眼会誌，109：417-427, 2005.	わが国の診断基準。

5) Akaza E, et al. : Three-year follow-up results of photodynamic therapy for polypoidal choroidal vasculopathy. Jpn J Ophthalmol, 55 : 39-44, 2011.	PDTの長期成績。3年以上経過した長期成績では治療前よりも悪化する症例が増える。ただし，症例を選べば長期に視力が良好な症例も存在する。
6) Hikichi T, et al. : Improvement of angiographic findings of polypoidal choroidal vasculopathy after intravitreal injection of ranibizumab monthly for 3 months. Am J Ophthalmol, 150 : 674-682, 2010.	抗VEGF療法ではポリープ病巣を消失させるには不十分で，再治療回数が多いとされる。しかし，滲出性変化は減少し，視力の維持，改善には有用である。
7) Koh A, et al. : EVEREST study ; Efficacy and safety of verteporfin photodynamic therapy in combination with ranibizumab or alone versus ranibizumab monotherapy in patients with symptomatic macular polypoidal choroidal vasculopathy. Retina, 32 : 1453-1464, 2012.	PDT併用療法と抗VEGF療法単独の比較。ポリープ閉塞を目的とした場合にはPDTの併用が短期的にはすぐれていることが示された。長期の結果は不明。
8) Koh A, et al. : Efficacy and safety of ranibizumab with or without verteporfin photodynamic therapy for polypoidal choroidal vasculopathy : a randomized clinical trial. JAMA Ophthalmol, 135 : 1206-1213, 2017.	上記試験と同目的。PDTの併用が視力予後についてもすぐれていることが示された。

加齢黄斑変性（網膜血管腫状増殖）

1) Yannuzzi LA, et al. : Retinal angiomatous proliferation in age-related macular degeneration. Retina, 21 : 416-434, 2001.	Yannuzziらが疾患概念を提唱。
2) Freund KB, et al. : Type 3 neovascularization: the expanded spectrum of retinal angiomatous proliferation. Retina, 8 : 201-211, 2008.	FreundらはRAPに対してType 3 neovascularizationという呼称を提唱した。

加齢黄斑変性（網膜色素上皮剥離）

1) Spaide RF : Enhanced depth imaging optical coherence tomography of retinal pigment epithelial detachment in age-related macular degeneration. Am J Ophthalmol, 147 : 644-652, 2009.	enhanced depth imaging（EDI）-OCTによるPEDの詳細な検討。
2) Cukras C, et al. : Natural history of drusenoid pigment epithelial detachment in age-related macular degeneration: Age-related eye disease study report No. 28. Ophthalmology, 117 : 489-499, 2010.	drusenoid PEDは晩期AMDへ進行しやすいことを示した。
3) Pepple K, Mruthyunjaya P : Retinal pigment epithelial detachments in age-related macular degeneration: classification and therapeutic options. Semin Ophthalmol, 26 : 198-208, 2011.	PEDの分類，治療についての総説。

加齢黄斑変性（特殊な病態　黄斑下血腫）

1) Hochman MA, et al. : Pathophysiology and management of subretinal hemorrhage. Surv Ophthalmol, 42 : 195-213, 1997.	自然経過では予後不良であることが示されている。
2) Hassan AS, et al. : Management of submacular hemorrhage with intravitreous tissue plasminogen activator injection and pneumatic displacement. Ophthalmology, 106 : 1900-1906, 1999.	血腫移動術。膨張性ガスを硝子体内に注入することで血腫が移動することを示した。本報告のようにt-PAを併用したほうがよいのかという点はいまだに議論がある。

加齢黄斑変性（萎縮型加齢黄斑変性）

1) Holz FG, et al. : Fundus autofluorescence and development of geographic atrophy in age-related macular degeneration. Invest Ophthalmol Vis Sci, 42 : 1051-1056, 2001.	GAの同定に眼底自発蛍光が重要である。本論文ではFAFでの過蛍光部位が将来の萎縮予測に有用である可能性を示しているが，いまだ議論のあるところとする研究者も存在する。
2) Rosenfeld PJ, et al. : Characteristics of patients losing vision after 2 years of monthly dosing in the phase III ranibizumab clinical trials. Ophthalmology, 118 : 523-530, 2011.	抗VEGF療法後にGAが出現することを指摘した報告。
3) 髙橋寛二，ほか（厚生労働省網脈絡膜・視神経萎縮症調査研究班）：萎縮型加齢黄斑変性の診断基準．日眼会誌，119 : 616-677, 2015.	わが国の診断基準。

中心性漿液性脈絡網膜症

1) Gass JD : Pathogenesis of disciform detachment of the neuro-epithelium. II. Idiopathic central serous choroidopathy. Am J Ophthalmol, 63 : 587-615, 1967.	GassによるCSCの考察。脈絡膜血管異常説を唱えている。
2) Chan WM, et al. : Half-dose verteporfin photodynamic therapy for acute central serous chorioretinopathy ; one-year results of a randomized controlled trial. Ophthalmology, 115 : 1756-1765, 2008.	RFPDTの有効性を示した論文。わが国ではCSCに対するPDTは保険適用ではない。
3) Daruichi A, et al. *Central serous chorioretinopathy: Recent findings and new physiopathology hypothesis Prog Retin Eye Res 48: 82 - 118, 2015	最近の総説。

強度近視

1) Morgan IG, et al. : Myopia. Lancet, 379 : 1739-1748, 2012.	強度近視の最近の知見も含めた総論。近視性新生血管黄斑症，近視性黄斑牽引についても多数の文献が引用されている。
2) Hayashi K, et al. : Long-term pattern of progression of myopic maculopathy ; a natural history study. Ophthalmology, 117 : 1595-1611, 1611.e1-4, 2010.	強度近視眼底の網膜脈絡膜萎縮症や近視性新生血管，ラッカークラックなどの進行様式を多数例で長期間にわたり調査した報告。
3) Takano M, Kishi S : Foveal retinoschisis and retinal detachment in severely myopic eyes with posterior staphyloma. Am J Ophthalmol, 128 : 472-476, 1999.	強度近視における黄斑分離症を世界に先駆けて報告した岸らの論文。
4) Ohno-Matsui K, et al. : International Photographic Classification and Grading System for Myopic Maculopathy. Am J Ophthalmol, 159 : 877-883, 2015.	強度近視の国際分類。

強度近視（近視性新生血管黄斑症）

1) Wolf S, et al : RADIANCE : a randomized controlled study of ranibizumab in patients with choroidal neovascularization secondary to pathologic myopia. Ophthalmology, 121 : 682-692, 2014.	ラニブズマブの近視性新生血管黄斑症に対する効果。
2) Ikuno Y, et al. : Intravitreal aflibercept injection in patients with myopic choroidal neovascularization : the MYRROR study. Ophthalmology, 122 : 1220-1227, 2015.	アフリベルセプトの近視性新生血管黄斑症に対する効果。

強度近視（dome-shaped macula）

1) Gaucher D, et al. : Dome-shaped macula in eyes with myopic posterior staphyloma. Am J Ophthalmol, 145 : 909-914, 2008.	初めての報告。
2) Imamura Y, et al. : Enhanced depth imaging optical coherence tomography of the sclera in dome-shaped macula. Am J Ophthalmol, 151 : 297-302, 2011.	中心窩の強膜が他部位と比較して肥厚しているという報告。

傾斜乳頭症候群

1) Nakanishi H, et al. : Macular complications on the border of an inferior staphyloma associated with tilted disc syndrome. Retina, 28 : 1493-1501, 2008.	傾斜乳頭症候群の黄斑合併症（漿液性網膜剥離，脈絡膜新生血管，黄斑萎縮）について比較的多数症例を取りまとめた報告。
2) Maruko I, et al. : Morphologic choroidal and scleral changes at the macula in tilted disc syndrome with staphyloma using optical coherence tomography. Invest Ophthalmol Vis Sc, 52 : 8763-8768, 2011.	swept source OCTを用いた形態学的な検討。中心窩の脈絡膜は菲薄化しており強膜が他部位と比較して肥厚しているという。
3) Curtin BJ : The posterior staphyloma of pathologic myopia. Trans Am Ophthalmol Soc, 75 : 67-86, 1977.	Curtinによる後部ぶどう腫の分類。傾斜乳頭を含め，ぶどう腫を10種類に分類している。傾斜乳頭はⅣ型。

特発性新生血管黄斑症

1) Ho AC, et al.：The natural history of idiopathic subfoveal choroidal neovascularization. Ophthalmology，102：782-789, 1995.	自然経過の報告では比較的良好な予後が示されている。

網膜色素線条

1) Doyne RW：Choroidal and retinal changes: the result of blows on the eyes. Trans Ophthalmol Soc U K，9：128, 1889.	初めての報告とされている（文献入手困難）。
2) Knapp H：On the formation of dark angioid streaks as an unsual metamorphosis of retinal hemorrhage. Arch Ophthalmol，21：289-292, 1892.	本疾患に網膜色素線状（angioid streaks）という用語を初めて用いて記載した（文献入手困難）。

黄斑部毛細血管拡張症

1) Gass JD, Blodi BA：Idiopathic juxtafoveolar telangiectasis；Update of classi_cation and follow-up study. Ophthalmology，100：1536-1546, 1993.	Gass-Blodiの分類。多症例の観察結果をもとに作成されたが，やや複雑であるためにより簡素化されたYannuzzi分類が提唱された。
2) Yannuzzi LA, et al.：Idiopathic macular telangiectasia. Arch Ophthalmol，124：450-460, 2006.	Yannuzziによる分類。3分類に分類したが，occlusive telangiectasiaについては除外されている。
3) Scerri TS, et al.：Genome-wide analyses identify common variants associated with macular telangiectasia type 2. Nat Genet，49：559-567, 2017.	GWASによる遺伝子解析結果。

黄斑円孔

1) Gass JD：Idiopathic senile macular hole；Its early stages and pathogenesis. Arch Ophthalmol，106：629-639, 1988.	Gassによる分類。
2) Gaudric A, et al.：Macular hole formation；new data provided by optical coherence tomography. Arch Ophthalmol，117：744-751, 1999.	OCTを用いた分類。
3) Kelly NE, Wendel RT：Vitreous surgery for idiopathic macular holes. Results of a pilot study. Arch Ophthalmol，109：654-659, 1991.	硝子体手術により黄斑円孔の閉鎖を得ることができることを示した。
4) Gass JD：Muller cell cone, an overlooked part of the anatomy of the fovea centralis；hypotheses concerning its role in the pathogenesis of macular hole and foveomacualr retinoschisis. Arch Ophthalmol，117：821-823, 1999.	Gassは黄斑円孔の形成にはMüller cell coneが重要であることに着目した。
5) Kadonosono K, et al.：Staining of the internal limiting membrane in macular hole surgery. Arch Ophthalmol，118：1116-1118, 2000.	内境界膜をICGで染色する手術手技の報告。最近は染色剤としてはBBGのほうが毒性が少ないとする報告が多い。
6) Yamakiri K, et al.：Reduced incidence of intraoperative complications in a multicenter controlled clinical trial of triamcinolone in vitrectomy. Ophthalmology，114：289-296, 2007.	トリアムシノロンによる硝子体の可視化についてわが国で多施設で有用性，合併症等を検討した報告。

黄斑前膜

1) Miyazaki M, et al.：Prevalence and risk factors for epiretinal membranes in a Japanese population；the Hisayama study. Graefes Arch Clin Exp Ophthalmol，241：642-646, 2003.	わが国での疫学調査。
2) Roth AM, Foos RY：Surface wrinkling retinopathy in eyes enucleated at autopsy. Trans Am Acad Ophthalmol Otolaryngol，75：1047-1058, 1971.	剖検眼における黄斑前膜の頻度。
3) Shimada H, et al.：Double staining with brilliant blue G and double peeling for epiretinal membranes. Ophthalmology，116：1370-1376, 2009.	内境界膜剥離を併用することでERMの再発を完全に予防することができることを示した。
4) Tadayoni R, et al.：Dissociated optic nerve fiber layer appearance of the fundus after idiopathic epiretinal membrane removal. Ophthalmology，108：2279-2283, 2001.	いわゆるDONFL様所見について初めて報告した論文。内境界膜剥離によって生じる変化だが，視機能には影響がないとされた。しかし長期にわたる視機能変化については不明であり注意して経過をみる必要があるともされている。

網膜硝子体牽引症候群	
1) Jaffe NS：Vitreous traction at the posterior pole of the fundus due to alterations in the vitreous posterior. Trans Am Acad Ophthalmol Otolaryngol, 71：642-652, 1967.	VMTSについての初めての記載。
2) Smiddy WE, et al.：Vitrectomy for macular traction caused by incomplete vitreous separation. Arch Ophthalmol, 106：624-628, 1988.	硝子体牽引症候群に対して硝子体手術の有用性を示した。
3) Yamada N, Kishi S：Tomographic features and surgical outcomes of vitreomacular traction syndrome. Am J Ophthalmol, 139：112-117, 2005.	OCTにより牽引の形態分類を行い，形態別の手術治療成績の違いを検討した。
4) Duker JS, et al.：The International Vitreomacular Traction Study Group classification of vitreomacular adhesion, traction, and macular hole. IVTS, international vitreomacular traction study group. Ophthalmology, 120：2611-2269, 2013.	VMTSの国際分類
ピット黄斑症候群	
1) Wiethe T：Ein fall von angeborener Difformität der Sehnervenpapille. Arch Augenheilkd, 11：14-19, 1882.	視神経乳頭小窩についての初めての記載とされる（文献入手困難）。
2) Hirakata A, et al.：Long-term results of vitrectomy without laser treatment for macular detachment associated with an optic disc pit. Ophthalmology, 112：1430-1435, 2005.	光凝固を行わない硝子体手術でピット黄斑症候群が治療可能であることを示した。
focal choroidal excavation	
1) Margolis R, et al.：The Expanded Spectrum of Focal Choroidal Excavation. Arch Ophthalmol, 129：1320-1325, 2011.	初めての多数症例の報告。

網膜血管病変

糖尿病網膜症
高血圧眼底
網膜静脈分枝閉塞症
網膜中心静脈閉塞症
網膜中心動脈閉塞症
網膜細動脈瘤
Coats病
Leber多発性粟粒血管症
Eales病
眼虚血症候群
放射線網膜症

III 網膜血管病変
糖尿病網膜症
diabetic retinopathy

疾患概念

- 高血糖に伴うさまざまな代謝障害によって引き起こされる網膜血管障害を中心とした網膜障害
- 重症度によって基本的に非増殖糖尿病網膜症（NPDR）と増殖糖尿病網膜症（PDR）に分類される

疫学

- 全世界で4億2,200万人が糖尿病に罹患しており、糖尿病患者の23％に合併していると推定されている
- わが国では1,000万人が糖尿病に罹患していると推定されている
- わが国では視覚障害の原因の第4位であり、やや減少傾向（身体障害者手帳給付に基づく）

病態

- 糖尿病によって生じる微小血管障害で、key regulatorは血管内皮増殖因子（vascular endothelial growth factor；VEGF）である
- VEGFは低酸素でその発現が誘導され、血管内皮細胞に対する増殖因子であると同時に、強力な血管透過性亢進作用を有する因子であり、さらに血栓形成による血管閉塞促進作用を有している
- 増殖糖尿病網膜症（PDR）は網膜血管閉塞による網膜虚血に対して新生血管が発生したものをさす
- 網膜新生血管は初期には血管のみによって構成されるが、間もなく支持組織である結合織、グリア増殖が加わって線維血管性増殖となる
- 線維血管性増殖が起きると増殖膜形成による牽引性網膜剥離や血管新生緑内障のリスクが上昇する

図1 症例1：福田分類A1、国際分類mild NPDR

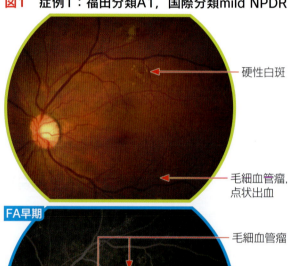

硬性白斑

毛細血管瘤、点状出血

FA早期

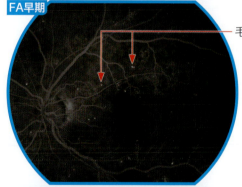

毛細血管瘤

FA後期

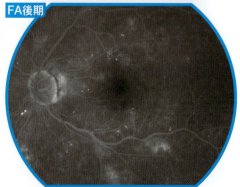

血糖が高くてドロドロの血液が血管を流れているため、血管が傷害を受けてしまっています。

糖尿病網膜症

診断および分類

- 国際重症度分類では5段階分類（明らかな網膜症なし〜増殖糖尿病網膜症）が提唱されている（表1）
- 海外では疫学調査のためにはEarly Treatment Diabetic Retinopathy Study Grading（Airlie House分類のextension），EURODIAB Grading（疫学調査のためにより簡便にしたグレーディング）がよく用いられる
- そのほか，Scott分類，Davis分類が有名である
- わが国では福田分類（表2），改変Davis分類（表3）がよく用いられる

表1 国際重症度分類

重症度分類	眼底検査所見
明らかな網膜症なし（no apparent DR）	異常所見なし
軽症非増殖糖尿病網膜症（mild NPDR）	網膜毛細血管瘤のみ
中等症非増殖糖尿病網膜症（moderate NPDR）	毛細血管瘤以上の病変がみられるが，重症非増殖糖尿病網膜症よりも軽症
重症非増殖糖尿病網膜症（severe NPDR）	以下の所見のどれかを認め，かつ増殖糖尿病網膜症の所見を認めないもの ・20個以上の網膜内出血を眼底4象限で認める ・はっきりとした数珠状静脈を眼底2象限で認める ・明確な網膜内細小血管異常（IRMA）を認める
増殖糖尿病網膜症（PDR）	以下の所見のいずれかを認めるもの ・新生血管 ・硝子体/網膜前出血

表2 福田分類

良性網膜症（A）	
A1:軽症単純網膜症（図1）	毛細血管瘤，点状出血
A2:重症単純網膜症（図2）	しみ状出血，硬性白斑，少数の軟性白斑
A3:軽症増殖停止網膜症（図3）	陳旧性の新生血管
A4:重症増殖停止網膜症	陳旧性の硝子体出血
A5:重症増殖停止網膜症（図4）	陳旧性の（線維血管性）増殖組織
悪性網膜症（B）	
B1:増殖前網膜症（図5）	網膜内細小血管異常，軟性白斑，網膜浮腫，線状・火焔状出血，静脈拡張（網膜無血管野：蛍光眼底造影）
B2:早期増殖網膜症（図5）	乳頭に直接連絡しない新生血管
B3:中期増殖網膜症（図3, 7）	乳頭に直接連絡する新生血管
B4:末期増殖網膜症（図6, 10）	硝子体出血・網膜前出血
B5:末期増殖網膜症	硝子体への（線維血管性）増殖組織を伴うもの
合併症	
虚血性視神経症（N） 牽引性網膜剥離（D） 血管新生緑内障（G） 光凝固（P） 硝子体手術（V）	

表3 改変Davis分類

網膜症病期	眼底所見
単純網膜症	毛細血管瘤 網膜点状・斑状・線状出血 硬性白斑・網膜浮腫（少数の軟性白斑）
増殖前網膜症	軟性白斑 静脈異常 網膜内細小血管異常（網膜無血管野：蛍光眼底撮影）
増殖網膜症	新生血管（網膜・乳頭上） 網膜前出血 硝子体出血 線維血管性増殖膜 牽引性網膜剥離

Your blood sugar level is high, which makes your blood rather thick and syrupy, and this has damaged the blood vessels.

診断—眼底所見

- 軟性白斑…網膜虚血を反映。axonal transportの障害により生じる
- IRMA…動静脈をシャントする拡張蛇行した毛細血管。NVEよりは口径が若干大きく，網膜内にとどまる。通常は軟性白斑に近接して存在。FAでは蛍光漏出がみられない
- 静脈の拡張（beading）…新生血管には至らない血管壁のリモデリング
- NVE…大部分がIRMAのある領域に生じる。硝子体を足場として増殖

治療

- 内科的治療として血糖の厳格なコントロール，併発する高血圧のコントロールが重要である
- 一方で，急激な血糖コントロールは網膜症を悪化させるので注意
- 降圧薬であるカンデサルタンおよび脂質改善薬のフェノフィブラートには，それぞれ降圧作用および脂質改善作用以外の作用を介した糖尿病網膜症の進行抑制作用を有する可能性が示されている
- 眼科的治療は光凝固術，硝子体手術，抗VEGF療法からなる

診断—その他

- FA…無灌流領域，NVE，NVDの同定のため（図1〜8）
- 超音波Bモード…眼底透見不良例（硝子体出血など）（図11）

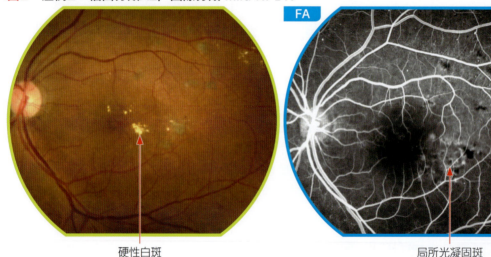

図2　症例2：福田分類A2，国際分類 mild NPDR

硬性白斑　　局所光凝固斑

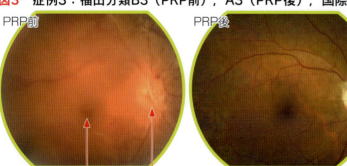
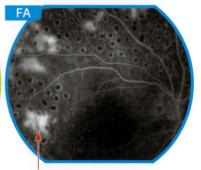

図3　症例3：福田分類B3（PRP前），A3（PRP後），国際分類PDR

PRP前　　PRP後

硝子体出血　　NVD，増殖組織を認める　　NVDは退縮　　汎網膜光凝固がなされており，網膜新生血管の活動性は低下している

血糖のコントロールは大切ですが，すでに障害を受けている現在の眼の状態は血糖を改善しても治りませんので，ご自分で症状がなくても必ず眼の定期的な検査を受けて，適切な治療を行わないといけません。

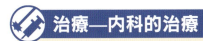
治療—内科的治療

- フェノフィブラートはPPARαアゴニストで脂質改善薬

FIELD study
- 脂質改善が糖尿病合併症を予防することができるかを調査した研究がFenofibrate Intervention and Event Lowering in Diabetes(FIELD)study
- 眼科的な解析としてはフェノフィブラートが2型糖尿病において網膜症の進行を抑制するかを調査
- 平均5年間の経過観察で，網膜症進行のために光凝固を必要とした割合はプラセボ群と比較してフェノフィブラート投与群では有意に約30%減少した
  - →主に糖尿病黄斑浮腫に対するレーザー治療の導入率が低くなったためであるとされる
- すでに糖尿病網膜症が存在する症例では2段階以上の進行はフェノフィブラート投与群では約1/4と有意に低下

ACCORD Eye試験
- スタチンにフェノフィブラートを加えた群はスタチン単独群より糖尿病網膜症の進行が少なかった
  - →フェノフィブラートの内服が糖尿病網膜症の進行を抑制することを示唆
- この結果は脂質改善作用のみでは説明されない。PPARαは糖尿病網膜症を抑制する他の作用を有すると考えられており，その分子メカニズムの解明が望まれている

図4 症例4：福田分類A5, 国際分類PDR

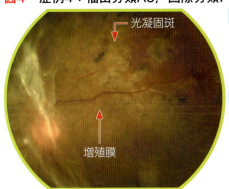
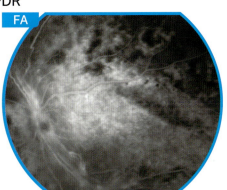

牽引性網膜剥離を認めるものの陳旧化しており，手術の適応ではない

図5 症例5：福田分類B2, 国際分類PDR（38歳，女性）

眼底写真およびその耳側拡大写真　　　　　　　　　　広角FA 55度

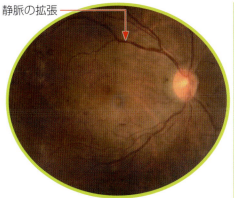
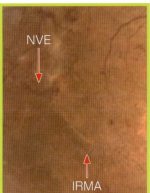

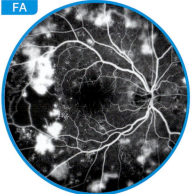

NVEとIRMAの鑑別はFAで可能だが，形態が異なるため眼底検査でも多くの場合には判別可能である

You need to control your blood sugar level, of course, but I'm afraid that getting it down to normal levels is not going to cure your problems, because your eyes are already damaged. However, you still need to have your eyes checked regularly, even if you don't notice any symptoms, so that they can be treated appropriately.

治療—光凝固 （図7，8）

- 光凝固術は高いレベルのエビデンスがあり，広く臨床で施行されている
- 光凝固の後に黄斑浮腫の悪化，周辺視野障害などが生じうる
- 海外では増殖網膜症（PDR）に対して汎光凝固がなされる（患者のコンプライアンスによってはsevere NPDRでも光凝固を行う場合もあり）
- 日本では福田分類でB1以上で閉塞部位に対する局所凝固，それ以上では汎網膜光凝固（PRP）が必要と考えられている（海外でもまれにtargeted photocoagulationを行う場合もある）
- レーザーによる熱凝固により健常組織までも不可逆的な組織破壊をきたし，治療による視機能障害をきたすため新たな治療の開発が望まれている

- 光凝固の条件
  - …従来のレーザーを用いる場合は1,200～1,600発，スポットサイズ500μm，スポット間隔1～1.5スポットサイズを2回以上の治療セッションで行う
  - …パターンスキャニングレーザーによって1～2回で完成させることも多い。従来の光凝固よりスポット間隔を狭くし，ショット数を多くする。短時間でPRPが完成できる，患者の痛みが少ないなどのメリットがある
  - …NVEの退縮を目的とし，眼底所見によって適切に追加凝固を行う。PRPを施行した後でも硝子体出血は生じうる

図6　症例6：福田分類B4，国際分類PDR（73歳，男性）
後極部だけではなく周辺部も注意が必要。この症例では器質化した硝子体出血がみられる

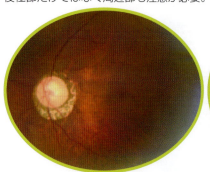 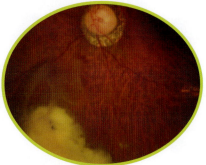

器質化した硝子体出血

超広角FA 画角102度

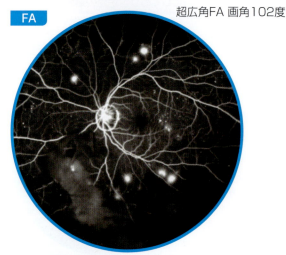

広範な無灌流領域と新生血管を認める。PRPもしくは抗VEGF療法が必要

治療—硝子体手術 （図9，12）

- 主に下記の場合に硝子体手術が考慮されるが手術適応は術者によりさまざまである
  ①中間透光体混濁（特に，硝子体出血）
  ②線維増殖性血管膜による牽引解除
  ③牽引性，および，裂孔原性網膜剥離
- 手術によって期待される効果
  ①虚血網膜に対する凝固を可能にする
  ②新生血管の足場となる硝子体を切除
  ③網膜酸素濃度の改善ならびに硝子体内の血管増殖因子の除去
- 原因となる網膜虚血の改善を得ることは困難であるため手術による視機能改善は限定的である

 あまり症状がないと感じておられるかもしれませんが，現在の状態を放置すると強い出血をきたす可能性が高いのです。

糖尿病網膜症

図7 症例7：福田分類B3（38歳，男性，Vd＝1.0）

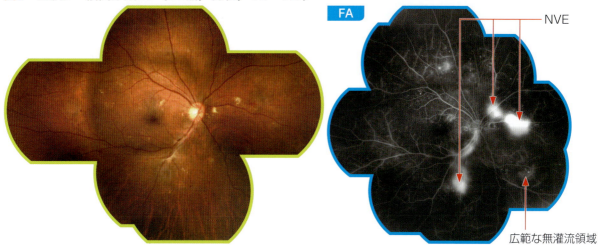

図8 症例7：汎網膜光凝固後6カ月

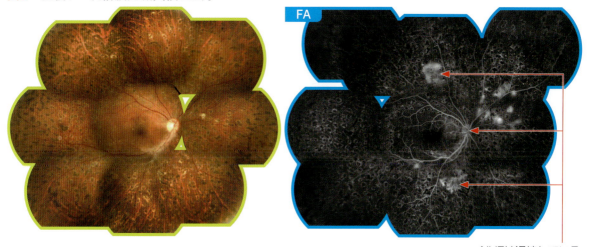

図9 症例7の左眼：硝子体出血に対する硝子体術後

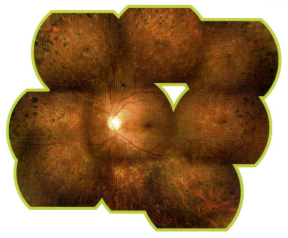

Even though you don't have any symptoms, you need to have your eyes treated. If you don't, you're very likely to have hemorrhages.

治療―抗VEGF療法

- 症例によっては増殖糖尿病網膜症に対して抗VEGF療法単独での治療も選択されうる
- Protocol I試験ではPRPと比較して抗VEGF薬の投与が視力，視野を良好に保つうえでは優位であることを示されている．その後のCLARITY試験では，PRPよりアフリベルセプトの硝子体内投与のほうが優れていることが示された．また，患者の治療に関する満足度も硝子体注射のほうがPRPより優れていることが示されている
- …エビデンスのレベルは高い．しかし，日本で抗VEGF薬を臨床でPDR症例に使うためには頻回投与に伴うコスト，患者のコンプライアンスなどの問題をクリアする必要がある

図10 症例8：福田分類B4：術前

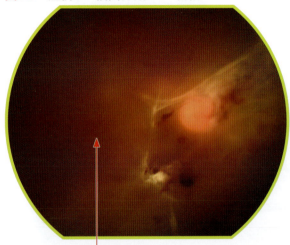

硝子体出血で眼底の透見性が悪い

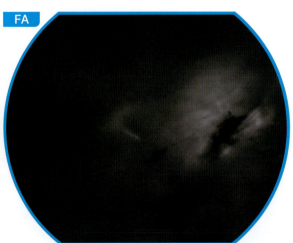

図11 症例8：超音波Bモード

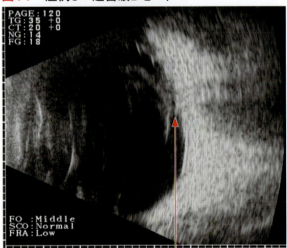

視神経乳頭につながる増殖組織

糖尿病の網膜症が軽くても光を感じる膜の中心部分にむくみが出てくることがあります．

治療—内科的治療，その他

- アンギオテンシンⅡ受容体拮抗薬（ARB）カンデサルタンの網膜症進行予防効果を検討するためのThe Diabetic Retinopathy Candesartan Trials（DIRECT）programmeは1型糖尿病で網膜症をentry時に有さない症例（DIRECT-Prevent-1），1型糖尿病で網膜症を有する症例（DIRECT-Protect-1），2型糖尿病で網膜症を有する症例（DIRECT-Protect-2）を対象にした多施設無作為化二重盲検試験
- 1型糖尿病症例では，ETDRS分類に基づく網膜症の2，3段階の進行を解析した結果，カンデサルタン投与群では進行が35％予防された
- 2型糖尿病症例では，副次評価項目である網膜症の改善に関してプラセボ投与群よりも34％有意に抑制した
  - →初期の網膜症はカンデサルタンの内服により改善する可能性がある
- 降圧作用によらないカンデサルタンの作用であると考えられており，網膜局所でのレニン−アンギオテンシン系が糖尿病網膜症の進行と関連している可能性

図12　症例8：硝子体手術後（シリコーンオイル注入眼）

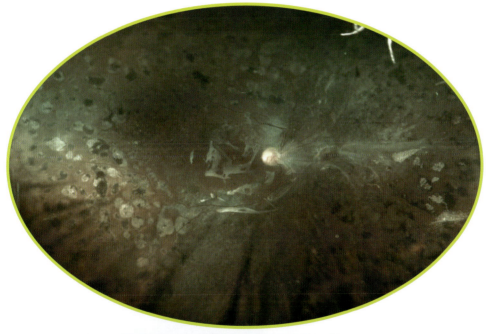

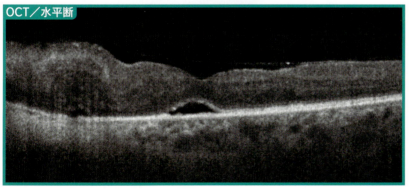

OCT／水平断

Swelling can occur in the center of the retina even in cases of mild diabetic retinopathy.

糖尿病黄斑浮腫
diabetic macular edema (DME)

病態

- 糖尿病による慢性的な高血糖により血管内皮細胞傷害，周皮細胞変性などをきたし，網膜毛細血管透過性異常が生じる
  → 透過性の亢進した血管より漏出した血漿成分が黄斑部に蓄積
- 慢性炎症：VEGFのほか，IL-6などの炎症性サイトカインの関与
- 液性因子の発現上昇により潜在性の慢性炎症が生じると同時にタイトジャンクションを形成する蛋白質のリン酸化などが生じ血液網膜関門が障害

分類

- 糖尿病黄斑浮腫はびまん性浮腫（図13，15，17，19）と局所性浮腫（図21）に分類される
- びまん性浮腫では網膜毛細血管床からの漏出を主体とする
- 局所性浮腫においては網膜毛細血管瘤や透過性亢進した血管からの局所的な血漿成分が漏出し，典型例では輪状滲出斑を認める
- 糖尿病黄斑浮腫の国際分類を表3に示す

診断 （図13，15）

- ステレオ眼底写真によるclinically significant macular edema（CSME）が用いられる。定義は
  ①中心窩無血管領域から500μm以内に網膜肥厚を認める
  ②中心窩無血管領域から500μm以内に硬性白斑を認め，周辺網膜の肥厚を認める
  ③網膜の肥厚が直径1,500μm以上で，その一部は中心窩無血管領域から1,500μm以内である
- 上記以外に糖尿病黄斑浮腫によって黄斑部における網膜の肥厚を認めた場合でも，CSMEにはあたらない

疾患概念

- 糖尿病による慢性的な高血糖による毛細血管障害のために内血液網膜関門の破綻（網膜血管のタイトジャンクションの破壊）によって生じる黄斑浮腫

疫学

- 糖尿病黄斑浮腫は糖尿病患者のうち7％が罹患する
- 糖尿病タイプ別の発症頻度は，1型糖尿病＞インスリン療法を受けている2型糖尿病＞インスリン療法を受けていない2型糖尿病
- HbA1c，糖尿病網膜症の重篤度，拡張期血圧，性別（女性で高頻度）が関連

図13　症例1：びまん性浮腫

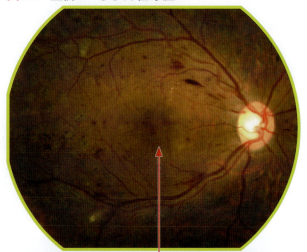

検眼鏡的にも網膜浮腫（＋）

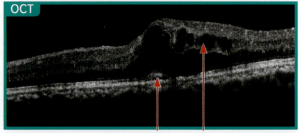

わずかなSRD　　cystic change（IRF）

もろくなった血管から血液の中身が漏れだしてきています。進行予防，症状改善のためレーザーの治療を行ったほうがよいと考えられます。

糖尿病網膜症

図14 症例1：右眼FA

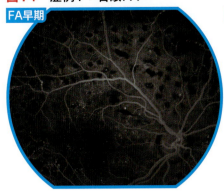
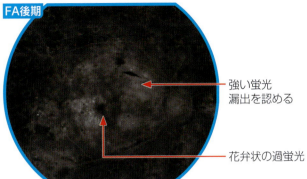

- 強い蛍光漏出を認める
- 花弁状の過蛍光

図15 症例2：軽度のびまん性浮腫

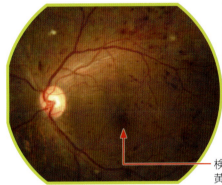
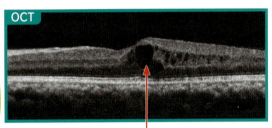

- 検眼鏡的には黄斑浮腫ははっきりしない
- OCTでは軽度の浮腫：center-involved diabetic macular edema

図16 症例2：左眼FA

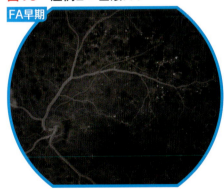
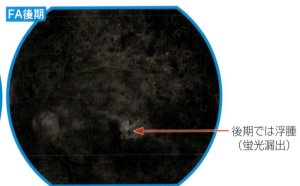

- 後期では浮腫（蛍光漏出）

表4 国際分類：糖尿病黄斑浮腫

黄斑浮腫重症度	眼底所見
黄斑浮腫なし（DR）	網膜肥厚や硬性白斑なし
軽症黄斑浮腫（mild DME）	後極部に網膜肥厚や硬性白斑が認められるが黄斑部から離れている
中等症黄斑浮腫（moderate DME）	網膜肥厚や硬性白斑が黄斑部に近づくが黄斑部の中心を含んでいない
重症黄斑浮腫（severe DME）	網膜肥厚や硬性白斑が黄斑部の中心を含んでいる

Your blood vessels have become weak, and they've started to leak. I think laser therapy would be a good idea, not only to prevent progression, but also, hopefully, to improve your condition.

診断—FA所見

- FA所見で局所漏出型，びまん性漏出型，花弁状漏出型および蜂巣状漏出型に分類される
- 局所漏出型は網膜血管の局所から血漿成分が漏出したもので毛細血管瘤を伴う（図22）
- びまん性漏出型は網膜血管内皮細胞の透過性亢進による網膜組織の水分貯留を示す所見（図16）
- 花弁状漏出型は中心窩における外網状層での水分貯留（図14）
- 蜂巣状漏出型は傍中心窩の内網状層での水分貯留を反映（図18, 20）
- 血管透過性の亢進による組織での水分貯留が主体である

診断—OCTA所見 （図24）

- 中心窩無血管野の拡大，capillary dropout, microaneurysmが描出される
- microaneurysmに関してはFAのほうが検出力は高いが，浅層，もしくは，深層にあるのかを知ることができる

診断—OCT所見

- 中心窩網膜厚が225μm以上のものを"center-involved diabetic macular edema"とよぶ（図15）
- 浮腫の形態により3分類
  ①スポンジ状浮腫：傍中心窩に内網状層から外網状層に囊胞様の間隙を認める
  ②囊胞様浮腫：網膜全層に著明な水分貯留を認める
  ③漿液性剥離：細胞間隙の水分がRPEにより吸収される過程で機能不全を起こしたもの
  実際にはこれらが単独の所見として認められることは少なく，多くの場合にはさまざまな所見が混在する
- 硬性白斑以外にhyperreflective fociといわれる微小な高反射の多発する病巣を認める（図19, 23, 25）
- DRIL（disorganization of the retinal inner layers）が視力予後と相関（図27）

図17 症例3：びまん性黄斑浮腫

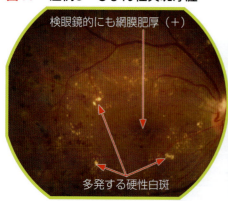
検眼鏡的にも網膜肥厚（＋）
多発する硬性白斑

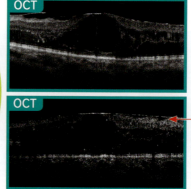
黄斑前膜も認めるが，網膜浮腫の主因は糖尿病性黄斑浮腫

図18 症例3：右眼FA

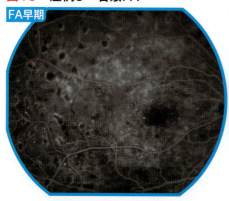
FA早期

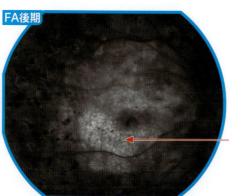
FA後期
蜂巣様の過蛍光

病状を改善するために眼内に注射するのがよいとされています。

治療

- 糖尿病黄斑浮腫は海外では光凝固が標準治療であったが，わが国では硝子体手術や薬物療法が好まれていた
- center-involved DMEに対しては光凝固と比較して抗VEGF療法の視力改善効果が高いことが示されている
- 抗VEGF薬の頻回投与はもっともエビデンスの高い治療である
- 日本では抗VEGF療法は安いオフラベル薬（アバスチン）の使用が困難であり，医療費の患者負担が高いため，頻回投与は敬遠される傾向にある

治療—網膜光凝固

- 局所浮腫に対しては直接凝固が適応とされる
- びまん性浮腫に対しては，抗VEGF療法の効果が不十分な場合にETDRS変法が推奨される…直接凝固と格子状光凝固を組み合わせて治療を行う
- 抗VEGF療法単独で治療を始めても3〜4割に局所光凝固が必要とされる

直接凝固
- 微小毛細血管瘤を直接凝固
- 輪状滲出斑を伴う黄斑浮腫に施行
- 浮腫の軽減効果および硬性白斑の減少を目的として行われる
- 光凝固は黄色もしくは緑色の波長を用い，50μm，0.05〜0.1秒，100〜120mWの条件で行い，毛細血管瘤が暗赤色になるまで凝固を行う

格子状光凝固
- 古くからエビデンスを有する治療であり，1985年にETDRS（Early Treatment Diabetic Retinopathy Study）で視力維持に有効性が示されている
- 海外では抗VEGF療法をまず行い，治療効果が不十分な場合に追加療法として行われる

その他の光凝固
- 出力をおさえ，網膜障害を少なくするために，マイクロパルスダイオードレーザー，パターンスキャンレーザーなども使用されている

図19　症例4：びまん性黄斑浮腫　左眼

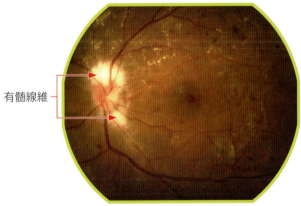
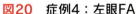
有髄線維

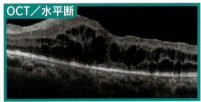
OCT／水平断

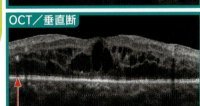
OCT／垂直断
hyper reflective foci

図20　症例4：左眼FA

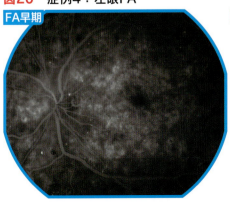
FA早期

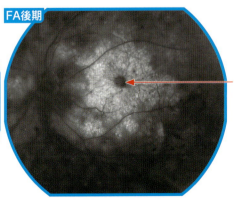
FA後期
蜂巣様の過蛍光

We normally recommend an intraocular injection to deal with this kind of problem.

治療―ステロイド

- 抗VEGF療法に反応が悪い症例で偽水晶体眼に対して推奨
- 硝子体内投与もしくはTenon囊下投与がなされる
- 浮腫軽減効果は高いと考えられているが，長期的な視力改善，維持効果があるとは示されておらず，症例によっては無効例も存在し，再燃することも多いことが課題
- トリアムシノロンの硝子体内投与と局所光凝固を多施設で前向きに比較したDRCR.net（Diabetic Retinopathy Clinical Research Network）の大規模臨床試験によると，局所光凝固群，トリアムシノロン1mg群，トリアムシノロン4mg群では短期的には4mg群が視力が良好であったが，3年の経過では光凝固群が最も視力が良好であった
- 一方でトリアムシノロン硝子体内投与群では白内障手術症例が多く（4mg，1mg群ではおのおの3年間で83％，46％，光凝固群では31％），10mmHgの眼圧上昇もおのおの33％，18％，4％で高かった
- 別のDRCR.netの報告によるとトリアムシノロンのTenon囊下注入に関しては視力20/40以上の症例に対しては有効性が認められなかった
- 海外ではOzurdexが用いられることもある（国内未承認）

治療―抗VEGF療法 （図25～27）

- エビデンスレベルの最も高い治療法であり，薬物療法の主要な位置を占める
- ラニビズマブ単独投与，ラニビズマブと光凝固の併用療法，光凝固単独を12カ月の期間で比較したRESTORE studyでは，光凝固単独群では視力改善が0.8文字であったのに対し，ラニビズマブ併用光凝固群では5.9文字，ラニビズマブ単独群では6.1文字と，ラニビズマブ療法（併用，単独）が光凝固よりも視力改善の程度が優れていることが報告された
- アフリベルセプトに関してもほぼ同様の研究デザインであるVIVID/VISTA試験がアフリベルセプトの良好な結果を示した
- DRCR.netによる報告も，抗VEGF療法（光凝固併用）が光凝固単独よりも視力改善効果が高いことを示している
- ベバシズマブ，ラニビズマブ，アフリベルセプトの直接比較（Protocol T試験）
  …視力の悪い（20/40以下）症例ではアフリベルセプトが最も視力改善に有効である
- 高価な薬剤の長期の反復投与が必要で，患者負担や医療財政の面から大きな問題としてあげられる→注射回数を減らすための試みがさまざまになされている

治療―硝子体手術

網膜硝子体牽引がある症例に勧められる

目的①硝子体網膜癒着による牽引の除去

- 硝子体牽引を伴う黄斑浮腫に対しての硝子体手術を検討したDRCR.netの報告によると6カ月での浮腫消失症例は43％であり，黄斑浮腫の強い症例ほど浮腫の減少効果が高いと報告された
  →硝子体牽引の認められる症例では硝子体手術を行ってよいと考えられる

目的②黄斑浮腫の改善

- 網膜硝子体牽引が明らかでない場合でも，硝子体切除により網膜表面の酸素分圧が上昇するため網膜の虚血改善につながり，黄斑浮腫の改善効果があると考えられている
  →黄斑浮腫改善効果は網膜硝子体牽引のない症例やPVDのある症例でも報告がある

ステロイドに治療を変えましょう。

図21　症例5：局所性浮腫

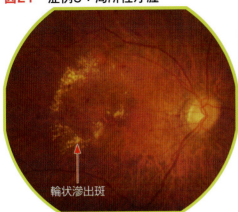
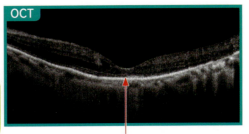

輪状滲出斑

中心窩の浮腫は認めない

図22　症例5：FA

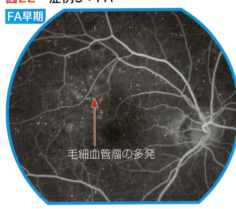
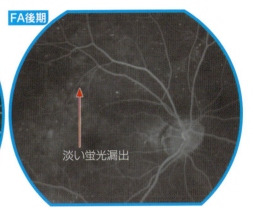

FA早期　毛細血管瘤の多発

FA後期　淡い蛍光漏出

図23　症例6：局所性浮腫
浮腫の形態を確認できるretinal thickness mapで表示すると俯瞰的に浮腫が観察できる

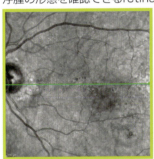
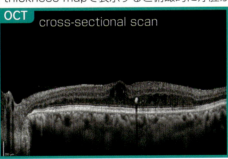
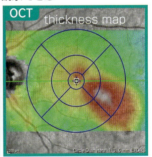

OCT cross-sectional scan

OCT thickness map

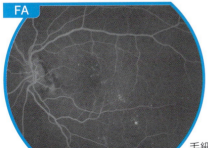

FA　毛細血管瘤が認められる

Let's switch you over to steroids.

図24　症例6：OCTA

3×3mm scan

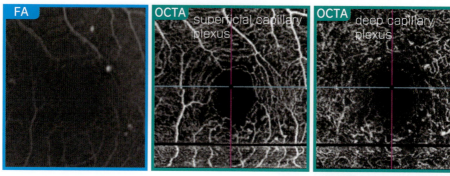

毛細血管の状態が明瞭に観察され，一部の血管瘤が明瞭にみられる。血管瘤は深層網膜に存在することが多い

6×6mm scan

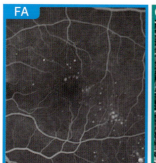 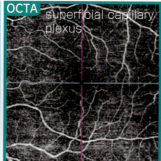 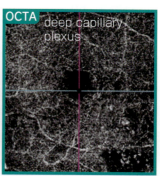

FAでは同定できないようなcapillary dropoutが観察される

図25　症例7：重度のびまん性浮腫（52歳，女性（Vs＝指数弁））

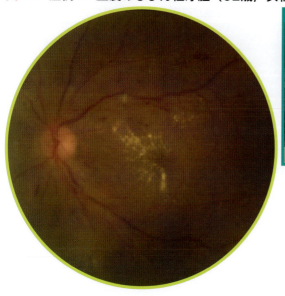 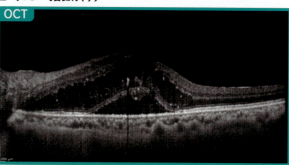

注射は網膜のむくみを減らすために行います。視力の回復のためには何度か注射が必要となるでしょう。初年度には7-8回の注射が必要です。

糖尿病網膜症　171

図26　症例7：OCT

初診時

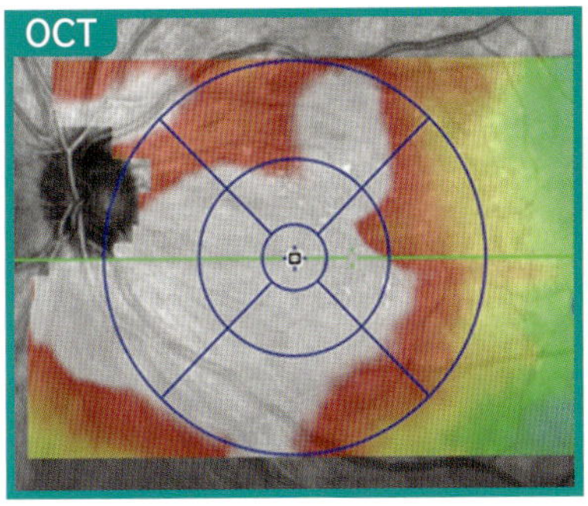

1カ月後

2カ月後

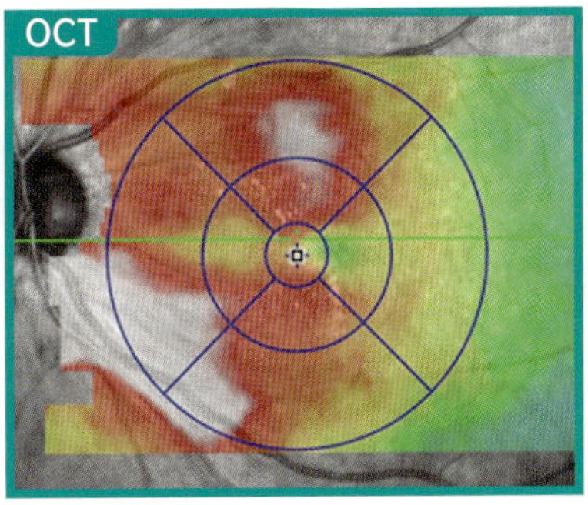

抗VEGF療法

抗VEGF療法

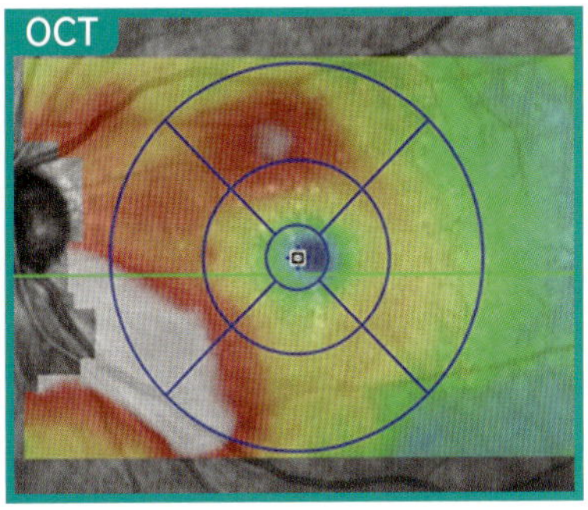

6カ月後：抗VEGF療法を中断した
ところ悪化

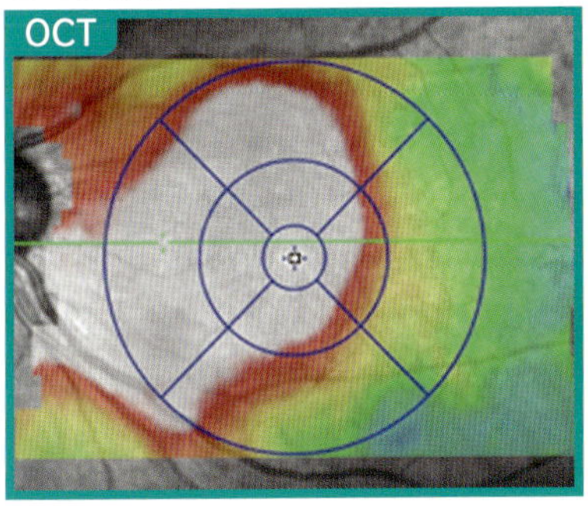

7カ月後

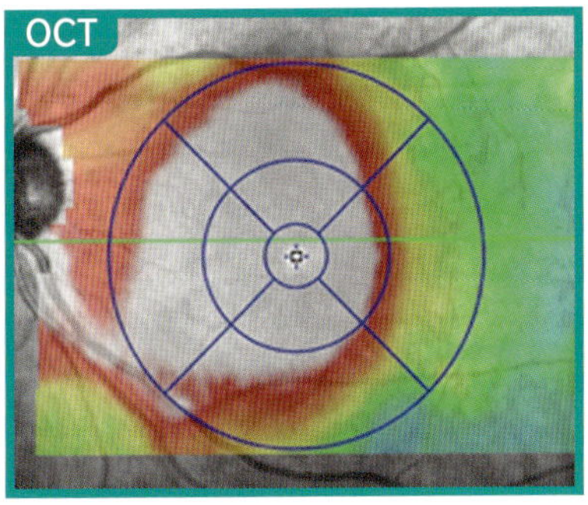

8カ月後

抗VEGF療法

抗VEGF療法

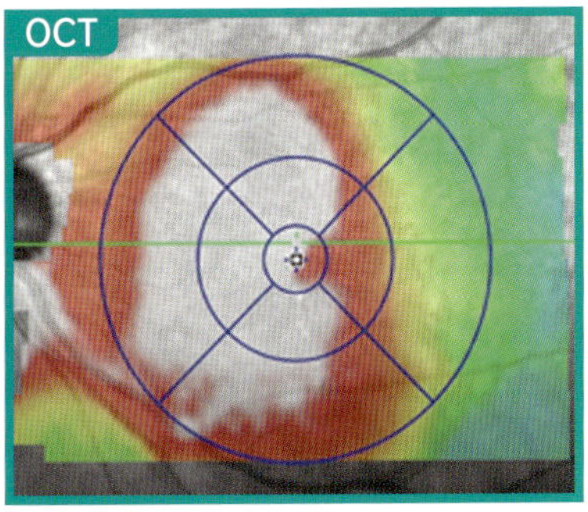

抗VEGF療法

9カ月後

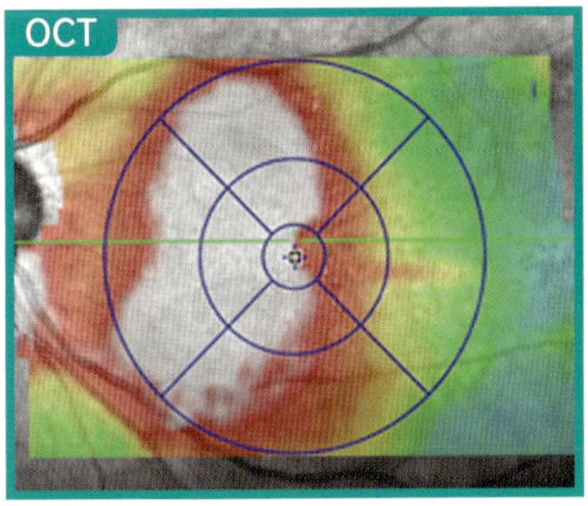

10カ月後

11カ月後

抗VEGF療法

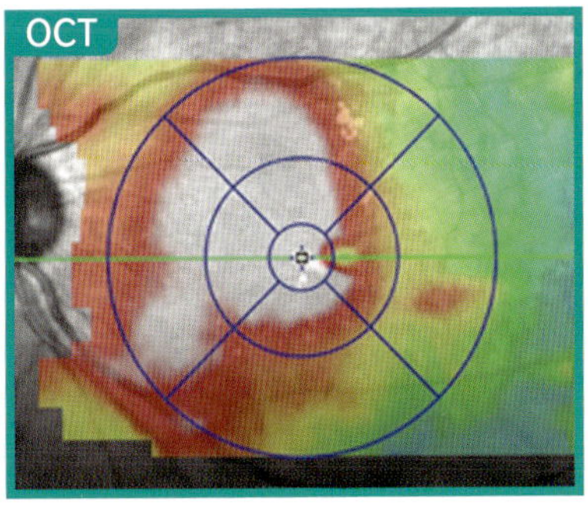

抗VEGF療法

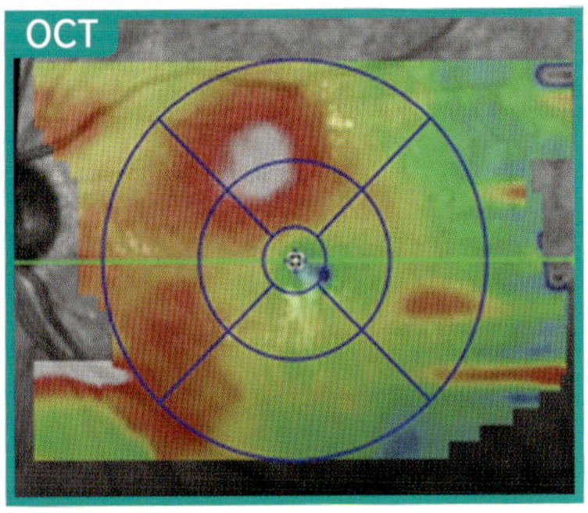

抗VEGF療法＋光凝固

12カ月後

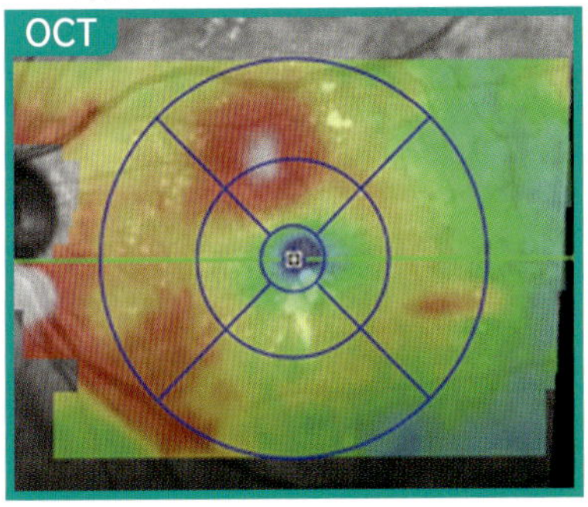

図27　症例7：治療開始から12カ月後

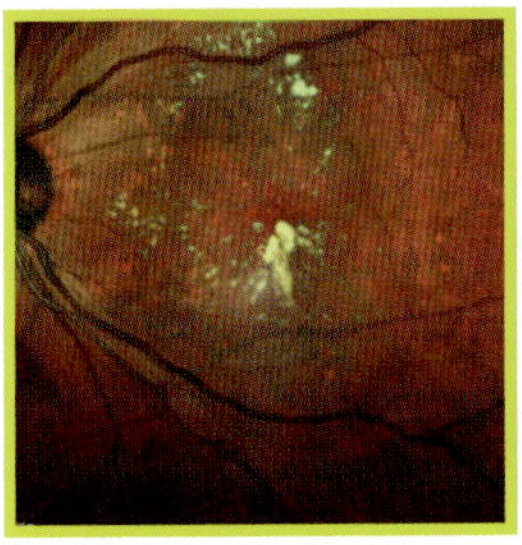

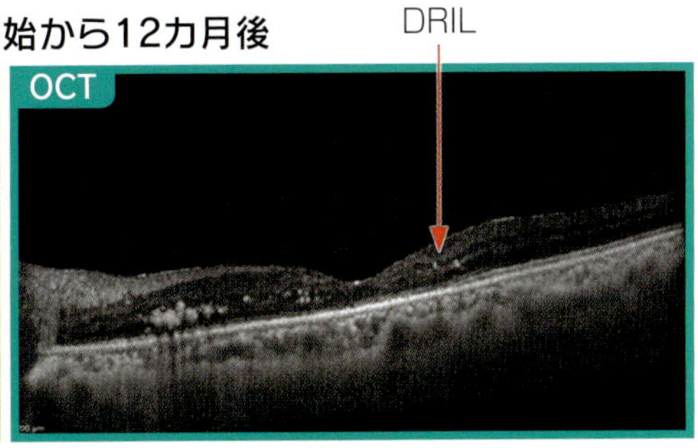

DRIL

黄斑浮腫（−），網膜内層構造の乱れ（＋）

The purpose of the injections is to reduce the swelling of the retina. In the first year, you'll need 7 or 8 injections to improve your vision.

III 網膜血管病変
高血圧眼底
hypertensive retinopathy

疾患概念
- 収縮期血圧が140mmHg以上，または拡張期血圧が90mmHg以上で高血圧と診断される
- 眼底は細動脈を直接観察できる唯一の器官であり，以前より動脈硬化判定に用いられている

疫　学
- 悪性高血圧に伴う眼底異常はLiebreichによって1859年に報告されている
- 広くHeyrehらによっても研究されている。国内でも多くの研究がなされている

病　態
- 細動脈硬化と交叉現象が主たる病態である
- 終末細動脈の拡張とオートレギュレーション機構の破綻によりさまざまな変化をきたす
- 急性の変化では，網膜深層の小さな白色の楕円形病巣を生じる（軟性白斑とは異なる）
- 虚血による軟性白斑はradial peripapillary capillaryの周辺に生じることが多い
- 黄斑部のSRDとCMEを生じることもある

細動脈硬化
- 網膜細動脈は高血圧に対して狭小化し，そのため直線化する
- 血圧上昇により血管の拡張→蛇行，屈曲→口径不同が生じる
- 腎性高血圧などの急激な血圧上昇→血管攣縮→網膜浮腫，軟性白斑，出血，乳頭浮腫など（図1, 3, 5）
- 硬化性変化として組織学的には内皮，弾性線維や結合織の増殖，内膜の硝子様変性を生じる

交叉現象
- 動静脈交叉部位では共通の血管外膜を有するため動脈硬化が進行すると静脈が圧排され，動脈周囲で静脈が途絶したように見える
- 高血圧による動脈硬化の程度は，動脈の血柱反射の亢進や動静脈交叉現象から判定する
- 動脈が静脈の上を通る場合→程度により静脈の先細り，塞き止め，隠状がみられる
- 静脈が動脈の上を通る場合→乗り越え現象を生じる
- 細動脈は硬化性変化により長さに変化が生じる→静脈が牽引（Salus sign）
- 動脈硬化による血管の変化は，高血圧による直接的な影響と異なり，器質的な変化のため，一度起きてしまうと元には戻らない

高血圧網膜症
- 加速高血圧・悪性高血圧などが原因で細動脈の攣縮を起こし，その血管からの漏出による火炎状出血，軟性白斑，視神経乳頭浮腫，網膜浮腫をきたす（図1, 2）。放置すると増殖網膜症をきたしうる

脈絡膜症
- 脈絡膜循環障害を生じることが知られている
- 脈絡毛細血管板の急性の虚血性の変化は急性のRPEの変化として観察される
- 急性の脈絡膜梗塞はElschinig spotとして観察される

視神経症
- 高血圧性の視神経乳頭浮腫も生じる（図1）
- 慢性変化では視神経乳頭の蒼白化も生じることが知られている

高血圧や動脈硬化の変化は眼の奥に生じやすいです。

高血圧眼底

診断と分類

Keith Wagener分類
- 0群：正常
- Ⅰ群：血管腔の狭小とわずかな動脈硬化
- Ⅱ群：銅線動脈・交叉現象
- Ⅲ群：口径不同，軟性白斑，星芒状白斑，その他の滲出物，網膜浮腫，出血
- Ⅳ度：乳頭浮腫が加わる

Scheie分類
高血圧眼底は，高血圧の影響（H所見）と動脈硬化の程度（S所見）を併記して，HⅢSⅡのように判定する

- 高血圧性変化（hypertensive change）
  - Ⅰ度：わずかの細動脈狭小
  - Ⅱ度：細動脈に口径不同が加わる
  - Ⅲ度：出血や白斑を認める
  - Ⅳ度：乳頭浮腫
- 動脈硬化性変化（scletoric change）
  - Ⅰ度：動脈壁反射亢進，交叉現象軽度
  - Ⅱ度：反射亢進がより著明
  - Ⅲ度：銅線動脈（copper wiring，交叉現象著明）
  - Ⅳ度：銀線動脈（血管壁のsheathingの進行）

図1　症例1：悪性高血圧に伴う高血圧網膜症（20歳，女性，Vd＝0.1）：初診時右眼

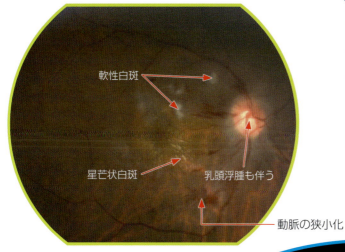

軟性白斑／星芒状白斑／乳頭浮腫も伴う／動脈の狭小化

治療

- 高血圧性変化は，血圧をコントロールすることで元に戻る（図2，4，6）
- 黄斑部のSRDとCMEなども血圧の正常化に伴い改善する
- 硬化性変化は非可逆的であり，治療せずに放置していると，網膜内に無灌流領域→側副血行路形成，新生血管形成

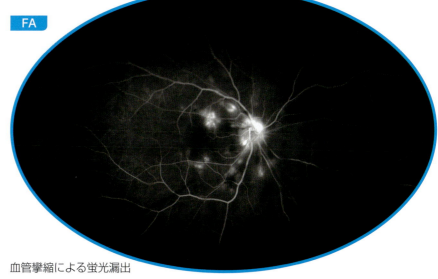

FA
血管攣縮による蛍光漏出

Changes caused by hypertension and arterial sclerosis often occur in the back of the eye.

図2 症例1:右眼

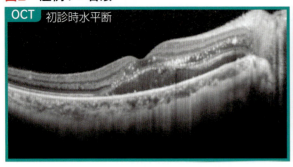
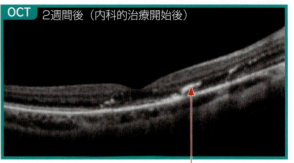

硬性白斑による高反射

図3 症例1(20歳,女性,Vs=0.6):初診時左眼

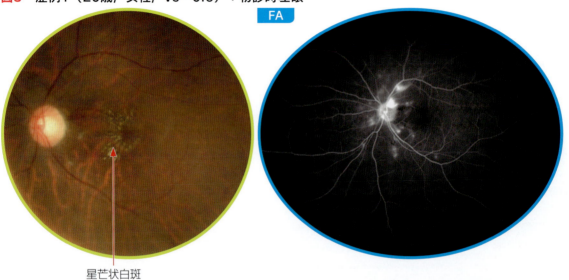

星芒状白斑

図4 症例1:左眼

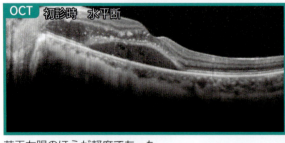

若干左眼のほうが軽度であった

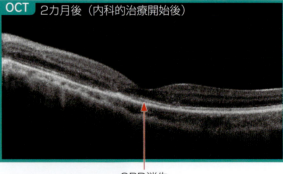

SRD消失

急激な降圧はむしろ臓器障害を悪化させるので避ける。高血圧専門医への紹介が好ましい

眼の奥の変化をみると高血圧にかかっていると思われます。あちらで血圧を計ってみてください。(自動血圧計がある場合)

高血圧眼底 175

図5 症例2（38歳，男性，Vs=0.3）

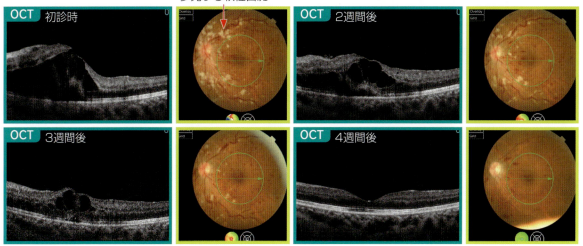

多発する軟性白斑

悪性高血圧に伴う高血圧網膜症。高血圧専門医に紹介，治療を開始した

図6 症例2：初診から2カ月後（初診時著しい高血圧によりFA施行できず）

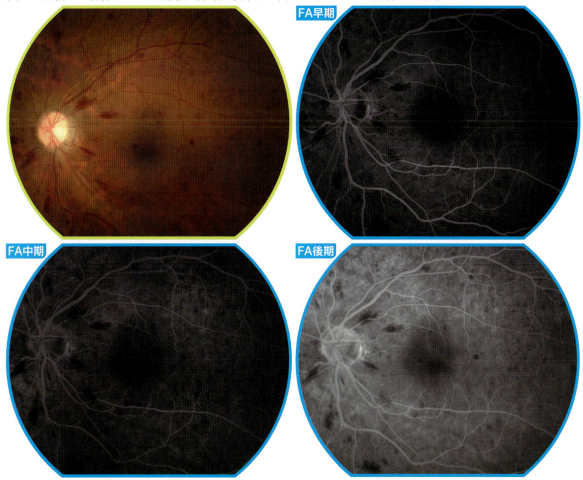

直ちに降圧治療を開始し，適切に治療がなされたため無灌流領域は認めない

Having had a look at the back of your eye, I think you're suffering from high blood pressure. There's a machine over there, so could you just go and check your blood pressure?

III 網膜血管病変
網膜静脈分枝閉塞症
branch retinal vein occlusion (BRVO)

疾患概念
- 網膜動静脈交叉部で静脈壁が動脈により圧排され静脈内で乱流が生じ，網膜静脈の分枝が閉塞するために生じる疾患
- 自覚症状は閉塞した静脈部位による違いがあり，無症状から強い視力低下までさまざまである

疫学
- 疫学調査では網膜静脈閉塞症は0.3〜1.1%の頻度と報告されている
- リスクファクターは年齢，高血圧，糖尿病，脂質異常性，動脈硬化などのvascular risk factorをもつ生活習慣病患者によくみられる

分類
- 閉塞の生じた動静脈交叉部位によってmajor (first-order，第一分枝閉塞) とmacular (second-order，第二分枝閉塞) に分類される
- 篩状板付近の静脈閉塞で生じるhemispheric retinal vein occlusionは一般的にはCRVOに分類される

図1 症例1：major BRVO（66歳，女性，Vs＝0.4）

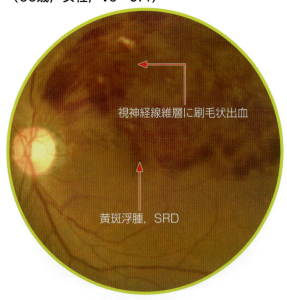

視神経線維層に刷毛状出血
黄斑浮腫，SRD

病態（図2）
- 網膜動静脈交叉部位で細動脈と細静脈は血管外膜を共有しているため，動脈硬化の進行により静脈壁が圧迫される
- 圧迫による網膜静脈の管腔狭窄により，血流障害，乱流が生じ，血管内皮細胞が傷害され血栓を形成する
- 静脈閉塞部位に一致した網膜出血，網膜浮腫のほか，主な合併症として黄斑浮腫（SRDを伴うこともある）や硝子体出血をきたす
- 黄斑部病変を認めない場合でも病巣部からの滲出液が中心窩に及びSRDを中心窩にきたすことがある
- VEGFは病態に深くかかわっており，BRVOで発現上昇し，黄斑浮腫を悪化させる主たる因子である

図2 病態

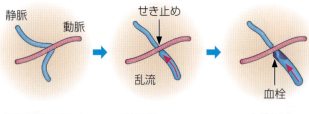

静脈　動脈　せき止め　乱流　血栓
動静脈交叉部の血管壁の共有　動脈硬化 静脈内腔を圧迫　血栓形成 静脈閉塞

眼の奥の光を感じる膜の中で，動脈と静脈は交差しながら流れています．その交差部分で静脈が動脈硬化によって硬くなってしまった動脈に圧迫されてしまい血液の流れが悪くなってしまったために，出血しています．

診断

- 前置レンズを用いた細隙灯顕微鏡検査，造影検査，OCT検査は必須の検査である
- 定量的な評価にはretinal thickness mapの解析も適している

診断—眼底所見

新鮮例
- 典型的な眼底所見から診断は容易である（図1, 6）
- 視神経線維層に刷毛状出血を生じ，網膜浮腫，黄斑浮腫，SRDを生じることが多い
- 軟性白斑を網膜虚血部位にみることが多い
- 硬性白斑は浮腫の程度にかかわらず生じ，多くは網膜内に存在するが，一部の症例では網膜下に生じ中心窩に集積し強い視力障害の原因となることもある（図2）
- 鼻側より耳側の静脈に閉塞をきたすことが多い（動静脈の交差が耳側網膜に多いため）

陳旧例
- 出血をほとんど認めず網膜浮腫と硬性白斑が観察される症例では，造影検査による鑑別が重要（図3, 7, 13）

診断—FA所見

- 新鮮例では出血による蛍光ブロックのため病巣が判定しづらいことがある
  →出血が吸収されてきた時点での造影検査が重要
- 網膜出血が吸収されてからの造影検査では，拡張した網膜血管への蛍光色素の充盈遅延が生じる
- また，周中心窩の毛細血管の閉塞の有無も視力予後に影響を及ぼすと報告されているので注意して所見をとる必要がある
- 陳旧例では毛細血管瘤を認めることがある（図8）
- 黄斑部毛細血管拡張症との鑑別にも有用である（図4）

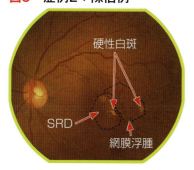

図3 症例2：陳旧例
硬性白斑／SRD／網膜浮腫

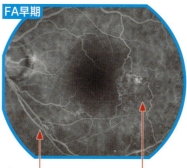

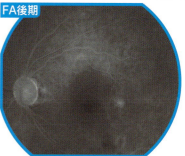

図4 症例2：FA
FA早期／FA後期
黄斑部毛細血管拡張症などとの鑑別も重要
静脈閉塞部位　拡張蛇行した網膜静脈

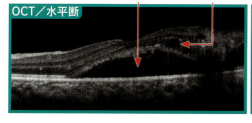

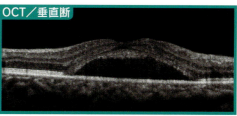

図5 症例2
SRD　CME
OCT／水平断　　OCT／垂直断

One of the arteries in your retina is slightly sclerotic – that means it's become harder than it should be – and it's putting pressure on a vein at the point where the two vessels cross. This is disrupting the blood flow and causing a little bleeding in the retina.

診断—OCT所見 （図5，6，9，12）

- 急性期にみられる黄斑浮腫はOCTで詳細に観察され，定量的および定性的変化をとらえることができる
- 網膜膨化，CMEを認め，SRD（図5，9）も約20％に認めると報告されている
- 浮腫が存在する場合には水平縫線の上下のいずれかに存在し，残りの半球は異常所見を呈さない
  → 水平方向のスキャンで検査した場合にはスキャン画像が中心窩から少しずれるだけで浮腫の程度が大きく異なるように観察されるため，垂直方向でのスキャンも行い評価に用いるのが望ましい。垂直方向でのスキャンを行い評価に用いるとCMEの形態が明瞭に描出される

診断—OCTA所見

- 造影剤の注入なく黄斑虚血の判定が可能である（図15）

治療

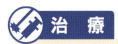

- メタ解析によると黄斑浮腫は18％が4.5カ月で改善し，7.5カ月で41％が改善すると報告されている
- 自然経過では1/3の症例が2ライン以上の視力改善を認め，平均視力の改善は3カ月で1文字，18カ月で15文字とされるが，矯正視力0.5以上の改善はあまり認めない
- 治療は急性期にみられる黄斑浮腫に対する治療と慢性期における新生血管予防を目的とした治療に分けて考えられる

治療—黄斑浮腫に対する治療

抗VEGF療法が治療の主流となっている。

抗VEGF療法
ルセンティス
BRAVO (BRAnch Retinal Vein Occlusion: Evaluation of Effeicacy and Safety) trial
- 0.3mgもしくは0.5mgのルセンティスの投与とsham注射の検討がなされている
- 3カ月目からは必要に応じて欧米の標準治療である格子状光凝固も施行された。その結果sham群では6カ月で+7.3文字の変化であったのに対し，0.3mgおよび0.5mgの投与群では+16.6文字，+18.3文字と，自然経過群と比較すると有意に視力の改善が得られることが示されている
- 光凝固を施行されたのはsham群で54.5％，0.3mgおよび0.5mg群では18.7％，19.8％であった

RELATE study
- 0.5mgおよび2.0mgのルセンティスを比較したでは両群に差を認めず
- 毎月の投与と必要に応じての投与では視力に差はない
- BRIGHTER studyによっても同様の結論

アイリーア
- VIBRANT studyでアイリーア群では+17.1文字の改善
  → 抗VEGFの必要に応じての投与が広くなされている（薬剤による違いはないと考えられている）
- 発症してから早めの投与が良いが，再発することが多いので繰り返しの投与が必要になる
- 黄斑虚血がある症例でも有効性が示されている

網膜光凝固
- 慢性期，視力0.5以下，傍中心窩毛細血管網が正常な症例に対しては発症から3カ月後以降の光凝固が勧められていた（Branch Vein Occlusion Study (BVO Study)の結果から）
- 黄斑部への格子状光凝固により視力改善が平均1.33ラインであったと報告

ステロイド
- 欧米では以前は硝子体内投与が行われていたが，わが国ではトリアムシノロンのTenon囊下注入が行われることがある
- SCORE study (The Standard Care vs. Corticosteroid for REtinal Vein Occlusion Study) では，それまでの標準治療（光凝固）とトリアムシノロン硝子体内投与（1mg，4mg）の比較がなされたが，トリアムシノロンの優位性を示すことはできなかった
- COMORADE-B studyではデキサメタゾンインプラントよりもルセンティスのほうが効果が高いと示された
  → 現在，欧米でステロイドの使用は第一選択としては推奨されていない
- 一定期間の浮腫軽減効果を認めるためわが国では現在も施行されている

硝子体手術
- 過去にはわが国では硝子体手術（ILM剝離やsheathotomy併用）が施行されていた

閉塞した静脈の流れをよくする治療も試みられていますが確実な治療はありません。

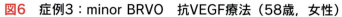

図6 症例3：minor BRVO 抗VEGF療法（58歳，女性）

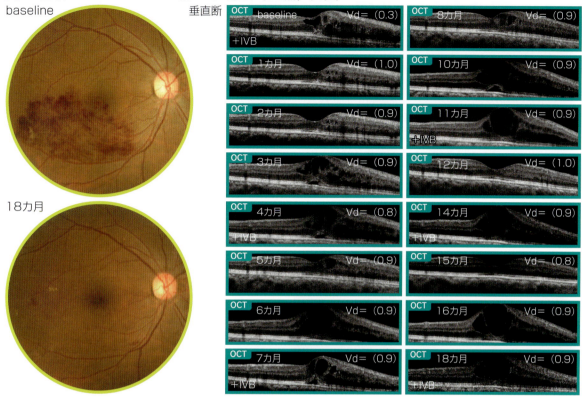

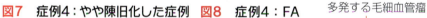

図7 症例4：やや陳旧化した症例　図8 症例4：FA

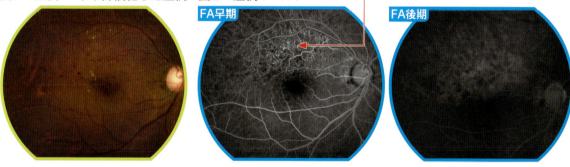

図9 症例4：OCT（垂直断）

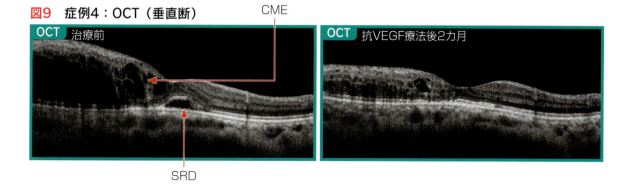

There's no 100% reliable way to restore blood flow in blocked retinal veins yet.

治療—新生血管の予防

- 網膜新生血管（NVE）：BRVOの22%に生じると報告
- 5乳頭径以上の広範な無灌流領域（non perfusion area；NPA）が存在するときであってもアメリカのガイドラインでは網膜新生血管が発症するまでは光凝固をせずに経過をみてよいとされている．わが国では一般的には新生血管発症予防のために光凝固は考慮してよいと考えられている（特にPVDのない眼に生じやすい（図10，11））
- PVDの完成している場合は新生血管の育つ足場がないため生じにくい
- 早期の光凝固は治療的に意味がないばかりでなく，光凝固が網膜内層を傷害し，炎症を惹起して黄斑浮腫を悪化させるので行ってはならない
- 通常は発症後しばらく時間が経って出血が引いてから造影検査を行い，無灌流領域を判定し，患者の通院状況などに応じて無灌流領域に対して光凝固を行うのがよいと考えられる
- パターンスキャニングレーザーが広く用いられている

図10 症例5：NVD合併，硬性白斑の中心窩沈着例（58歳，男性，Vd＝0.1）

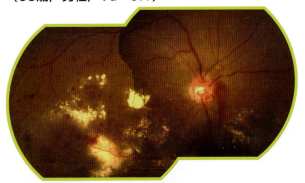

図11 症例5：FA

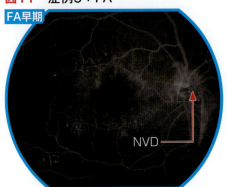
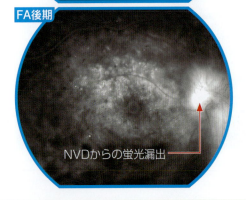

図12 症例5：OCT

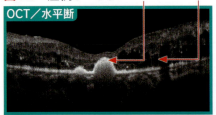
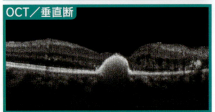

図13 症例6：陳旧例無症状

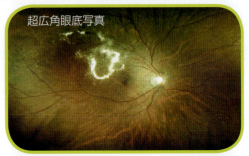

出血の場所によっては発症時に自覚症状を伴わない

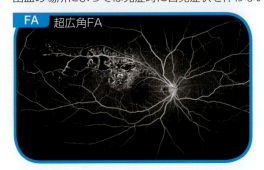

目の症状を改善するために血液の漏れを減少させるような薬を眼の中に注射することをお勧めします．完全な回復は困難で繰り返し治療が必要ですが最もよく効果が証明されています．

図14 症例7：陳旧例 格子状光凝固
多数回の抗VEGF療法を行ったが再発が強く，格子状光凝固（模式図）を選択
びまん性浮腫を認める領域をカバーするように，1～2凝固直径間隔をあけて強凝固にならないように注意

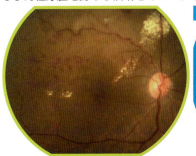
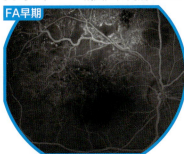
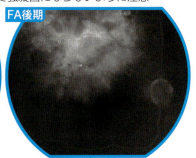
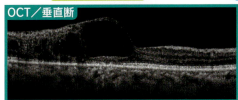
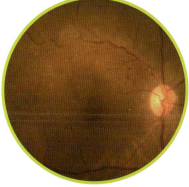
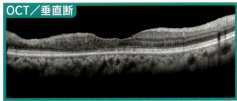

図15 症例8：抗VEGF療法により浮腫の消失した症例：OCTAによる無灌流領域の検査

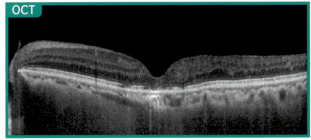
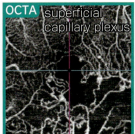
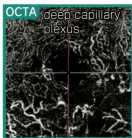

治療—長期予後

- 抗VEGF療法を4年以上行っても半数は少なくとも年3回の注射が必要
- 発症から時期の経っている慢性期の症例では格子状光凝固を検討してもよいかもしれない（図14）が，治療後の暗点については注意が必要

I recommend an injection into the eye to reduce the leakage from the blood vessels. This will improve your symptoms, but it will be difficult to cure the condition completely, and repeated treatments will be necessary. Still, this is certainly the best option available.

III 網膜血管病変
網膜中心静脈閉塞症
central retinal vein occlusion (CRVO) and hemi retinal vein occlusion (hemi-RVO)

疾患概念

- 視神経内で網膜静脈が閉塞し，網膜血管拡張，視神経乳頭のうっ血や充血，網膜全周の出血を認める疾患であり，強い黄斑浮腫のために視力低下をきたす
- 主たる合併症として黄斑浮腫，硝子体出血，虹彩新生血管（ルベオーシス）による血管新生緑内障がある

病態

- 視神経内でも網膜の動静脈の壁共有
  → 加齢，緑内障眼：線維性組織の硬化性変化
  → 篩状板後方，視神経内で網膜中心静脈が圧排，狭窄

分類

- 虚血の程度によって虚血型（図3）と非虚血型（図1）に分類される
- 虚血型はFAで10乳頭面積以上の無灌流領域を認めるものをさす
- 最終視力は虚血型では視力は不良であり，87％の症例で0.05以下であったと報告されているが，非虚血型では0.7以上の症例が57％であったと報告されている
- 初診時に非虚血であった症例も3年以内に1/3が虚血型に移行するとされているので注意が必要
- hemi RVOはBRVOとCRVOの両方の特徴を兼ね備える（BRVOより重篤であることからCRVOと分類することが多い）（図5）

疫学

- CRVOはLeibreichによって1855年，Michelらによって1878年に報告されている疾患
- 高齢者によくみられ，粥状動脈硬化症，高血圧，糖尿病，過粘稠症候群などのvascular risk factorに加えて緑内障や高眼圧と関連が示されている
- 若年者では高ホモシステイン血症，過粘稠症候群，抗リン脂質抗体，活性型プロテインCの抵抗性，抗凝固蛋白欠乏症との関連が指摘されている

診断

- 前置レンズを用いた細隙灯検査，造影検査，OCT検査は必須である。

診断—眼底所見

- 新鮮例では典型的な眼底所見から診断は容易である（図1）
- 視神経線維層に刷毛状出血を生じ，黄斑浮腫，SRDを生じることが多い
- 主たる鑑別疾患としては視神経乳頭炎などがあげられる
- 慢性期では視神経乳頭に側副血行路（optociliary shunt vessel）を生じるがNVDと比較して径が太く成熟しており鑑別可能（FAが鑑別に役立つ）（図15）

診断—FA所見 （図6, 7, 12, 13）

- 新鮮例では出血による蛍光ブロックのため病巣が判定しづらいことがある
- 網膜出血が吸収されてからのFAでは，拡張した網膜血管への蛍光色素の充盈遅延が生じる
- 超広角眼底カメラでのFAでは，従来のFAよりも最周辺部の虚血が明瞭に同定される（図7, 13）
- 超広角眼底カメラのFAで認める周辺部の虚血の面積が広いと黄斑浮腫による視力低下が強いとされる
- 最周辺部の無灌流領域（non perfusion area；NPA）に対する光凝固を行ってもよいが黄斑浮腫の軽減に有用であるかについてはいまだ議論がある

視神経と呼ばれる部分は眼の奥から静脈が外に出て行くところです。その視神経のところで静脈が詰まってしまったために血液の流れが悪くなってしまい，光を感じる膜全体に出血を起こしています。

網膜中心静脈閉塞症 183

診断—OCT所見 （図2, 4）

- OCTは黄斑浮腫の定量的変化，定性的変化をとらえることができる
- 網膜膨化，CMEを認め，SRD剝離も認める

治療

- Central Vein Occlusion Study (CVOS) によると最終視力は初診時視力に依存する
- BRVOと比較すると重篤な視力障害をきたす
- 自然経過は初診時視力0.1以下の症例の80％が視力改善しなかった一方で，0.5以上の症例では65％の症例が視力が維持されたとされている
- 治療は急性期にみられる黄斑浮腫に対する治療と新生血管予防を目的とした治療に分けて考えられる

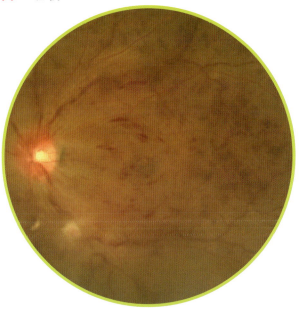

図1　症例1：non-ischemic CRVO（58歳，男性）

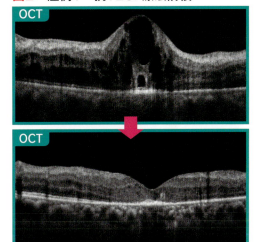

図2　症例1：抗VEGF療法前後

合計4年で20回以上の硝子体内投与

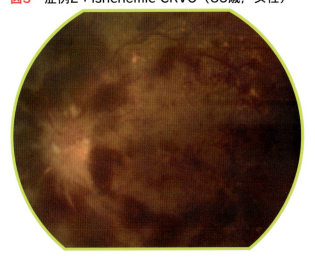

図3　症例2：ishchemic CRVO（85歳，女性）

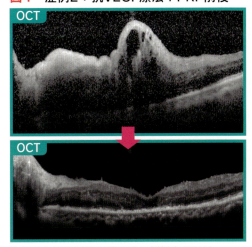

図4　症例2：抗VEGF療法＋PRP前後

治療4カ月後以降再発するも低視力のため硝子体内投与は行われなかった

The optic disc is the point at the back of the eye where the central retinal vein leaves the eye. The vein is blocked here, which is obstructing the blood flow and causing bleeding throughout the retina.

治療—黄斑浮腫に対する治療

- 抗VEGF療法のルセンティス，アイリーアが治療の主体
- 薬剤による効果の違いはないと考えられている
- ただし，視力不良の虚血型に対する抗VEGF療法の効果は未定
- 黄斑浮腫は再発することが多く，繰り返しの投与が必要になる

抗VEGF療法
ルセンティス
- **CRUISE（Ranibizumab for the Treatment of Macular Edema after Central Retinal Vein OcclUsIon Study: Evaluation of Efficacy and Safety）**：0.3mgもしくは0.5mgのルセンティスの投与とsham注射の検討
- 自然経過では6カ月で＋0.8文字の変化であったのに対し，0.3mgおよび0.5mgの投与群では＋12.7文字，＋14.9文字。自然経過群と比較すると有意に視力の改善が得られた
- **CRYSTAL study**によりPRN投与と毎月投与に差がないことが示された

アイリーア
- **COPERNICUS study**：sham群とアイリーア2mg毎月投与群の比較試験
- 6カ月目までは毎月投与，24〜52週目までは両群とも必要に応じて投与
- 24週で15文字以上の視力改善はsham群では12.3％，アイリーア群では56.1％。視力変化はそれぞれ17.3文字，－4.0文字
- 52週においては15文字以上の改善はアイリーア群では55.3％，sham/アイリーア群では30.1％。視力変化はそれぞれ＋16.2文字，＋3.8文字
- CRUISE study同様，CRVOでは治療が遅れると視力改善には限界
- サブ解析によると虚血型では非虚血型よりもやや視力改善は悪いもののアイリーアにより視力改善を得ている

ルセンティス：延長試験
HORIZON試験
- BRAVOおよびCRUISE studyを終了した患者における2年目までの成績
- 少なくとも3カ月ごとの診察を受け，必要に応じて0.5mgのルセンティスの投与を受けるという比較的自由度の高いプロトコールで治療
- BRVOでは12〜24カ月目までの視力変化はsham/0.5mg群，0.3/0.5mg群，0.5mg群においてそれぞれ＋0.9，－2.3，－0.7文字であり，視力は維持
- CRVOにおいては12〜24カ月目までの視力変化はsham/0.5mg群，0.3/0.5mg群，0.5mg群において－4.2，－5.2，－4.1文字と視力低下
  → RVO治療においては診療間隔を画一的に決定することは困難。CRVOにおいてはより高頻度に経過観察することが必要

SCORE2 study (The Standard Care vs. Corticosteroid for REtinal Vein Occlusion Study)
- アバスチンとアイリーアでの差は認めない

網膜光凝固
- CVOS：黄斑部への格子状照射は黄斑浮腫の軽減に有用であるが，自然経過と比較して視力の改善は認めず
  → CRVOにおいては黄斑浮腫に対する格子状光凝固は推奨されない
- "laser-induced chorioretinal venous anastomosis"も，有効性が広く認識されている治療とはいえない

ステロイド
SCORE study
- 自然経過とトリアムシノロン硝子体内投与（1mg，4mg）の比較
- トリアムシノロン治療群では12カ月で－1.2文字の低下，自然経過では－12.1文字の低下。トリアムシノロンの治療群では約1/4の症例で3ライン以上の改善を認めた
  → ステロイドの硝子体内投与がCRVOの黄斑浮腫には有効
- 眼圧上昇をきたす症例が多く，また，手術を必要とする白内障の進行が高い

GENEVA study
- デキサメタゾンのインプラントでは治療群の視力改善

光を感じる膜の毛細血管がつぶれており，広い範囲で酸素不足が生じています。このままですと失明することもありえます。予防のためにレーザーの治療をお勧めします。

わが国
- トリアムシノロンのTenon嚢下注入が経験的に広く行われている（治療効果についての十分な検討はなされていない）

硝子体手術
- 過去には硝子体手術［ILM剥離，放射状視神経乳頭切開術（radial optic neurotomy）］がなされた

図5 症例3：hemi CRVO　NVE合併（58歳，男性，Vs＝0.1）

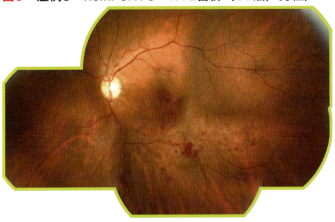

図6 症例3：FA（パノラマ）

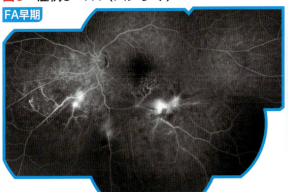
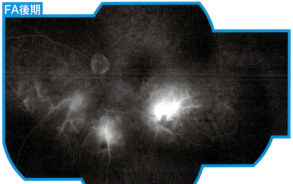

図7 症例3：超広角眼底カメラによるFA

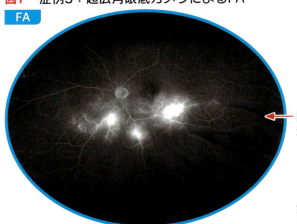

眼底カメラ型の撮影より最周辺部の蛍光漏出が明瞭にわかる

無灌流領域はそれほど広くないが，NVEの退縮を目指したSector PRPが必要

Your retinal capillaries are a bit squashed, which is obstructing the blood flow, and this has led to widespread oxygen deficiency in your eye. If we leave things as they are, you could lose your sight completely, so I recommend that you have laser therapy to prevent this.

治療―その他

- まれに視神経乳頭浮腫の強い症例で毛様網膜動脈閉塞をきたすことがある（図8～10）通常のCRVOと同様に治療を行うが視力予後は不良

図8　症例5：毛様網膜動脈閉塞症合併例

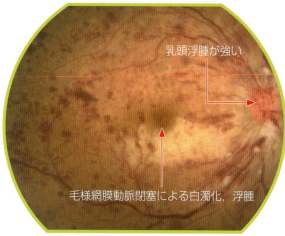
乳頭浮腫が強い
毛様網膜動脈閉塞による白濁化，浮腫

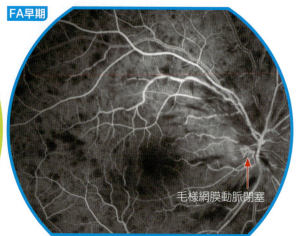
FA早期
毛様網膜動脈閉塞

図9　症例5：FA

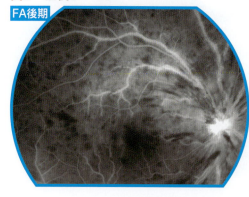
FA後期

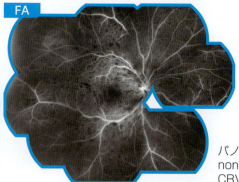
FA
パノラマ：non-ischemic CRVOである

図10　症例5

網膜内層浮腫

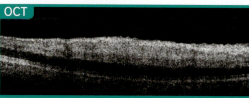
OCT

中心窩陥凹（+）

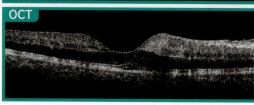
OCT

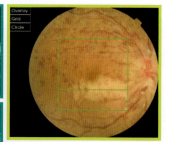

治療効果に限界はありますが眼の中に注射することをお勧めします。

治療—新生血管の予防 （図5〜7，11〜14）

汎網膜光凝固
- 従来から網膜の無灌流領域に対してなされてきた
- 一般的には虚血型では高率にルベオーシスを生じ，血管新生緑内障を生じやすい
- 欧米では虹彩新生血管が認められるまで経過観察を行い，新生血管が観察されれば汎網膜光凝固が勧められている
- 血管新生緑内障は非常に予後が不良であるため，わが国では造影検査を行い，NPAを判定し虚血の程度が強ければ早めに汎網膜光凝固を行うことが一般的には推奨されている
- 特に，虚血型の場合にはなるべくすぐに開始することが推奨される
- 硝子体出血のリスクをゼロにすることはできない

抗VEGF療法
- 血管新生は抗VEGF療法を継続して行うことで抑制できると考えられている
- 血管新生の発症抑制のための光凝固の必要性がなくなるか否かに関しては今後の研究の成果が待たれる

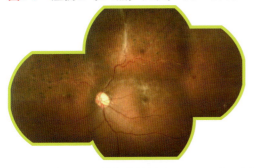

図11　症例6（64歳，女性，Vs＝0.1）

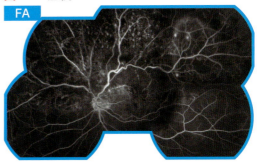

図12　症例6：FA

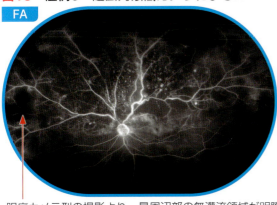

図13　症例6：超広角眼底カメラによるFA
眼底カメラ型の撮影より，最周辺部の無灌流領域が明瞭にわかる

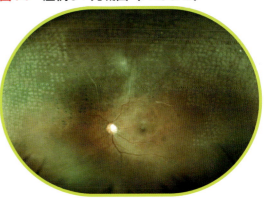

図14　症例6：光凝固（PASCAL）

図15　症例4：慢性期の視神経乳頭の側副血行路（59歳，男性）
検眼鏡的にNVDと鑑別可能　　視神経乳頭拡大写真　　FAでは蛍光漏出を示さない

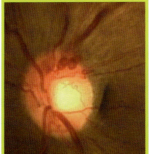
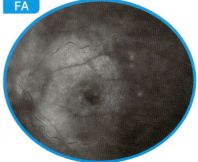

Although there's a limit to how effective the treatment will be, I recommend you have an injection into the eye.

乳頭血管炎
optic papillitis

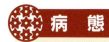
病態
- 原因は一部は炎症とされるが，中心静脈の先天奇形も関係していると考えられている
- 全身疾患との関連：鉄欠乏性貧血，高コレステロール血症，血液凝固能，血小板機能亢進，心疾患，原発性アルドステロン症

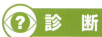
診断（図16）
- 片眼性で乳頭は発赤し，網膜静脈の蛇行は著明であるが，黄斑部の浮腫，出血は比較的軽度から中等度
- 網膜の細動脈硬化は軽度である
- FAでは網膜循環時間にやや延長が認められ，毛細血管からの血管外漏出は軽度から中等度（図17）

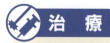
治療
- 自然経過も比較的良好とされている（図18〜20）が，ステロイドの内服を行うことも多い
- ただし，自然経過と比較した研究が少ないためステロイドの効果は不明

疾患概念
- 若年者（40歳以下）に生じるCRVOの原因
- CRVOは非虚血型で予後良好といわれるが全体の1/3は視力0.1以下，虹彩新生血管を生じる
- 乳頭部眼炎，視神経円板血管炎，巨大暗点症候群などともよばれる

疫学
- 40歳以下に発症する
- 発症時視力がよい例が多く，予後も良好なことが多い
- 黄斑部の出血と浮腫の程度で予後は左右される

図16 症例7（42歳，男性，Vd＝0.8）

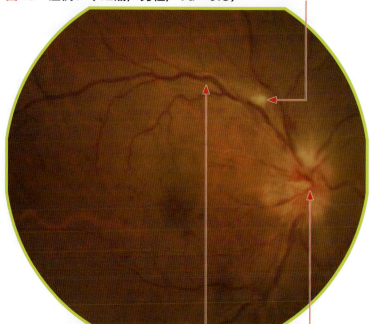

軟性白斑
網膜静脈の拡張と蛇行
乳頭発赤

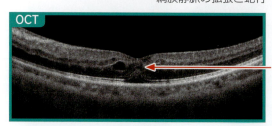

黄斑浮腫

眼の奥の神経の炎症により出血が生じています。

網膜中心静脈閉塞症

図17 症例7：初診時

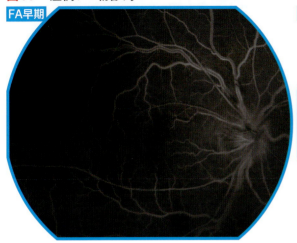

FA早期 / FA後期
乳頭からの蛍光漏出

図18 症例7：3カ月後
視神経乳頭拡大写真

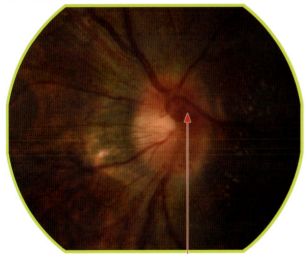

視神経乳頭発赤

図19 症例7：3カ月後

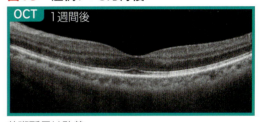

OCT 1週間後

黄斑所見は改善

図20 症例7：8カ月後
網膜静脈の蛇行も改善，出血も消失　　　　　　　　　　　　　　　網膜静脈からの蛍光漏出も認めず

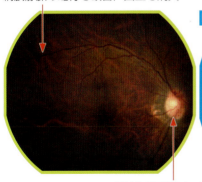 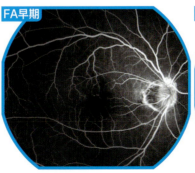 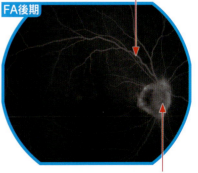

FA早期　　　FA後期

視神経乳頭発赤（－）　　　　乳頭からの蛍光漏出（－）

You have a little bleeding caused by inflammation of the nerve at the back of your eye.

III 網膜血管病変

網膜中心動脈閉塞症
central retinal artery occlusion (CRAO)

疾患概念

- 網膜中心動脈閉塞症（CRAO）は，視神経内の網膜中心動脈が閉塞して生じる
- BRAOは動脈分枝の塞栓により生じる
- 突然の急激な片眼の無痛性視力低下をきたす
- 視力はCRAOでは眼前手動弁，光覚弁に低下することが多いが，BRAOでは比較的保たれる
- 本項では主としてCRAOについて述べる

疫学

- Graefeが1859年に記載したのが初めてとされる
- 正確な発症頻度は不明
- 網膜動脈閉塞症全体では眼科外来初診患者数500人に1人，CRAOに限れば1,000人に1人の割合と報告されている
- 全身疾患では糖尿病，高血圧，虚血性心疾患，一過性脳虚血を合併している症例も多く，喫煙の関与も示されている

病態

- 多くは網膜動脈の塞栓（血栓は比較的少ない）による
- 塞栓症の原因は74％がコレステロール，10.5％がカルシウムからなり，15.5％が血小板－フィブリンによる血栓であると報告されている
- BRAO，CRAOの共通の原因として報告されている原疾患として，以下があげられる
  ①内頸動脈疾患：内頸動脈のアテローム，内頸動脈造影，内頸動脈ステント術中
  ②心疾患：心房細動，僧帽弁もしくは大動脈弁疾患，心内膜炎，心房粘液腫，卵円孔開存
  ③その他：高安病，片頭痛
  ④眼科疾患：硝子体手術後，眼部帯状疱疹

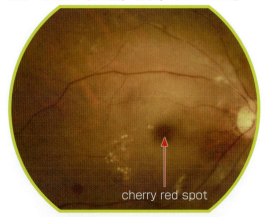

図1　症例1（66歳，男性，Vd＝0.08）

cherry red spot

- 塞栓により網膜壊死が生じ，網膜内層の浮腫，特に神経節細胞の浮腫をきたす

図2　症例1：FA

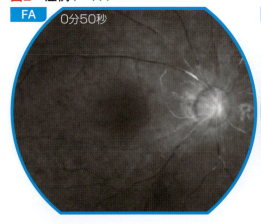

FA　0分50秒

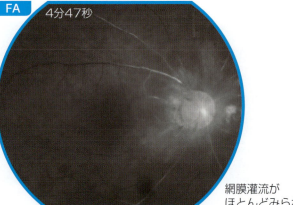

FA　4分47秒

網膜灌流がほとんどみられない

眼の奥の光を感じる膜の動脈が急に詰まってしまうことによる酸素不足で見えづらくなっています。

分類

(classical) CRAO（図1, 2）
- アメリカの報告では67%
- 網膜の虚血により典型的には桜実紅斑（cherry red spot）を示し，FAで灌流が認められない

CRAO with cilioretinal artery sparing（図3～5）
- アメリカの報告では14%
- cilioretinal artery（短後毛様動脈由来の網膜動脈）により網膜の一部が栄養されている症例に網膜中心動脈の閉塞を生じる。視力予後はさまざまである

transient CRAO（図6～9）
- アメリカの報告では16%
- 特殊な病態として一過性のCRAOが存在する。これらは，partial CRAO，不完全型CRAO，purtscher like CRAO，切迫型CRAOと呼称されている
- 原因は一過性の塞栓，眼灌流厚の低下（著明な血圧低下，著明な眼圧上昇），血管攣縮（vasospasm）によるものがあげられる
- CRAOの持続した時間により視力障害はさまざまである

giant cell arteritis（GCA）の血管炎に伴うもの
- アメリカの報告では4.5%
- 欧米ではGCAによるCRAOが存在するが，わが国では少ないと思われる
- 網膜中心動脈のみが傷害されることは少なく，毛様動脈も傷害されるため虚血性視神経症も生じることが多い
  → 蛍光眼底造影で脈絡膜の流入遅延，障害を生じる
- 硝子体注射後（特に膨張性ガス注入後）に一過性のCRAOを生じることもあり報告されている

診断

- 片眼の急性視力低下（両眼同時の発症はまれであるが，全身の手術中の眼球圧迫や，夜間低血圧症により生じることもある）
- 急性の網膜虚血所見：網膜の混濁（図1, 6）
  → 網膜の混濁は主として網膜内層（神経節細胞層）に生じる
- 中心窩は網膜外層のみで構成され，神経節細胞が存在しないため，浮腫や混濁は生じず，周辺網膜の白濁の中に正常の赤い色調が浮かび上がる。これをcherry red spotという
- 網膜周辺部は浮腫が少なく比較的正常所見を示す（図7）
- 網膜血管は狭小化を認めることも正常所見であることもある
- 視神経乳頭は蒼白所見から浮腫をきたすことまでさまざまである
- 非常に早期ではcherry red spotは明瞭に観察されないが次第に明瞭になる（図10, 12）

診断—FA所見（図2, 8, 11）

- 診断には必須の検査であり，classical CRAO，CRAO with cilioretinal sparing，transient CRAOの鑑別に重要である
- 特に，transient CRAOでは眼底所見はclassicalなCRAOと変わらないがFAでは正常の灌流を示す
- CRAO with cilioretinal sparingではcilioretinal arteryの流入の確認に必要である
- 短後毛様動脈の閉塞の有無の正確な判定にも必要（図11）

図3　症例2：CRAO with cilioretinal artery sparing
短後毛様動脈の灌流領域のみ保たれている

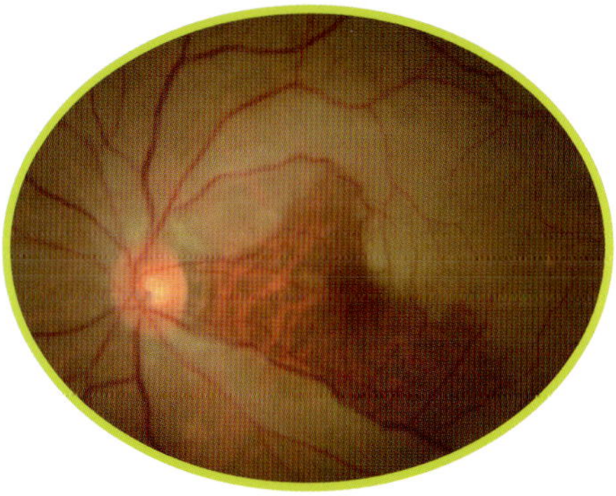

図4　症例2
網膜血管はすでに再灌流している
FA

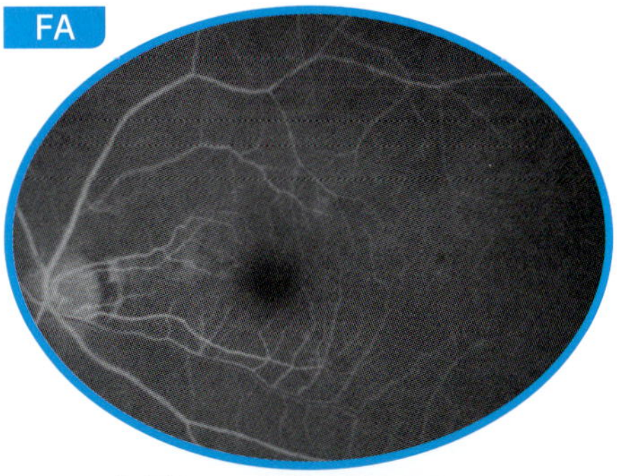

図5　症例2　網膜内層の高反射（虚血壊死）
OCT

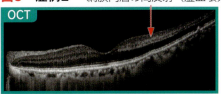

Not enough oxygen is reaching your retina, because the artery that supplies it has become blocked. That's why you're having problems with your vision.

診断—OCT所見 （図9）

- 網膜中心動脈の閉塞に伴い，急性期には網膜内層が虚血に伴い壊死による浮腫が生じ，その後網膜内層の菲薄化を生じる一方で，網膜外層は健常なまま残る

診断—その他の検査所見

- すべての症例で塞栓の原因を明らかにする必要があり，下記の検査が必要

頸動脈エコー：内頸動脈の狭窄だけではなく微小塞栓を生じうるプラークの有無について検討する必要がある

心エコー：僧帽弁，大動脈弁異常（ただし，微小塞栓はエコーで同定することは困難であり，経食道エコーが有用であるとも報告されている）

血液学的検査：一部の症例で異常を示すことがある

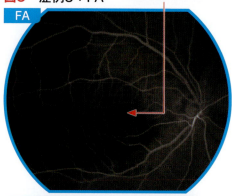
図8 症例3：FA

網膜血管は再灌流しているが，脈絡膜循環不全を認める

FA

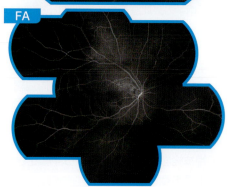
FA

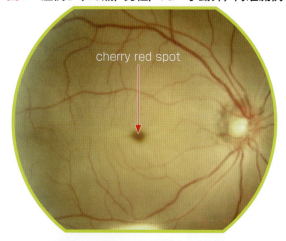
図6 症例3（48歳，男性，Vd＝手動弁）再灌流例

cherry red spot

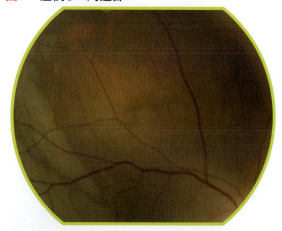
図7 症例3：周辺部

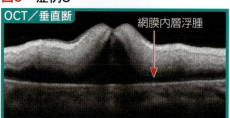
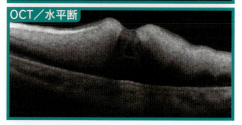
図9 症例3
OCT／垂直断　網膜内層浮腫
OCT／水平断

心臓や頸の動脈からの血栓が生じて眼に運ばれてきて詰まった可能性があるので全身の検査が必要です．

治療

- 視力予後：多くの症例で高度の視力低下をきたし，網膜萎縮を生じるが（図13），一部視力良好例も存在する
- 周辺部視野は保たれる症例も多い
- 血管新生緑内障について：10日から10カ月後までの間に（2.5〜19％）血管新生緑内障を生じる→経過観察において注意を
- 眼球マッサージ（網膜灌流が認められない場合に強く圧迫した後に圧迫を解放することを繰り返す：CRAOが疑われる場合にはなるべく早めに患者に指示）。眼科処置としては前房穿刺が推奨される。眼圧を下げるためダイアモックス（500mg）内服
- 再発予防のための抗血小板療法：低用量アスピリン
- 有効性が証明された治療は存在しない
- 実験的には網膜虚血の4時間以上の持続により不可逆性の網膜壊死をきたすことがわかっているため，4時間以内に治療開始の必要がある
- 試みられている治療として，血栓融解剤の静脈投与，眼動脈への選択的注入，硝子体手術による網膜中心動脈内投与，高酸素療法，ステロイド投与，血管拡張剤の投与などがあげられるがいずれも有効性が証明されていない

図10 症例4（16歳，女性，Vd＝0.01）発症3時間
血管腫のカテーテルステント術中，短後毛様動脈閉塞合併

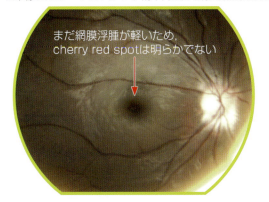

まだ網膜浮腫が軽いため，cherry red spotは明らかでない

図11 症例4：FA

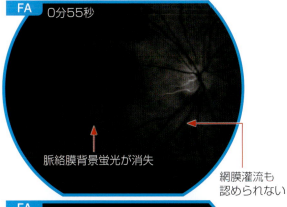

FA 0分55秒
脈絡膜背景蛍光が消失
網膜灌流も認められない

FA 2分30秒
脈絡膜背景蛍光が中期でもまだら

図12 症例4：発症4日目

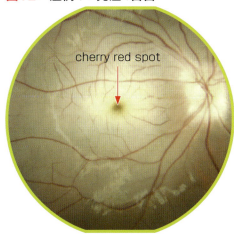

cherry red spot

図13 症例4：1年半後

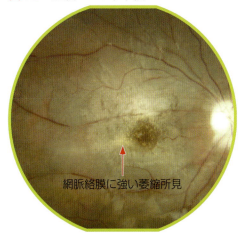

網脈絡膜に強い萎縮所見

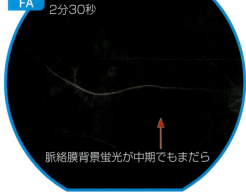

It's possible that the blood clot in your eye came from your heart or neck, so you need to have a thorough physical examination.

III 網膜血管病変

網膜細動脈瘤
retinal arterial macroaneurysm

 疾患概念

- 後天的な網膜の細動脈に生じる血管瘤で高齢女性に多い
- 無症状で発見されることもあるが，多くは滲出性変化，出血性変化による視力低下が契機となり診断される

 疫 学

- 高齢の女性（60〜80歳代）に多い疾患で，高血圧，動脈硬化，脂質代謝異常との関連が示されている
- 通常片眼性（90％）の網膜動脈に生じる血管瘤で後極に生じることが多い
- 上耳側に，次いで下耳側に生じることが多い

病 態

- 高血圧性，あるいは動脈硬化性の変化により網膜細動脈の障害が生じる。その結果として，網膜細動脈瘤が形成される
- 網膜細動脈瘤は長期にわたり滲出性変化が増大する場合と，細動脈破裂により急性の出血をきたすことがある
- 動脈瘤局所に血栓が生じ，血管内壁傷害が進行するために破裂が生じる
- 細動脈破裂を生じた後は，細動脈瘤内部には局所的な血栓形成や硬化性の変化が生じ，自然に退縮する症例が多い
- まれな合併症として黄斑円孔，網膜剥離，CNVの報告がある

? 診断—眼底所見 （図1，8）

- 典型例では赤色の円形，嚢状，もしくは紡錘状の動脈瘤を検眼鏡的に認める
- 滲出性変化：動脈瘤を中心とした硬性白斑，輪状滲出斑を伴う局所浮腫
- 細動脈瘤破裂による出血：網膜下から硝子体まで複数の層にわたる出血
- まれに別の箇所に細動脈瘤が発症することもある（図7）

図1 症例1：滲出性変化が主体（76歳，女性，Vd＝0.5）：初診時（光凝固前）

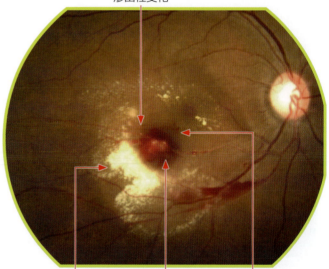

滲出性変化　硬性白斑　網膜細動脈瘤　網膜出血

網膜の細い血管にできた動脈瘤が破裂して出血したために見づらくなっています。

網膜細動脈瘤 195

図2 症例1：初診時FA
2カ所に細動脈瘤を認める

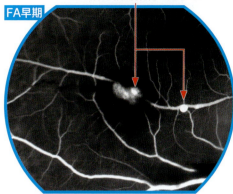

診断—FA所見 （図2, 4, 6, 13）

- 早期で動脈瘤の均一な染色を認める
- 後期では蛍光漏出を認める
- 網膜細動脈瘤周囲は毛細血管の脱落，血管拡張などの所見を示すこともある
- 拍動を認めることがある。拍動が活動性を示すものであるかは議論のあるところである

診断—IA所見 （図14）

- 組織深達性が高いため，ときにFAで不明瞭な網膜細動脈瘤を同定することができる
- 通常，網膜血管外への蛍光漏出は認めない
- 動画撮影により動脈瘤の拍動をFAより明瞭に観察することができる
- 拍動のある細動脈瘤は活動性が高いといわれているが，議論のあるところである

分類

- 標準的な分類は存在しない
- 臨床所見により滲出型（図1）と出血型（図8）に分類される
- 部位により①アーケード血管に生じ，黄斑合併症のあるもの，②アーケード血管に生じるが黄斑合併症を有さないもの，③アーケード血管外に生じ黄斑合併症を有さないもの，に分類される

図3 症例1：3カ月後
（直接光凝固後2.5カ月，追加光凝固前）

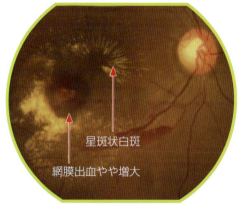

星斑状白斑
網膜出血やや増大

図4 症例1：3カ月後FA

動脈瘤は残存

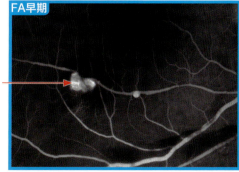
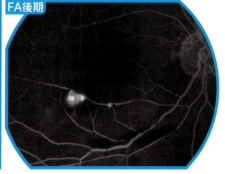

You had a swelling in the wall of a narrow artery in your retina, and this has ruptured. The bleeding is what's causing your vision problems.

治療

- 自然経過（図11〜16）ではまれに良好な症例も存在するが，黄斑部に滲出性変化，出血性変化をきたした場合に視力低下をきたす
- 中心窩に出血性変化をきたした場合には視力予後は不良であり，約半数が0.2以下になる
- 特に網膜下に出血を認めた場合には視力不良と報告されている
- 黄斑に滲出性の変化，もしくは出血性変化を認めた場合には治療の対象となる（図3, 5）

治療—光凝固

- 高いエビデンスのある治療法ではないが，動脈瘤の器質化，黄斑の滲出性変化の改善を目的になされる
- 細動脈瘤への直接光凝固，間接光凝固，動脈瘤周囲の光凝固が行われている
- 光凝固の効果が弱い場合には追加の光凝固が行われるが，強い光凝固では動脈閉塞が生じることがあるので注意を要する（図6）
- 直接凝固を行う場合は，じわっと全体をあぶる程度の凝固にする
- 光凝固によって，血栓を形成した"Thrombosed"の状態をきたす

図5　症例1：7カ月後（追加光凝固から4カ月後）

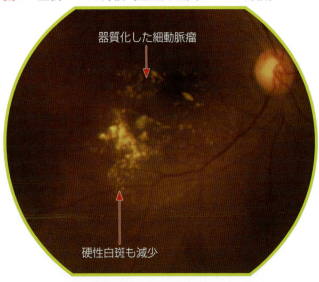

器質化した細動脈瘤
硬性白斑も減少

図7　症例1：2.5年後
別の場所に発症

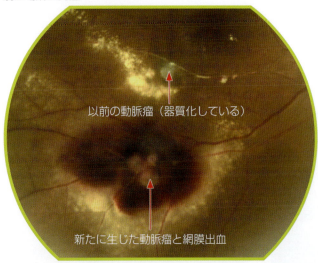

以前の動脈瘤（器質化している）
新たに生じた動脈瘤と網膜出血

図6　症例1：7カ月後FA

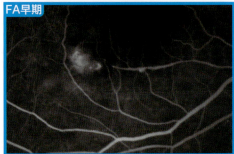

FA早期

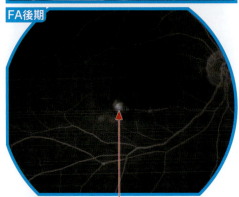

FA後期

細動脈瘤からの蛍光は減少しているが網膜動脈が閉塞

高齢で高血圧の方に多い病気ですが，血圧の治療はしていますか？

網膜細動脈瘤

図8 症例2：出血性変化が主体（80歳，女性，Vd＝0.1）：初診時（翌日C_3F_8注入）

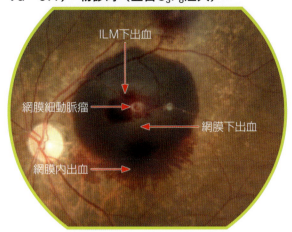

治療—ガス注入による黄斑下血腫移動術 （図9，10）

- 組織プラスミノーゲンアクチベータ（tPA）の注入も同時に行われることもある
- ILM下の出血は移動しづらい

図9 症例2：ガス注入2週間後

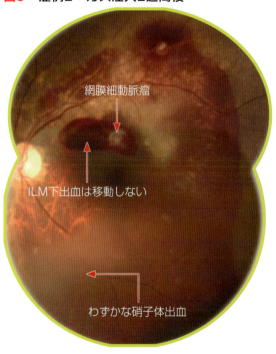

図10 症例2：ガス注入4カ月後

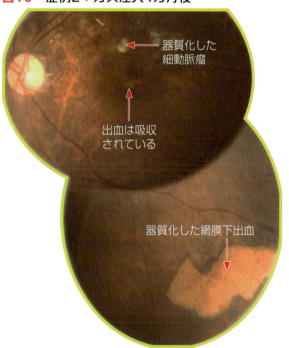

治療—硝子体手術

- 網膜前出血，ILM下出血：手術で除去
- 合併症：ILM下出血を除去したのちに黄斑円孔が20〜30%に生じる
- 網膜下出血：網膜下にtPAや空気を注入することで移動するが，術式などの違いによりさまざまな成果が報告されている

治療—Nd:YAGレーザー

- 出血性変化がILM下に存在するときに考慮してもよいとされる
- 出血は硝子体中に拡散し，吸収されると報告されている

This condition is common in elderly people with high blood pressure. Are you being treated for hypertension?

図11　症例3：経過観察例（78歳，女性，Vd＝0.8）：初診時

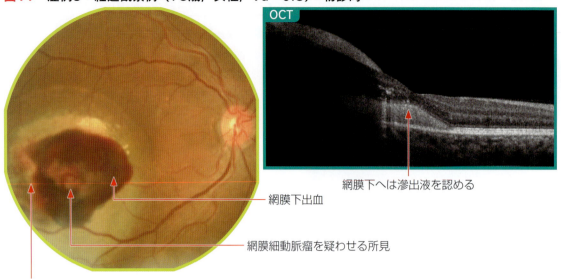

網膜下へは滲出液を認める
網膜下出血
網膜細動脈瘤を疑わせる所見
部分的に器質化した出血

図12　症例3：初診時FA

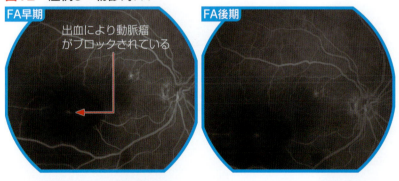

FA早期／FA後期
出血により動脈瘤がブロックされている

図13　症例3：初診時IA

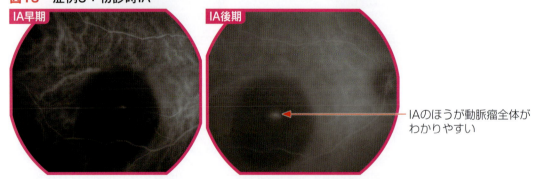

IA早期／IA後期
IAのほうが動脈瘤全体がわかりやすい

視力良好で，出血も部分的に器質化しており，IAで細動脈瘤の拍動もみられず，経過観察とした

放置していると視力が下がることが多いので，光凝固（もしくは手術）を行うのがよいと思われます。

網膜細動脈瘤

図14 症例3：3週間後，視力（0.9）

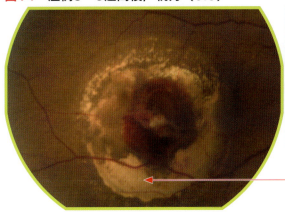
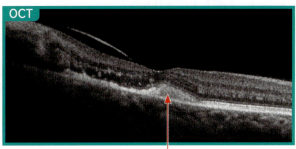

器質化さらに進む

網膜下の滲出液は減少中

図15 症例3：4カ月後，視力（1.5）

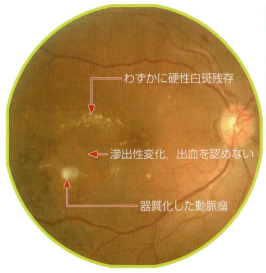
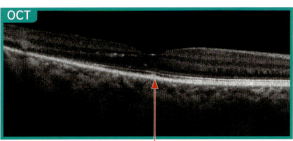

わずかに硬性白斑残存

滲出性変化，出血を認めない

器質化した動脈瘤

滲出性変化も消失

図16 症例3：10カ月後，視力（1.5）

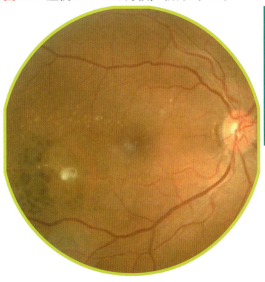
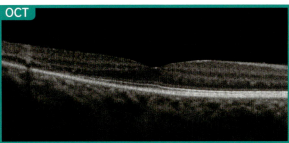

If this isn't treated, your vision will probably get worse, so I think you should have laser photocoagulation surgery (surgery).

III 網膜血管病変

Coats病
Coats disease

疾患概念

- 特発性の血管拡張，拡張した血管の透過性亢進による滲出性の変化を特徴とする
- 通常赤道部より前方の異常血管より生じ，黄色の滲出性変化を伴うのが特徴である

疫 学

- Coatsによって1908年に報告された疾患
- 比較的まれな疾患で若年男子（75％）の片眼（95％）に好発

図1 症例1（24歳，男性，Vs＝1.2）初診時

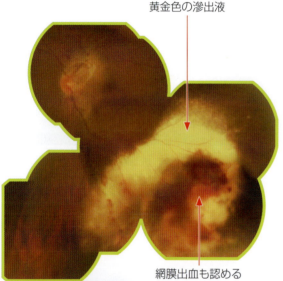

黄金色の滲出液

網膜出血も認める

図2 症例1：光凝固（TTT）で滲出性変化を安定させた後，硝子体手術 術後3カ月（黄斑前膜切除）

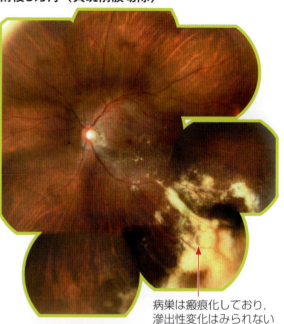

病巣は瘢痕化しており，滲出性変化はみられない

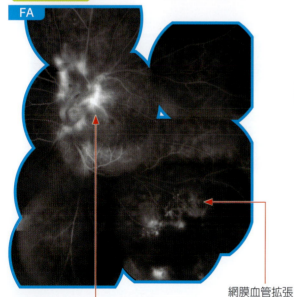

FA

黄斑パッカーによる蛍光漏出

網膜血管拡張

病 態

- 病因は不明
- 先天的な透過性の亢進した網膜血管拡張から血管外漏出のため局所的な網膜肥厚が生じ，網膜内にまずリポプロテインを含有した滲出液が生じる
- 網膜内の滲出液の蓄積が増加すると外境界膜を破って進展し網膜下の滲出性の変化をきたす
- 網膜下液は脂肪滴含有マクロファージ，コレステロール結晶，まれに赤血球を含む

眼の奥の光を感じる膜の血管の生まれついての異常ですが，原因はわかっていません。

Coats病　201

？ 診　断

- 若年者では視力低下，弱視，白色瞳孔をきたす
- 小児での重要な鑑別疾患は網膜芽細胞腫
- 未熟児網膜症，家族性滲出性脈絡網膜症（FEVR）のような網膜剥離の原因となる明らかな網膜硝子体牽引を認めない
- 除外診断：糖尿病網膜症，高血圧性網膜症，毛細血管腫，黄斑部毛細血管拡張症など
- 通常，5歳以下の症例に生じる網膜剥離や血管新生緑内障は小児眼科専門医に紹介されていると考えられる。若年者に生じるCoats病が一般眼科診療医に重要

？ 診断—眼底所見　（図1，表1）

- 網膜の滲出性変化を伴う網膜血管異常（網膜血管拡張，血管瘤，ソーセージ様の網膜血管拡張）
- 通常網膜血管異常は，耳下側の赤道部から鋸状縁の間の最周辺部に生じるが，全象限にも生じうる
- 滲出液は黄金色（リポプロテイン）であり，中心窩に沈着しやすい傾向がある
- 網膜出血はまれである
- 黄斑部の毛細血管拡張はまれである
- 10%に血管新生緑内障を生じる
- 慢性的な網膜剥離による虚血により2次的な後天性網膜血管腫（vasoproliferative retinal tumor）が約5%の症例に生じる

表1　Stage分類（眼底所見）

Stage 1	異常血管を認めるが滲出性変化は認めない
Stage 2a	網膜の滲出性変化を認める（外中心窩）
Stage 2b	中心窩を含んだ滲出性変化
Stage 3a	網膜剥離を認める
Stage 3b	網膜全剥離
Stage 4	緑内障を合併
Stage 5	失明

？ 診断—FA所見　（図1）

- 網膜の血管拡張，血管瘤，異常血管からの蛍光漏出，網膜無灌流領域

？ 診断—超音波Bモード所見

- 特に全剥離になった症例で鑑別のために有用である

治　療　（図2）

- 治療の目的は網膜浮腫，網膜下液の吸収，視力の改善である
- 毛細血管拡張や毛細血管瘤の完全な消失がなくても，滲出性の変化は消失することがある
- stage 1では造影所見も参考に網膜浮腫の程度に着目し，血管外漏出を強く認めるときにはレーザー光凝固を行う
- 特に，15歳以上の症例では比較的進行が遅いとされ，滲出性変化を認めない場合には進行性を確認してから治療を開始する
- stage 2およびstage 3Aでは異常血管に対する光凝固，冷凍凝固が行われる
- stage 2Bになり黄色の網膜下沈着物を認める症例では，それより軽度のstageの症例よりも視力予後が不良である
- 若年でstageの進んだ症例で，初診時に進行所見を認める症例では予後不良である
- 網膜下液が多い場合には外科的な網膜下液の排液や強膜バックリングが必要になることもある
- 高度の網膜剥離を生じている場合には異常血管の瘢痕化が得にくく，複数回の治療や硝子体手術を要する場合があるが，治療効果の判定には3カ月程度はかかり，長期にわたり網膜下液の吸収が得られないこともある
- 長期間（10年）の経過観察では7%に再発を認めたと報告されているので長期の経過観察が必要である
- 黄斑パッカーを続発性に生じた場合も手術適応となる（図2）

This is a congenital abnormality of the retinal blood vessels, but we don't know what causes it.

Leber多発性粟粒血管症
Leber's (multiple) miliary aneurysms

Ⅲ 網膜血管病変

疾患概念

- 毛細血管拡張と毛細血管瘤が原因で滲出性変化をきたすCoats病，黄斑部毛細血管拡張症と同一スペクトラムにある疾患
- 英文ではLeber's (multiple) miliary aneurysmsと表記され，現在ではCoats病という診断名で呼称されることが一般的である

疫学

- Leberによって1912年によって記載された疾患
- 毛細血管拡張症が原因で滲出性変化をきたす疾患で，通常片眼性でCoats病，黄斑部毛細血管拡張症と同一スペクトラムにある疾患と考えられている
- Coats病と発症年齢分布が異なり，進行は遅く高齢で発見されることが多い

病態

- 網膜血管の発達障害による毛細血管拡張と毛細血管瘤が原因で滲出性変化をきたす
- 血管瘤は耳側に赤道部から最周辺部に存在し，白色の滲出物により周囲を囲まれていることが多い
- さらに，傍中心窩の毛細血管拡張と毛細血管瘤を生じる
  →黄斑浮腫による視力低下をきたす

診断—眼底所見 （図1）

- 傍中心窩および最周辺部の毛細血管拡張と毛細血管瘤とその周囲の硬性白斑様の滲出斑を生じる
- 硝子体出血を生じたり，まれに，網膜新生血管を生じる
- Leber粟粒血管症は典型的には糖尿病網膜症に生じる血管瘤より大きく多発性である

診断—FA，IA所見 （図2，3）

- FAでは拡張した毛細血管が明瞭に描出され，毛細血管瘤からは後期像で旺盛な蛍光漏出を示す
- 血管壁の数珠状変化を生じる
- 毛細血管のdropoutを生じる症例も存在する
- IAではより明瞭に毛細血管瘤が同定される（図3）

◆Coats病に準じた治療が行われる。

治療—光凝固 （図4）

- 治療の基本となる
- 傍中心窩の血管瘤の光凝固に際してはCNVを発症させるリスクもあるため強凝固はさける
- 毛細血管瘤への直接光凝固ならびに浮腫のある領域に局所光凝固を行う

治療—冷凍凝固

- 最周辺部の血管瘤に対して施行されることもある

症状は最近出現していますが，生まれつき網膜の血管が弱いために徐々に進行して生じた病気です。

Leber多発性粟粒血管症

図1 症例1（65歳，男性，Vs＝0.8）：初診時（光凝固前）

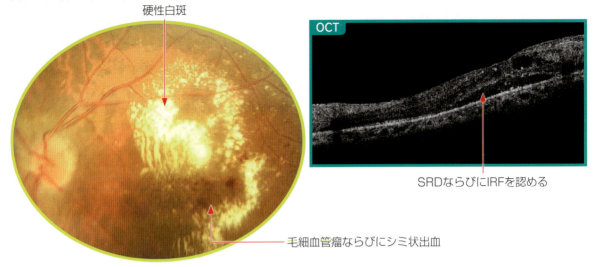

硬性白斑

OCT

SRDならびにIRFを認める

毛細血管瘤ならびにシミ状出血

図2 症例1：初診時FA

FA早期

FA

周辺部にも異常血管

図3 症例1：初診時IA

IA早期

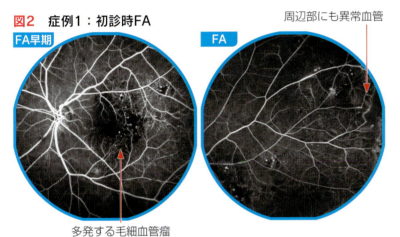

多発する毛細血管瘤

FAより明瞭に血管瘤が同定される

毛細血管瘤に直接光凝固を行った

図4 症例1：光凝固後

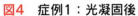

硬性白斑は吸収されている

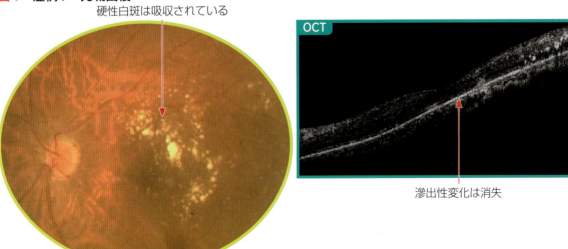

OCT

滲出性変化は消失

The symptoms have only appeared recently, but actually this is a congenital condition that has been developing little by little over the years. It's caused by fragile blood vessels in the retina.

III 網膜血管病変

Eales病
Eales disease

疾患概念
- 若年男性に再発性の網膜および硝子体出血をきたす疾患
- 網膜血管の炎症性の疾患と考えられている

疫学
- 1880年にHenry Ealesによって報告された疾患
- ほとんどが若年（30歳代）男性（90％）
- 両眼性が50〜90％
- 経済的に貧困な環境で発症が多いと考えられており，20世紀初頭には全世界で報告があった
- 現在はインドからの報告が多いが，経済状況が改善したわが国では現在はまれな疾患である

病態
- 特定のHLAのタイプに多いことが判明している
- 微生物（従来から指摘されている結核菌）に対する免疫反応が関与するかどうかは不明
- 患者血液の好中球からは健常者よりサイトカイン産生量が多い
  → 患者硝子体液も健常者と比較して炎症性サイトカインの強い発現
  → 特発性の周辺網膜の網膜血管炎
  → 周辺部の無灌流領域と新生血管を生じる
- 再発性の硝子体出血による飛蚊症，視力低下
- 初期は自然治癒傾向が強い
- 炎症→虚血→新生血管の順で進行
- 網膜新生血管の結果，硝子体出血，牽引性網膜剥離，裂孔形成による網膜剥離をきたす
- 一部の症例では中枢神経系の疾患を合併することがある

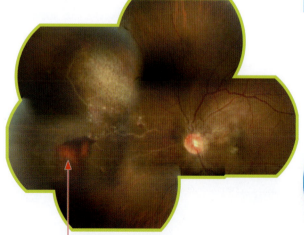

図1　症例1：初診時

軽度の硝子体出血

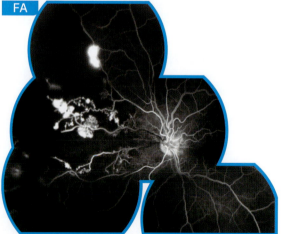

図2　症例1：初診時FA

網膜から眼の中に向かって非常にもろい血管ができているため，何度も眼の中に出血をしています。

診断

- 鑑別診断にサイトメガロウイルス網膜症, 結核, SLE網膜症, Coats病などがあげられ, 他の炎症性疾患, 網膜血管疾患が除外できて初めて診断される

診断—眼底所見（図1）

- 周辺部の血管炎（vasculitis）をきたす
- 血管鞘形成（vascular sheath）をきたす
- 出血は網膜表層出血が多い
- 出血は水平縫線を越えて存在することがある：BRVOとの違い
- 側副血行路の形成を認める

診断—FA所見（図2）

- 血管炎：血管壁の染色と蛍光漏出
- 無灌流領域を描出：無灌流領域と正常網膜の間にsea fan（ウミウチワ）様とよばれる新生血管を認める

診断—炎症所見

- 前房内の炎症はルベオーシスのない限りは認めない

図3 症例1：光凝固後2年

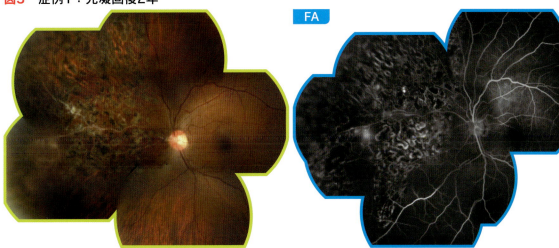

FA

治療

- 自然経過はさまざま
- 自然に軽快する症例も存在する
- 増殖硝子体網膜症, 血管新生緑内障により失明する症例も存在する
- 進行症例ではステロイド, 光凝固, 硝子体手術治療を行う

ステロイド
- 炎症所見を認めた場合はステロイドが効果的
- 内服もしくはTenon嚢下注入

- 抗結核薬の内服の効果については議論のあるところである

光凝固（図3）
- 無灌流領域になされ, 新生血管の退縮を目標になされる

硝子体手術
- 網膜硝子体癒着の強いことが報告されており, 手術に際しては注意が必要

There is some abnormal growth of new blood vessels from your retina into the eye cavity, and these are hemorrhaging repeatedly.

III 網膜血管病変
眼虚血症候群
ocular ischemic syndrome

疾患概念

- 内頸動脈の閉塞により生じる
- 一般的な緩徐な視力低下（前駆症状としての一過性の視力低下），および，さまざまな視野変化をきたす
- 内頸動脈の軽度の狭窄により生じうることも知られており，内頸動脈のエコー検査では検出に限界があると考えられている
- 内頸動脈に閉塞を認めなくとも眼動脈の基始部などに閉塞を生じうることがわかっている

疫学

- 1963年にHedgesが記載した疾患
- 65歳以上，男性に多い
- 内頸動脈閉塞症を認める患者の4〜5%に生じたと報告
- 内頸動脈閉塞に対して手術を要する患者の18%に生じていたと報告
- 内頸動脈閉塞症の症状のある症例では眼症状がなくても29%に生じていたと報告
- 両眼性が22%と報告
- 発症頻度は1年で7.5/1,000万人かそれ以上と考えられている

病態

- 内頸動脈と外頸動脈の間，もしくは2本の内頸動脈の間の側副血行路の少ない症例に生じやすい
- 側副血行路のある症例では内頸動脈の完全閉塞が存在しても眼虚血症候群は生じないことがある
- 側副血行路のない症例では50%の内頸動脈の閉塞でも眼虚血症候群を生じうる
- 後眼部の血流の減少と眼動脈の血流の逆流を生じる
- 上記の結果，眼灌流低下による眼虚血に至る

図1　症例1：内頸動脈閉塞（78歳，男性，Vd＝1.5）

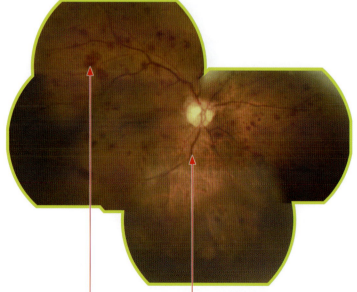

網膜全体に多発する斑状出血　　静脈の蛇行は少ない

診断—眼底所見（図1）

- 鑑別診断：網膜静脈閉塞症，糖尿病網膜症
- 血管系：網膜動脈の狭小化，静脈拡張（網膜中心静脈閉塞と異なり蛇行が少ない）
- 出血：中間周辺部の点状，斑状出血（刷毛状出血は少ない），黄斑部毛細血管拡張，毛細血管瘤（特に中間周辺部）
- その他：軟性白斑，桜実紅斑（cherry red spot），網膜新生血管など。一部の症例で黄斑浮腫をきたす

眼に栄養を運んでいる血管が根元の首の所で詰まっているために目玉全体が酸素不足になっている状態です。

図2 症例1：FA

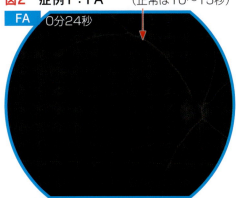

FA 0分24秒

腕‐網膜循環時間の延長
（正常は10～15秒）

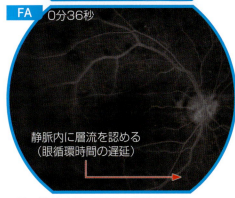

FA 0分36秒

静脈内に層流を認める
（眼循環時間の遅延）

層流の持続時間：正常は5秒以内

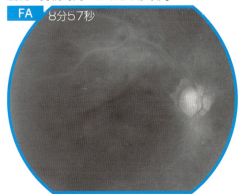

FA 8分57秒

診断—前眼部所見

- 異常を生じるのは眼底だけでない
- 前眼部虚血による炎症所見，虹彩萎縮，瞳孔散大，ルベオーシス，白内障などをきたす
- 結膜および上強膜血管拡張（内頸動脈閉塞による代償性の外頸動脈の側副血行路からの流入のため）
- その他：血管新生緑内障による眼圧上昇，前房出血

診断—FA所見 （図2）

- フルオレセイン静注時から眼底に蛍光が現れる時間を正確に測定することが肝要
- 脈絡膜流入遅延
- 網膜内循環時間の延長（腕網膜流入時間の延長は網膜中心動脈閉塞や網膜中心静脈閉塞でも生じるが，網膜内循環時間の延長は眼虚血症候群に特異的）

診断—その他

color doppler imaging（CDI）
- 眼動脈，網膜中心動脈，短後毛様動脈の血流測定に有用である
- 特に網膜中心動脈の逆流所見は高度の内頸動脈の閉塞を示唆する

治療

- 眼科医のみでは治療を行うことができないため，他科との連携が重要になる
- 緑内障発症前であれば頸動脈閉塞に対して治療を行うと改善する．一方で，循環改善した後に眼圧上昇する症例も報告されており，注意を要する
- 生命予後も悪く5年での死亡率が40％と報告
- 死因の2/3が心筋梗塞，脳梗塞が20％とされる

- 眼科的には前眼部の炎症の制御，網膜虚血，眼圧コントロール，血管新生緑内障のコントロールが主体になるが，視力予後は不良で治療にもかかわらず1年後には60％が指数弁以下で，0.4以上の視力を維持している症例は24％と報告
- 特に虹彩新生血管を生じている症例の視力予後はほとんど指数弁以下と報告されている
- 前眼部の炎症制御：ステロイド点眼，散瞳薬
- 眼圧コントロール：β遮断薬，炭酸脱水酵素阻害薬，プロスタグランジン製剤（炎症増悪に注意）
- 血管新生緑内障が生じた場合には外科的治療が必要になることが多い（網膜虚血が存在しない場合にも血管新生緑内障を生じることがある．これは，脈絡膜の循環障害のためだと考えられ，汎網膜光凝固を行っても予防できない）

The artery that supplies the eye is blocked at the base of your neck, so your whole eye is suffering from a lack of oxygen.

III 網膜血管病変

放射線網膜症
radiation retinopathy

疾患概念

- 脈絡膜，網膜，眼窩，副鼻腔などへの放射線療法後に生じる網膜血管傷害
- 毛細血管閉塞による虚血性変化（増殖性変化）と黄斑浮腫による視力低下をきたす

病態

- 放射線による染色体DNA傷害が直接の原因
- 網膜組織（神経細胞）は放射線照射に対しては傷害が少ない
- 放射線感受性の高い網膜血管の内皮細胞傷害，周皮細胞傷害が原因である
- 組織学的には終末細動脈の閉塞（内皮細胞消失，血管壁肥厚）による毛細血管傷害
  →バリア機能の破綻による網膜浮腫と毛細血管閉塞による虚血性変化が観察される
- 初期には黄斑浮腫のみ
  →進行すると毛細血管瘤，毛細血管閉塞が原因の動静脈吻合，新生血管を生じる

診断

- 眼底所見のみからは糖尿病網膜症と鑑別困難
- 脈絡膜，網膜，眼窩，副鼻腔などの腫瘍に対する放射線療法後
- FAが補助診断

疫学

- 1933年にStallardらが報告したのが初めてとされる
- 発症は数カ月〜数年後経ってから，照射量依存的（通常30〜35Gy以上の照射）に生じうるとされている
- 悪性腫瘍では化学療法併用により網膜症が生じやすくなる
- 糖尿病および高血圧などのvascular risk factorを有する症例のほうが網膜症を生じやすい
- 妊娠は網膜症を悪化させうる
- 閾値については不明

診断—眼底所見 （図1, 6, 9）

- 検眼鏡的に毛細血管拡張，毛細血管瘤，毛細血管閉塞，網膜出血，滲出性変化や浮腫（軟性白斑）
- 黄斑浮腫，萎縮を生じる
- 網膜新生血管を生じることもある
- 毛細血管がより大型の血管よりも傷害されやすい

診断—FA所見 （図2, 7, 10）

- 病態把握にはFAの施行が好ましい
- 黄斑浮腫は糖尿病網膜症に倣ってびまん性，局所性に分類
- 中心窩の毛細血管のcapillary dropoutが詳細に判明する
  →通常，糖尿病網膜症より広範な中心窩周囲の毛細血管閉塞
- 無灌流領域の把握

以前に受けた放射線治療による網膜の血管の障害です．網膜の血管は放射線に対して感受性が高いので障害を受けやすいです．

放射線網膜症　209

図1　症例1：黄斑症：黄斑浮腫（46歳，男性，Vd=（0.9））：初診時

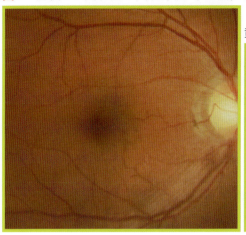
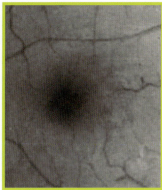

黄斑部拡大：囊胞様黄斑浮腫

検眼鏡的には軽度だが囊胞様黄斑浮腫を認める

図2　症例1：初診時FA

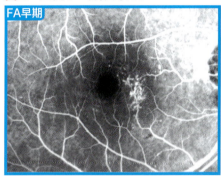

FA早期　　FA後期

図3　症例1：2年後

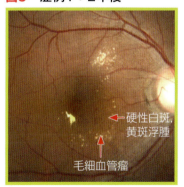

←硬性白斑，黄斑浮腫
↑毛細血管瘤

図4　症例1：2年後FA

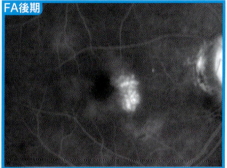

FA早期　　FA後期

黄斑部拡大

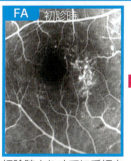
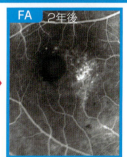

FA 初診時　　FA 2年後

初診時よりすでに毛細血管拡張，毛細血管瘤　　毛細血管拡張所見も変わらない

The problem is damage to the blood vessels in your retinas, and this was caused by the radiation therapy you had. The retinal blood vessels are sensitive to radiation and can be damaged easily.

診断―OCT所見 （図5, 8, 9）

- CMEの程度の把握に重要（図5, 9）
- 中心窩を含んだ黄斑浮腫，外中心窩の黄斑浮腫の分類に有用
- 黄斑虚血による萎縮（網膜菲薄化）も認める（図8）

分類

- 周辺網膜の虚血性変化と黄斑症（radiation maculopathy）に分類
- 虚血性変化：程度により増殖性と非増殖性に分類される
- radiation maculopathy：黄斑虚血と黄斑浮腫が混在している

図5 症例1 OCT経過

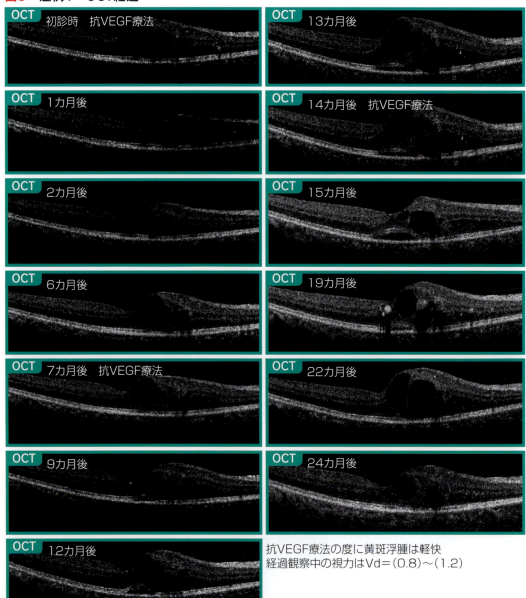

抗VEGF療法の度に黄斑浮腫は軽快
経過観察中の視力はVd＝(0.8)〜(1.2)

糖尿病でも同じような状態になることがあるのですが，これまでに糖尿病と診断されていますか？

図6 症例2：黄斑症：黄斑虚血が強いタイプ（63歳，女性，Vs＝（0.2））

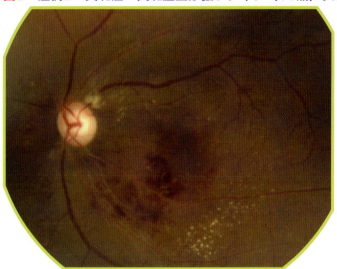

図7 症例2：FA

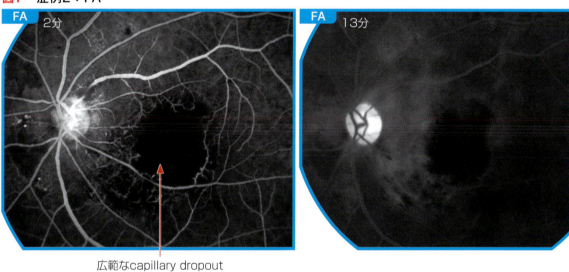

広範なcapillary dropout

図8 症例2

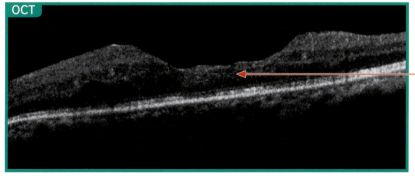

黄斑萎縮（網膜菲薄化）を認める

Patients with diabetes can have similar symptoms. Have you ever been diagnosed with diabetes?

治療

- 血管内皮の傷害は慢性進行性の変化であり，緩徐に進行（図3，4）
- 糖尿病網膜症類似の病態と考えられており，糖尿病網膜症に準じた治療が行われている
- しかし，糖尿病では主として周皮細胞が傷害されるのに対し，放射線網膜症では血管内皮細胞が傷害
- 網膜新生血管ならびに黄斑浮腫に対して治療が行われる

[網膜新生血管]
- 虚血性変化の強い場合には新生血管予防のため他の網膜血管障害による虚血性の網膜症と同様，汎光凝固（PRP）がなされる（図11）
- 新生血管に対して抗VEGF療法が有効であるとも報告あり

[黄斑浮腫]
- 黄斑浮腫の自然軽快症例はほとんどない（3年で5%）
- 局所光凝固，光線力学的療法とステロイド硝子体内投与，抗VEGF療法の報告があり，いずれも有効であると報告されているが長期予後は不明であり，十分な治療効果があるとはいえない
- 黄斑虚血による視力障害は改善しない
- 病状によりさまざまな治療を組み合わせて治療が行われている

局所光凝固：短期の視力維持効果は示されている

ステロイド：主にトリアムシノロン硝子体内投与の報告が多い。黄斑浮腫軽減効果を有するが白内障の進行や眼圧上昇のリスクが指摘されている。わが国ではトリアムシノロンのTenon囊下注入が行われている

抗VEGF療法（図5）：短期の維持効果が報告されているが，反復投与が必要で長期成績は未知→抗VEGF療法は勧めないという報告もある
- 糖尿病黄斑浮腫よりも著明な無灌流領域を認めるため，いずれの治療も糖尿病黄斑浮腫よりも予後不良
- したがって，いずれの治療も進行予防効果を有する可能性はあるが視力の改善の報告は少ない

硝子体手術：糖尿病黄斑浮腫同様に硝子体手術がなされることもあるが，エビデンスのレベルは低く推奨されない

PDT：作用機序が不明であり報告はわずかで推奨されない

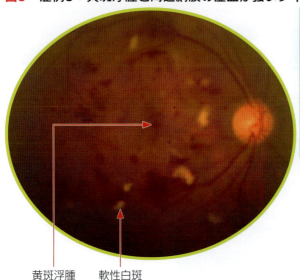
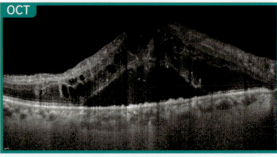

図9　症例3：黄斑浮腫と周辺網膜の虚血が強いタイプ（60歳，男性，Vd＝0.1）

黄斑浮腫　軟性白斑

今，病状は安定していますが，再発の可能性がありますので経過観察する必要があります。

放射線網膜症

図10　症例3：FA
広汎な無灌流領域を認める。PRPと抗VEGF療法が行われた

FA

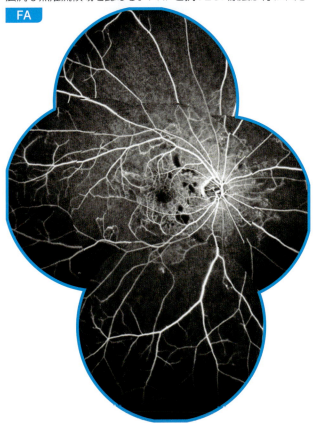

図11　症例3：3カ月後

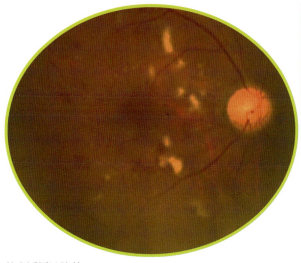

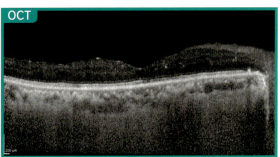

黄斑浮腫は改善

Your eyes have stabilized for now, but we'll need to monitor them closely, because there's always a chance of recurrence.

Ⅲ 網膜血管病変
参考文献

項目	コメント
糖尿病網膜症	
1) Wilkinson CP, et al. : Proposed international clinical diabetic retinopathy and diabetic macular edema disease severity scales. Ophthalmology, 110 : 1677-1682, 2003.	国際重症度分類。新たな単純化された糖尿病網膜症の分類。網膜症と黄斑症を分けて記載している。
2) http://drcrnet.jaeb.org/	DRCR.netのホームページ。アメリカでの糖尿病網膜症に関連する多くの研究を行っている。結果はweb siteで見ることができるので最新の研究成果を見ることができる。
3) Gross JG, et al ; Writing Committee for the Diabetic Retinopathy Clinical Research Network : Panretinal Photocoagulation vs Intravitreous Ranibizumab for Proliferative Diabetic Retinopathy : A Randomized Clinical Trial. JAMA, 314 : 2137-2146, 2015.	DRCR.netによる増殖糖尿病網膜症にPRPに対しての抗VEGF療法（ラニビズマブ）の優位性を示した論文。
4) Sivaprasad S, et al. ; CLARITY Study Group : Clinical efficacy of intravitreal a ibercept versus panretinal photocoagulation for best corrected visual acuity in patients with proliferative diabetic retinopathy at 52 weeks (CLARITY) : a multicentre, single-blinded, randomised, controlled, phase 2b, non-inferiority trial. Lancet, 389 : 2193-2203, 2017.	増殖糖尿病網膜症にPRPに対しての抗VEGF療法（アフリベルセプト）の優位性を示した論文。
【糖尿病黄斑浮腫】	
5) Chun DW, et al. : A pilot study of multiple intravitreal injections of ranibizumab in patients with center-involving clinically significant diabetic macular edema. Ophthalmology, 113 : 1706-1712, 2006.	黄斑浮腫をOCTで "center involving macula edema" と分類しラニビズマブの効果を検討した論文。
6) Diabetic Retinopathy Clinical Research Network, et al. : Rationale for the diabetic retinopathy clinical research network treatment protocol for center-involved diabetic macular edema. Ophthalmology, 118 : e5-14, 2011.	DRCR.netによる糖尿病黄斑浮腫の治療指針。
7) Wells JA, et al. ; Diabetic Retinopathy Clinical Research Network : Aflibercept, bevacizumab, or ranibizumab for diabetic macular edema. N Engl J Med, 372 : 1193-1203, 2015.	糖尿病黄斑浮腫に対してのアフリベルセプト，ラニビズマブ，ベバシズマブの直接比較試験。
高血圧眼底	
1) Scheie HG : Evaluation of ophthalmoscopic changes of hypertension and arteriolar sclerosis. Arch Ophthalmol, 49 : 117-138, 1953.	高血圧眼底のScheie分類。
2) Keith NM, et al. : Some different types of essential hypertension: their course and prognosis. Am J Med Sci, 197 : 332-343, 1939.	Keith-Wagener分類（文献入手困難）。
3) Walsh JB : Hypertensive retinopathy ; description, classification, and prognosis. Ophthalmology, 89 : 1127-1131, 1982.	高血圧眼底に関しての代表的な総説。
網膜静脈分枝閉塞症（BRVO）	
1) The Branch Vein Occlusion Study Group : Argon laser photocoagulation for macular edema in branch vein occlusion. Am J Ophthalmol, 98 : 271-282, 1984.	BVOS：黄斑浮腫に対する格子状光凝固の有用性を示した。
2) Campochiaro PA, et al. : Ranibizumab for macular edema following branch retinal vein occlusion : six-month primary end point results of a phase Ⅲ study. Ophthalmology, 117 : A21102-1112.e1, 2010.	黄斑浮腫に対するラニビズマブの有効性を示した論文。

網膜中心静脈閉塞症（CRVO）

1) The Central Vein Occlusion Study Group : Evaluation of grid pattern photocoagulation for macular edema in central vein occlusion ; The Central Vein Occlusion Study Group M report. Ophthalmology, 102 : 1425-1433, 1995.	CVOS：黄斑浮腫に対する格子状光凝固は視力低下を予防できないと示された。
2) Brown DM, et al. : Ranibizumab for macular edema following central retinal vein occlusion ; six-month primary end point results of a phase III study. Ophthalmology, 117 : 1124-1133.e1, 2010.	黄斑浮腫に対するラニビズマブの有効性を示した論文。
3) Brown DM, et al. : Intravitreal aflibercept injection for macular edema secondary to central retinal vein occlusion : 1-year results from the phase 3 COPERNICUS Study. Am J Ophthalmol, 155 : 429-437, 2012.	黄斑浮腫に対するアフリベルセプトの有用性を示した論文。
4) Heier JS, et al. : Ranibizumab for macular edema due to retinal vein occlusions long-term follow-up in the HORIZON Trial. Ophthalmology, 119 : 802-809, 2012.	ラニビズマブの延長試験：2年目までの治療成績を示している。BRVOとCRVO合わせて解析されている。

網膜中心静脈閉塞症（乳頭血管炎）

1) Fong AC, et al. : Central retinal vein occlusion in young adults (papillophlebitis). Retina, 12 : 3-11, 1992.	乳頭血管炎による網膜中心静脈閉塞症について。
2) Fong AC, Schatz H : Central retinal vein occlusion in young adults. Surv Ophthalmol, 37 : 393-417, 1993.	若年者のCRVOについての総説。

網膜中心動脈閉塞症

1) Hayreh SS : Acute retinal arterial occlusive disorders. Prog Retin Eye Res, 30 : 359-394, 2011.	網膜動脈閉塞症の多数の自検例，実験結果をもとに考察したHayrehの総説。病態，分類，治療について。

網膜細動脈瘤

1) Rabb MF : Retinal arterial macroaneurysms. Surv Ophthalmol, 33 : 73-96, 1988.	Maurice Rabbらによる総説。

Coats病

1) Coats G : Forms of retinal diseases with massive exudation. Roy Lond Ophthalmol Hosp Rep, 17 : 440-525, 1908.	初めての報告（文献入手困難）。
2) Shields JA, Shields CL : Review ; coats disease ; the 2001 LuEsther T. Mertz lecture. Retina, 22 : 80-91, 2002.	Shieldsらによる総説。著者の多数症例をもとに臨床像から治療について考察が行われている。

Leber多発性粟粒血管症

1) Leber TH : Uber eine durch Vorkommen multipler Miliaraneurysm charakterisierte Form von Retinaldegeneration. Graefes Arch Clin Exp Ophthalmol, 81 : 1-14, 1912.	初めての報告（ドイツ語論文）。

Eales病

1) Eales H : Retinal haemorrhages associated with epitaxis and conspitation. Birm Med Rev, 9 : 272-273, 1880.	初めての報告（文献入手困難）。

眼虚血症候群

1) Hedges TR Jr. : Ophthalmoscopic findings in internal carotid artery occlusion. Am J Ophthalmol, 55 : 1007-1012, 1963.	初めての報告。
2) Mendrinos E, et al. : Ocular ischemic syndrome. Surv Ophthalmol, 55 : 2-34, 2010.	最近の総説。

放射線網膜症

1) Brown GC, et al. : Radiation retinopathy. Ophthalmology, 89 : 1494-1501, 1982.	初めての多数症例での報告。

網膜周辺部変性症と網膜剝離

網膜周辺部変性症

網膜剝離

Ⅳ 網膜周辺部変性症と網膜剥離

網膜周辺部変性症
peripheral retinal degeneration

病態

- 周辺部変性はきわめて頻度の高い所見であり，非常に多くのさまざまなバリエーションが存在する
- 格子状変性，snail track degeneration，white without pressure (WWP)，white with pressure，敷石状変性，色素異常，囊胞様変性（図1）
- これらの変性に伴って萎縮円孔（図2），網膜裂孔（retinal tear，図3）などを生じる

図1　症例1：網膜周辺部変性

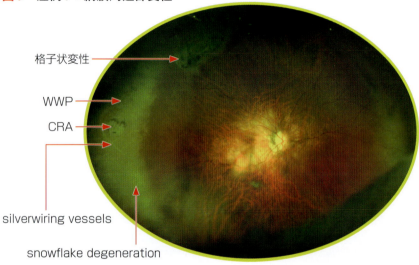

上方：格子状変性拡大

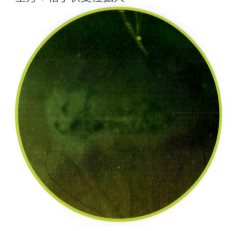

図2　症例2：萎縮円孔（子午線上に広がるやや非典型的な格子状変性に伴ったもの）
上方の色素を伴った格子状変性の拡大（→：萎縮円孔）

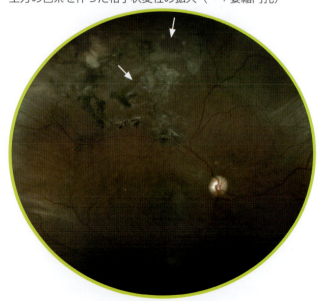

現在の状態ではレーザー治療を行うことはできず，むしろ悪影響を与えてしまいます．治療するには手術が必要です．

網膜周辺部変性症

検査

- 通常，双眼倒像鏡を用い，必要に応じて圧迫子を用いた眼底検査を行う
- 網膜硝子体癒着の強いところに裂孔が生じやすい

治療—予防手術 （図4〜6）

- 網膜裂孔が形成されていない症例では予防治療としては光凝固が行われる
- 適応は通常は網膜剥離の危険性が高い症例に限って行われる
- 網膜剥離がなく裂孔形成がある場合には光凝固が行われることが多い（特に弁状裂孔）
- 弁状裂孔の場合には牽引がかかっている周辺部を少なくとも2，3列，確実に囲むことが重要である
- 網膜格子状変性に存在する萎縮性円孔に対しては網膜剥離に至るリスクは低く，必ずしも予防手術の適応であるとはいえない。治療する場合には変性巣全体を大きく囲む
- まれに，光凝固が困難である場合に冷凍凝固が行われることもある

図3　症例3：網膜裂孔（剥離を伴わない）

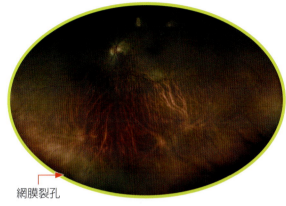

網膜裂孔

下方：網膜裂孔拡大

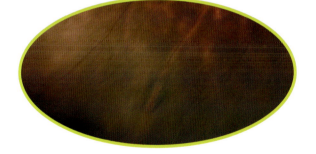

図4　症例4：弁状裂孔：光凝固前　図5　症例4：光凝固直後

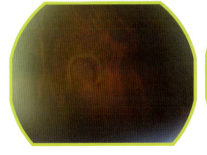

図6　症例4：光凝固2カ月後

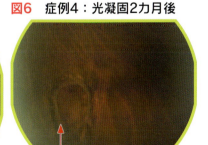

光凝固直後　　　　　　凝固斑は瘢痕化している

In your present condition, laser therapy would do more harm than good. I'm afraid you need surgery.

IV 網膜周辺部変性症と網膜剥離

網膜剥離
rhegmatogenous retinal detachment

疾患概念
- 感覚網膜とRPEの間の液体貯留

疫学
- 20歳代と50歳代〜60歳代の2つのピークがありそれぞれで原因が異なる

病態

若年者（図1）
- 若年者では主として強度近視に伴い，萎縮円孔による網膜剥離で進行は緩徐である
  → 自覚症状があまりなく徐々に進行することが多い
- 発症機序：網膜格子状変性などの菲薄した部位に萎縮により円孔形成し，周辺硝子体の液化により徐々に網膜下に液化した硝子体が入る
- 扁平な網膜剥離が多い

中高年（図2〜4）
- 中高年では後部硝子体剥離に伴う弁状裂孔で進行が急激である
  → 飛蚊症や光視症などの前駆症状を認めることが多い
- 発症機序：後部硝子体剥離に伴い網膜格子状変性などの網膜硝子体癒着の強い部位に牽引が生じ，網膜裂孔が生じる
- 胞状の網膜剥離が多い
- 網膜剥離や糖尿病網膜症が放置されると増殖硝子体網膜症へと進行する（図5, 6）

検査
- 双眼倒像鏡を用い，圧迫子を用いた眼底検査により裂孔の検出を術前に徹底的に行う
- 圧迫子を用いた検査では動かしながら眼底を広範囲に観察する（触診による動的眼底検査）
- 細隙灯顕微鏡検査も不可欠：三面鏡などを用いての検査が好まれる

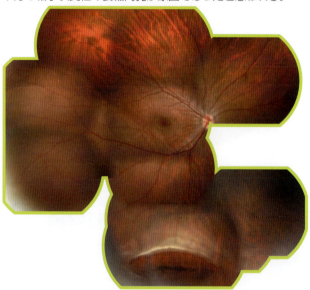

図1　症例1
下方の格子状変性の萎縮円孔が原因であったと思われる。

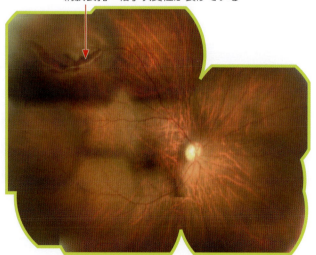

図2　症例2
網膜裂孔：格子状変性が裂けている

網膜に穴があいておりはがれかかってきています。放置しておくと進行し，失明してしまいますので早めの治療をお勧めします。

図3 症例3

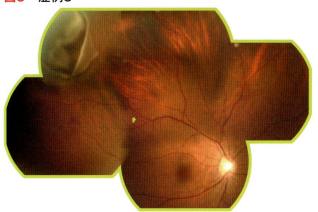

図4 症例4

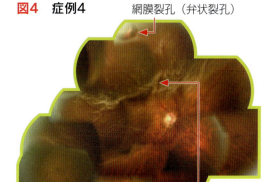

網膜裂孔（弁状裂孔）

網膜剥離

図5 症例5：増殖硝子体網膜症

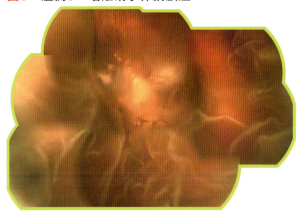

図6 症例6：増殖硝子体網膜症

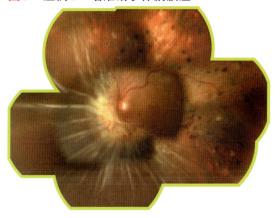

治療—網膜剥離に対する手術治療

- 網膜裂孔を閉鎖して硝子体と網膜下腔の交通を遮断する（Jules Goninによって始まった）
- 無症候性網膜剥離では進行がみられなければ必ずしも手術の適応ではない
- 各種凝固法を用いてすべての裂孔，円孔を閉鎖することで治癒することを目的とする（Charles Schepens）

術式
- 手術は硝子体手術もしくは強膜内陥術が選択される
- 強膜内陥術はエキソプラント法とインプラント法がある
- また，特殊なものとして黄斑円孔網膜剥離に対する黄斑プロンベがある
- どの術式を選択するかは主に術者の考え次第である
  →一般的に若年者の萎縮円孔による網膜剥離は強膜内陥術が選択される
- 多くは硝子体手術と強膜内陥術のどちらが選択されるかは術者によるメリットおよびデメリットの判断に依存するが，いずれの治療においてもすべての裂孔を同定し，裂孔周囲の牽引を解除し，裂孔を閉鎖することで95％以上の復位が報告されている

凝固法
- 経強膜法ではジアテルミー，冷凍凝固，および主に術後に施行される光凝固がある
- また，硝子体手術では術中に光凝固が施行される

There's a hole in the retina, and the retina is starting to become detached. If we leave it as it is, you'll lose your sight, so you should have it treated as soon as possible.

V

遺伝性網脈絡膜疾患

網膜色素変性

色素性傍静脈網脈絡膜萎縮症

コロイデレミア

クリスタリン網膜症

黄斑ジストロフィ

先天停止性夜盲

白点状眼底

V 遺伝性網脈絡膜疾患

網膜色素変性
retinitis pigmentosa

疾患概念

- 視細胞とRPEの機能を原発性，びまん性に傷害する遺伝性かつ進行性の疾患群
- 錐体杆体ジストロフィとも称される
- 症候性のものすなわちLeber先天盲，Usher症候群（難聴を伴うもの）なども含めることがある

病態

- 進行性の網膜傷害で，杆体がまず傷害され，夜盲，視野狭窄が年齢とともに進行する。進行すると錐体も傷害され，明所での視機能低下や，視力障害が出現
- 初期の症状は杆体傷害による進行性の暗順応障害
  →夜盲を訴えるとは限らず
- 特に，都市生活者では夜盲は病期が進んでから自覚することが多い
- 夜盲は先天停止性夜盲，強度近視などでも強く自覚されることがある

鑑別疾患

- その他の遺伝性網膜変性
- 悪性腫瘍随伴網膜症
- 感染性のものとして風疹性，梅毒性のもの
  などがあげられる

疫学

- 網膜色素変性は，遺伝性疾患では最も患者数が多い
- わが国では3,400〜8,000人に1人の患者が存在すると推察
- わが国の身体障害者手帳受給に基づく成人視覚障害原因の第3位である

診断　厚労省診断基準

1. **自覚症状**：夜盲，視野狭窄，視力低下，羞明（または昼盲）
2. **臨床検査所見**
   眼底所見：網膜血管狭小，粗造な網膜色調，骨小体様色素沈着，多発する白点，視神経萎縮，黄斑変性
   - 網膜電図の異常：減弱型，陰性型，消失型
   - 眼底自発蛍光所見で網膜色素上皮萎縮による過蛍光または低蛍光
   - OCTで中心窩におけるエリプソイドゾーンの異常
3. **進行の判定**
   進行性の病変，自覚症状でいずれか1つ以上，眼底所見でいずれか2つ以上，網膜電図で上記の所見，炎症性または続発性ではない
4. **重症度分類**
   Ⅰ　視力0.7以上，視野狭窄（ゴールドマンI-4で20度以内）なし
   Ⅱ　視力0.7以上，視野狭窄あり
   Ⅲ　視力0.7未満，0.2以上
   Ⅳ　視力0.2未満

図1　症例1：典型例（21歳，女性）

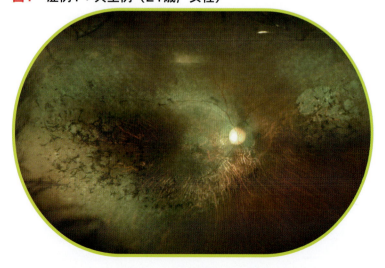

ご両親はいとこ同士の結婚ではないですか？ご兄弟や親戚に同じ症状の方や同じ病気と診断された方はおられますか？

診断—眼底所見 （図1）

- 典型例は眼底所見により容易に診断可能（図1）
- 初期（小児，遅発型の症例）では中間周辺部に軽微な変化を生じるのみであり，眼底変化は軽微であることに注意（図10）
- 中期網膜色素変性：中間周辺部の萎縮が強いが，後極部の網膜の色調は保たれている（図6）
- 晩期網膜色素変性：典型的な萎縮像（図1）
- 無色素性，片眼性，区画性，中心型（もしくは傍中心窩）などもまれに存在

図2　症例1：ERG
フラッシュ 消失型（non-recordable）

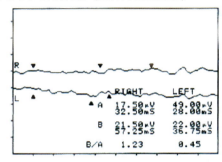

図3　症例1：FAF

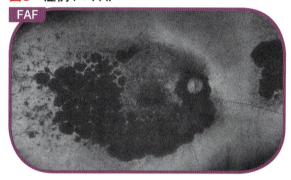

図4　症例1：視野

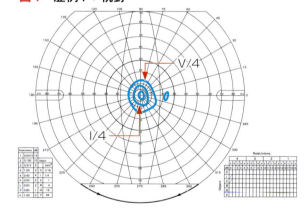

図5　症例1：OCT

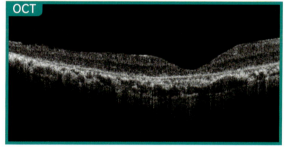

エリプソイドゾーンを含めた網膜外層構造は萎縮しており，全体的に菲薄化している

診断—黄斑所見

- 黄斑所見にも注意：合併頻度は13〜17%
- CMEのほか，標的黄斑症，面状萎縮，放射状ひだ，中心性漿液性網脈絡膜症など
- 標的黄斑症，地図状萎縮：44〜58%
- CME：18〜23%
- 分層円孔：19%

Your parents aren't first cousins or otherwise related by blood, are they? Do any members of your family have similar symptoms, or have any of them received the same diagnosis as you?

診断—視野所見

動的量的視野検査（Goldmann視野検査）
- 求心性の暗点の検出が鋭敏にできる（ただし，結果のばらつきが大きい）
  → 初期の症例でも暗い指標（I-IV）で求心性の変化を認める（図4）

静的量的視野検査（Humphrey視野検査）（図9, 13）
- 求心性暗点の進行度の判定に最も有効
- MD plotを作成することで，進行の程度を確認
- MD値が−15db以上では視力はたいてい正常と報告されている
- 中心4点の網膜感度を用いた解析も有効

診断—ERG所見 （図2）

- 全視野型ERGでnon-recordableからsubnormal
- 記録の際にはノイズに注意

診断—細隙灯検査

- Zinn小帯の脆弱化による急性緑内障，水晶体亜脱臼，白内障（特に後嚢下混濁）

図6　症例2：眼底変化が軽微だが，アーケード付近に萎縮を認める

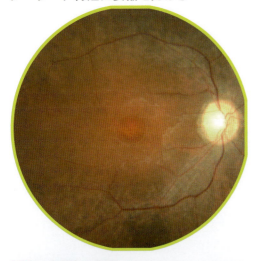

図7　症例2：OCT

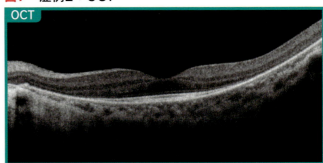

本症例では比較的広い範囲にエリプソイドゾーンが保たれており，網膜の菲薄化は軽度である

図8　症例2：FAF

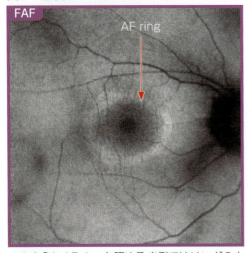

このようにAF ringを認める症例ではリングの内部にエリプソイドゾーンが残存する

図9　症例2：HFA10-2

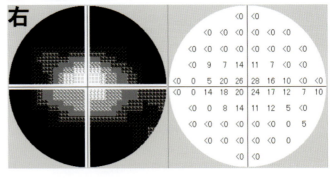

病状は個人個人で大きく異なりますので，進行の具合をみるためには定期検査が必要です．

診断—OCT所見 （図5, 7, 11）

- 網膜の菲薄化ならびにエリプソイドゾーンの消失（図5）
- 網膜の外層にのみ萎縮所見を認める場合には黄斑陥凹が保たれている
  → 網膜外層に注意して所見を観察しなければ一見網膜構造が正常に見えることもあるために注意
- エリプソイドゾーンは中心窩周囲で保たれ，周辺部では消失（図7, 11）
  → 進行例では中心窩のエリプソイドゾーンも消失する（図5）
- CMEの有無の判定，経過観察にはOCTが有用

診断—FAF所見

- 検眼鏡所見では明らかでない萎縮を鋭敏に同定（図3, 12）
- autofluorescent ring（AF ring）とよばれる異常過蛍光（図8）
  → ringの大きさと視野に関連（+）
- 超広角眼底カメラでは周辺部のFAFパターンもさまざま（図14〜17）

図10　症例3：軽度の眼底変化

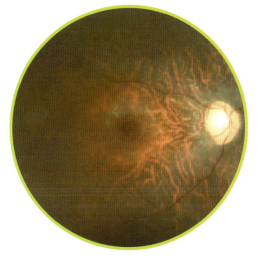

図11　症例3
中心窩のみエリプソイドゾーンが残存

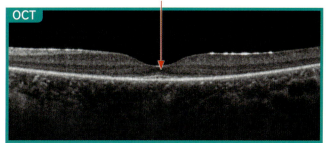

図12　症例3：FAF

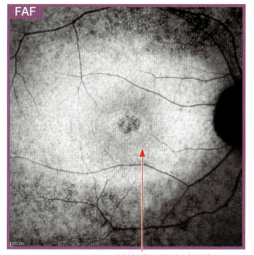

アーケード付近の萎縮が明瞭
黄斑萎縮も容易に検出可能

図13　症例3：HFA10-2

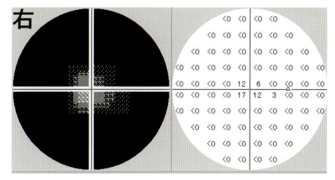

The effects of this condition vary a lot from patient to patient, so you'll need to have regular check-ups to see how it's progressing.

分類

遺伝について
- 日本では一部の研究機関で疾患の研究目的に遺伝子検査がなされている
- 原因と考えられる遺伝子は100種類以上
- 常染色体劣性遺伝ではEYS遺伝子が主要な原因
- 遺伝形式：孤発例が多い

治療

内服治療
- 高いエビデンスを持って有効性が示された治療は存在しない
- 進行抑制を期待して，ビタミンAや循環改善薬などの内服を行うこともある
- ビタミンAの大量内服療法の効果については議論がある
- 同様にルテインの内服についても効果についても議論がある

CME
- 炭酸脱水素酵素阻害薬500〜750mg/日を2週間，以降250mg/日を1カ月間続けると約2/3で自覚症状改善，約半数で視力改善すると報告
- 点眼でも効果ありと報告

人工網膜
- Argus Ⅱ，α-IMSが海外で使用されている

視力予後

- 視力の低下は非常に緩徐であり，動揺が大きい
- 視力予後の判定には発症年齢，遺伝形式，黄斑所見が重要

①発症年齢と視力予後
矯正視力が0.6以上の症例の頻度→39歳以下：45%，40〜59歳：35%，60歳以上：25%
矯正視力が0.1以下の症例の頻度→39歳以下：23%，40〜59歳：38%，60歳以上：40%
光覚弁消失に至る症例は0.5%とまれ

②経過観察期間と視力予後：発症年齢が高いほど視力予後はよい
矯正視力0.1以下の割合→経過観察20年以下：25.2%，20〜40年：44.2%，40〜60年：46.6%，60年以上：66.7%
矯正視力0.6以上の割合→経過観察20年以下：41.7%，20〜40年：22.5%，40〜60年：31.0%，60年以上：8.3%

③黄斑部病変
初診時に黄斑部病変を認めない症例は，以降の視力低下が比較的軽微
→5年間でlogMAR視力変化は，黄斑病変（−）：0.02，標的黄斑症（bull's eye）：0.14，地図状萎縮：0.42

現在は治療がありませんが多くの研究が進められています．

網膜色素変性

◆超広角FAFは無散瞳で周辺部まで比較的容易に観察できる

図14　超広角FAF：典型例
アーケード外方の網膜は萎縮しており虫食い状に低蛍光を認める。AF ringを明瞭に認めている

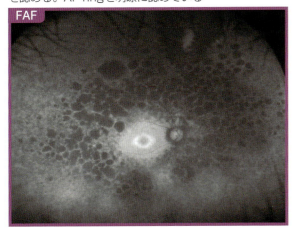

図15　超広角FAF：アーケード付近の網膜萎縮が強い症例
超広角撮影をすることで周辺部の血管が保たれていることが明瞭である。AF ringは認めるものの非常に大きい

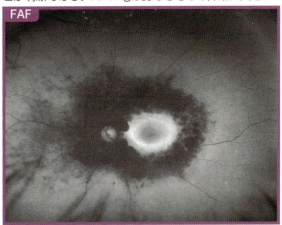

図16　超広角FAF：進行例
骨小体の沈着部位に低蛍光を認める

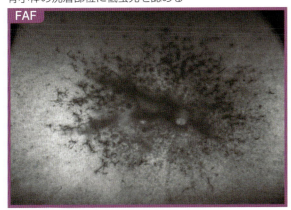

図17　超広角FAF：非典型例
子午線方向の低蛍光のラインの広がりを認める
X linked RPのキャリアの女性にみられることが多い
左右非対称のこともあり

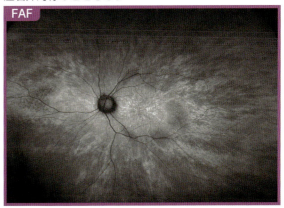

There's no treatment at the moment, but a lot of research is being carried out into this condition.

V 遺伝性網脈絡膜疾患

色素性傍静脈網脈絡膜萎縮症
pigmented paravenous retinochoroidal atrophy (PPRCA)

疾患概念

- 網膜の静脈に沿ってまとわりつくような色素沈着を伴う網脈絡膜萎縮症
- 自覚症状は少なく，たまたま検診などで発見されることが多い
- 網膜色素変性と予後など多くの点で異なるので鑑別が必要

疾患の特徴

- 多くは孤発例
- 一部は家族内発症を認める（常染色体優性遺伝を疑わせる様式の発症）
- CBP-1（crumbs homologue 1）遺伝子異常が原因の症例も報告あり
- 男性の報告が多い。家族内発症の場合には男性のほうが表現型が重篤であるとされる
- 病態は不明

診　断

- 炎症性疾患（梅毒，サイトメガロウイルス感染症，ヘルペスなど）を除外した後に典型的な眼底所見から診断

診断―眼底所見 （図1）

- 網膜色素変性と異なり血管の狭小化は認めない（p.335，索引画像も参照）
- 太い静脈に沿った色素沈着と萎縮を認める
- 多くは両眼対称性
- 傍視神経乳頭の萎縮の合併例も存在
- 黄斑部病変（黄斑萎縮，黄斑浮腫）を合併する症例もまれに存在

図1　症例1（43歳，女性，Vs＝1.0）

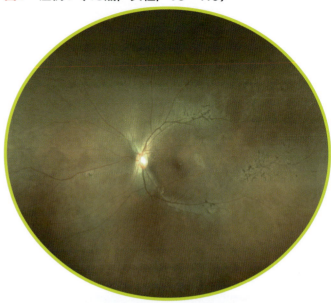

図2　症例2：典型例

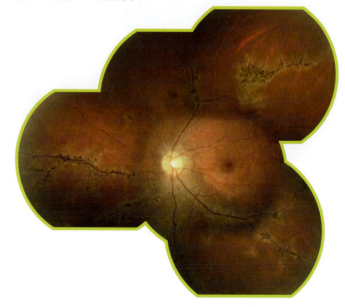

網膜色素変性とは異なる疾患で一般的にはそれほど強い視野異常や視力障害をきたすことはありません。

色素性傍静脈網脈絡膜萎縮症　231

図3　症例1：FA
`FA`

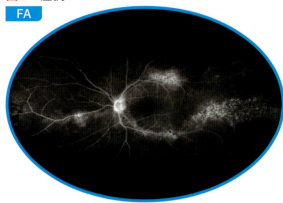

萎縮の強いところでは低蛍光
window defectによる過蛍光

図4　症例1：眼底自発蛍光
`FAF`

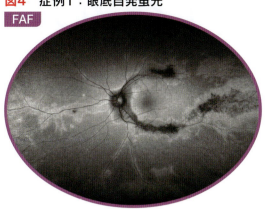

図5　症例1：OCT　垂直断

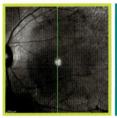 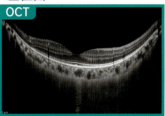

眼底検査，FA，FAFで異常が認められる部位に一致して主に網膜外層の萎縮

図6　症例1：ERG bright flash

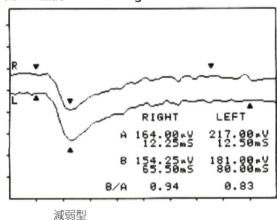

減弱型

図7　症例1：視野
萎縮病巣に一致した感度の低下

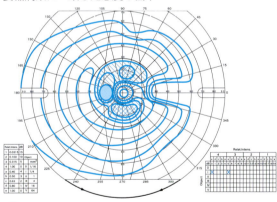

❓ 診断―視野所見

- 網膜の萎縮に一致した視野障害のみをきたす網膜色素変性と異なり求心性の視野異常は認めない（図7）

❓ 診断―FA所見　（図3）

- 網膜静脈にはFAでは異常所見を認めない
- RPEに一致した異常過蛍光（window defect）ならびに萎縮の強い部位での低蛍光

❓ 診断―OCT所見　（図5）

- 眼底検査，FA，FAFで異常を認める部位に一致して主に網膜外層の萎縮

❓ 診断―ERG所見　（図6）

- 全視野型のERGでは，正常からsubnormal（萎縮の程度に応じた反応低下）

予　後

- 多くは無症状で進行性を認めない
- 予後は良好だが，注意深く観察すると40歳代以降に徐々に萎縮は進行する
- 左右眼で程度が異なることもまれにある

This condition is different from retinitis pigmentosa. Generally speaking, it doesn't lead to serious visual field abnormalities or eyesight impairment.

V 遺伝性網脈絡膜疾患
コロイデレミア
choroideremia

疾患概念
- RPE，脈絡膜の進行性萎縮をきたす遺伝性網脈絡膜変性疾患
- 網膜萎縮は，RPE/脈絡膜萎縮と比較して軽度である
- 症状は網膜色素変性と類似

診断—眼底所見 （図1）
- 初期は赤道部から周辺部網膜にRPEの変化を認める
- 中期以降はびまん性の広範なRPE，脈絡膜の萎縮
- RPEの過増殖による色素沈着も認める
- 進行例ではRPE，脈絡膜の萎縮が進行
  → 強膜が透見されるようになり，白色眼底とよばれる特徴的な所見
- 網膜色素変性と異なり進行例でも網膜血管は狭小化せずに保たれる
- キャリアの女性も眼底に特徴的な変性（ごま塩状のまだらなRPE萎縮）をきたす
- Lyon theory of mosaicism（X染色体の2本のうち1本からの遺伝子発現が不活化される現象）により説明される

疾患の特徴
- 1872年，Mauthnerによって報告された
- 頻度は不明：比較的まれである
- X染色体伴性劣性遺伝の進行性の網膜変性疾患
- 脈絡膜ジストロフィに分類される
- 原因遺伝子は細胞内の小胞体輸送にかかわるREP-1遺伝子
- RPEのびまん性な萎縮によって特徴づけられる
- 5〜10歳ごろに発症し，緩徐に進行
- 発症はすべて男性
- 女性の保因者は眼底にごま塩状のまだらな網膜変性をきたすが，ほとんど進行しないと考えられている

図1 症例1：超広角眼底写真

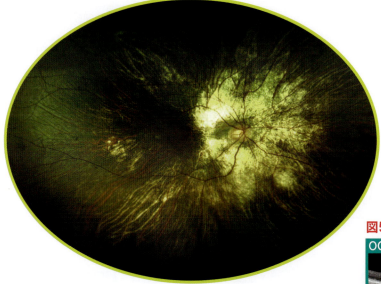

図5 症例1：OCT

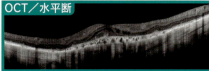

ご家族や親戚のなかで同じような眼の症状の方はおられますか？

診断—視野所見 （図3）

- 輪状暗点→求心性暗点と進行

診断—FAF所見 （図2）

- びまん性のRPEの異常
- 網膜色素変性と異なりautofluorescent ring（中心窩周囲のリング状の過蛍光）は認めない

図2　症例1：超広角FAF

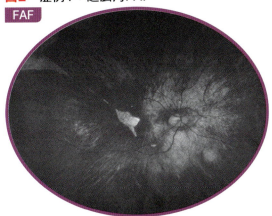

図3　症例1：視野

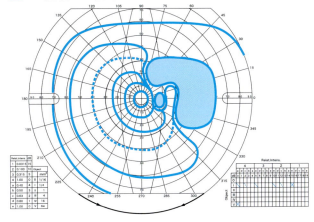

診断—ERG所見 （図4）

- 通常，網膜色素変性と同様に減弱もしくはnon-recordable

診断—OCT所見 （図5）

- 網脈絡膜萎縮の度合いや黄斑浮腫が描出される
- 診断には必須ではないが，合併する黄斑病変の描出に有用

予後

- 中間周辺部の網膜萎縮から周辺部の萎縮が緩徐に進行
- 視野障害：輪状暗点から求心暗点に進行するが黄斑部は比較的保たれるため視力は網膜色素変性と比較して良好例が多い
- 夜盲は進行性（＋）

図4　症例1：ERG
フラッシュ

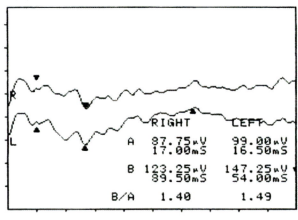

消失型

参考

遺伝相談
- 伴性劣性遺伝するため患者の子供が女児であった場合には100％キャリアになる
- 男児には遺伝しないので，カウンセリングのうえからも誤診できない

Do any of your family members have similar eye symptoms to yours?

V 遺伝性網脈絡膜疾患

クリスタリン網膜症
crystalline retinopathy

疾患概念

- 常染色体劣性遺伝の網膜変性疾患で網膜の深層にクリスタリン（結晶）様の沈着物を生じる
- クリスタリン沈着物は網膜全域に認めるが特に後極に多い

進行様式

- 進行性の疾患で診断されるのは30歳代が多く，30～40歳代で視機能低下をきたす
- 脈絡膜の萎縮により進行性の視力低下，夜盲をきたす
- 主たる病巣はRPEならびに脈絡膜
- 組織学的には脈絡膜萎縮ならびにRPE萎縮と網膜の軽度のグリオーシス
- 傍中心暗点から徐々に進行し視力低下をきたす
- 周辺部の視野は比較的保たれる症例が多い

臨床的特徴

- 1937年にBiettiによって，眼底，角膜輪部の結晶様物質の沈着する疾患として初めて記載された
- 脈絡膜ジストロフィに分類される
- 角膜輪部にはクリスタリン沈着物を認めない症例が多い
- 角膜輪部に沈着物を認めないタイプは白人よりアジア人に多いと考えられている
- 性差を認めない
- 原因遺伝子はCYP3A4：わが国では創始者効果（founder effect）により，変異のタイプは多くは同一（ある創始者に変異が生じその変異が多くの子孫に引き継がれている）

図1 症例1

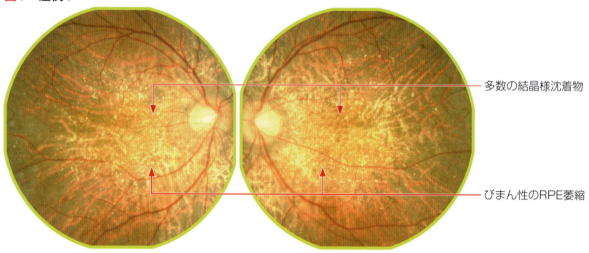

多数の結晶様沈着物

びまん性のRPE萎縮

診 断

- 典型的な眼底所見で診断される
- 薬剤障害（タモキシフェン網膜症）などが鑑別としてあげられる

診断—眼底所見 （図1，7）

- 後極部網膜に閃輝性の結晶様沈着物を多数認める
- 進行するにしたがってRPE萎縮が明瞭になる（図7）
  → 結晶様沈着物はRPE萎縮の生じた部位では観察されにくくなり減少する（p.336，索引画像も参照）
- 赤外光での眼底観察では結晶様沈着物がより明瞭に観察される（図2，9）

網膜色素変性とよく間違えられる病気ですが症状に少し違いがあります。

クリスタリン網膜症　235

❓ 診断—ERG所見　(図5, 13)

- 網膜の変性の程度に応じてsubnormal（図5）～non-recordable（図13）までさまざまな程度の障害を生じる

❓ 診断—FA, IA所見　(図8, 11)

- 特徴的な所見を示し，眼底所見では判断困難な症例の診断に際しては比較的重要
- 傍中心窩に強いRPE萎縮による島状の低蛍光を示し，その周囲はびまん性のRPE萎縮により過蛍光を示す
- 結晶様沈着物はFAでも蛍光を示さない
- ルーチンの検査ではないがIAを行うとFAよりやや広い範囲で低蛍光がみられるとされる（図11）

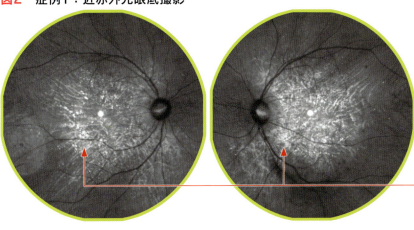

図2　症例1：近赤外光眼底撮影

検眼鏡検査より多数の結晶様沈着物がみられる

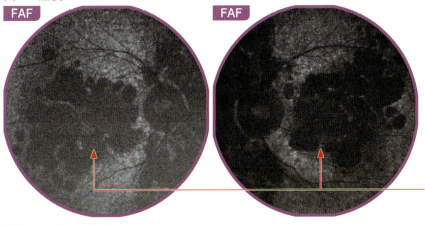

図3　症例1：FAF

後極にびまん性の低蛍光　一部は島状

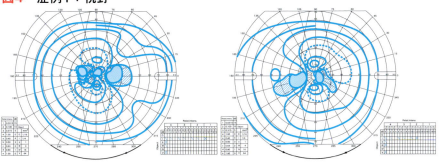

図4　症例1：視野

This condition is confused with retinitis pigmentosa, but the symptoms are actually a little different.

診断—FAF所見 （図3, 10）

- FA同様，特徴的な所見を示す
- 後極にびまん性，島状に広がる低蛍光を示す
- 症例によっては萎縮の周囲に過蛍光点を認める。周辺部の自発蛍光は保たれている
  → RPE萎縮とRPEの過形成のため
- 結晶様沈着物はFAFでも蛍光を示さない

診断—視野所見 （図4, 12）

- 動的量的視野検査では傍中心暗点もしくは中心暗点をきたし，周辺部視野は比較的保たれる
- RPE萎縮に一致した視野障害

診断—OCT所見 （図6, 14）

- いくつかの結晶様沈着物は高輝度として観察されるが，多くはOCTでは同定されない
- 網膜外層に周囲を高輝度に囲まれた球状の構造を認める
- cross-sectional OCTではouter retinal tubulation（ORT）と同様に観察される
- en faceで見ると管状でなくて球状でありORTと異なる

図5　症例1：ERG

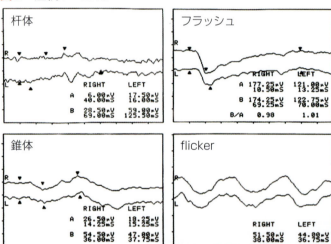

図6　症例1：OCT水平断

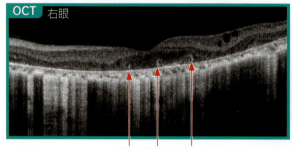
球状の構造を認める

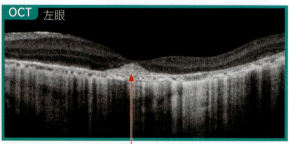
網膜下の沈着物

治療は現在のところ開発されていませんが，この病気では原因となっている遺伝子が判明してから研究が大きく進展しています。

クリスタリン網膜症

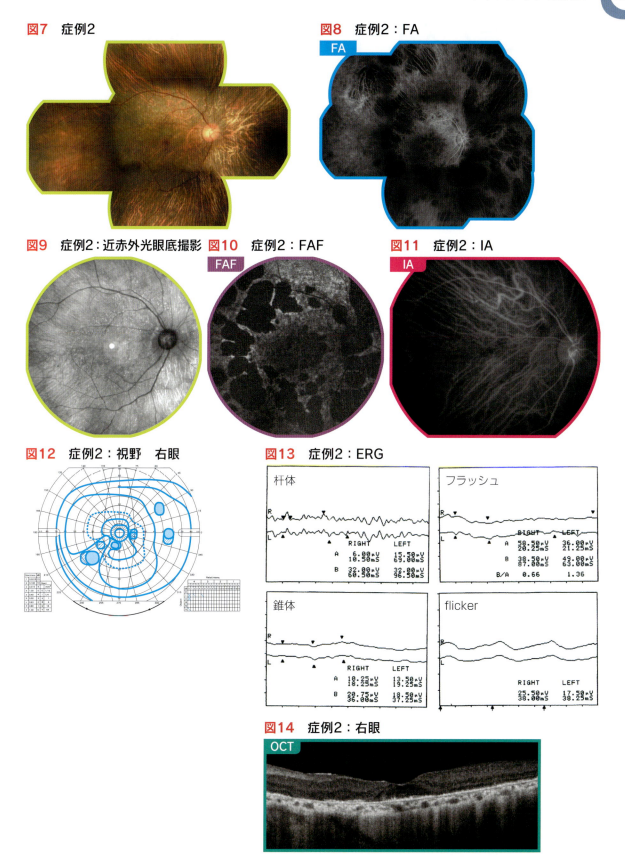

No treatment has been developed yet, but now that the gene that causes the condition has been identified, research is progressing rapidly.

238

V 遺伝性網脈絡膜疾患／黄斑ジストロフィ

黄斑ジストロフィ　総論
macular dystrophy

疾患概念
- 黄斑部にみられる進行性のRPE，脈絡膜毛細血管板の萎縮をきたす疾患群
- 先天黄斑変性症とも表現する

疾患の特徴
- 視力障害（中心暗点，傍中心暗点），羞明，後天色覚異常などの自覚症状
- 両眼性の遺伝性疾患であり徐々に進行

図1 症例1：標的黄斑症（bull's eye，54歳，男性）

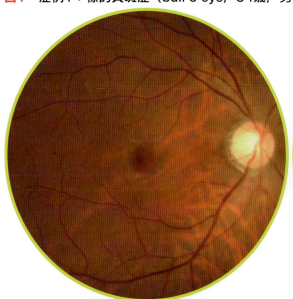
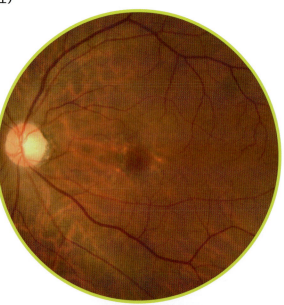

図2 症例1：FAF

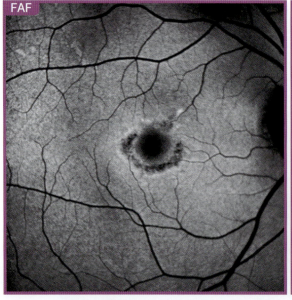
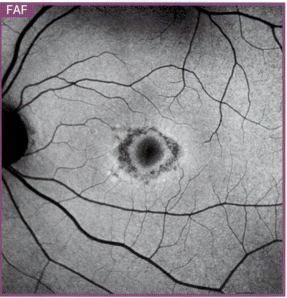

生まれつき光を感じる膜の真ん中が障害される病気です。

診断と分類

- ジストロフィとは栄養上あるいは代謝上の異常を意味する
- 「黄斑ジストロフィ」は遺伝子異常により生じる先天性で両眼性の黄斑変性症の総称
- 黄斑部の変性は標的黄斑症（bull's eye）と，さらに進行した面状のRPE萎縮に分類（図1, 4）
- FAF, OCTは鑑別ならびに萎縮の程度の判定に有用である（各論参照）（図2, 3, 5, 6）
- 眼底所見は類似しているが単一疾患ではなく，遺伝形式や進行度は症例によってさまざまに異なる
- 黄斑部に両眼性の進行性の萎縮所見を認めた場合の鑑別疾患：眼底所見よりStargardt病，卵黄様黄斑ジストロフィ，先天網膜分離症，中心性輪紋状脈絡膜萎縮症，パターンジストロフィなど

[診断の流れ]
ERG→FAF→FA→EOG

①ERG（図7）
- 黄斑変性の鑑別のためのERGは錐体機能と杆体機能を分離して記録する必要がある
- 検眼鏡的に変性が後極に限局する場合でも網膜色素変性錐体機能と比較して杆体機能の低下が著明なときは，傍中心型（pericentral）の網膜色素変性と考える
- X-linked retinoschisis（XLR）は特徴的なnegative typeのERGを示す
- XLRでは進行期には黄斑に変性をきたし，典型的な車軸状の黄斑変性を認めないことに注意が必要
- 錐体ジストロフィでは杆体機能が保持されており，錐体系のERGの強い障害を認める

②FAF
- Best病ではリポフスチン沈着による局所の過蛍光
- Stargardt病ではリポフスチン沈着による全体的に過蛍光，視神経乳頭周囲は正常蛍光
- 眼底白点症では全体的に減弱

③FA
- dark choroidを認めたときにはStargardt病
- Stargardt病では，眼底に黄色斑がある典型例では眼底所見だけでも診断可能

④EOG
- Best病はEOGにて確定診断を行う
- 進行期では黄斑萎縮を伴い他の黄斑変性との鑑別が困難で，萎縮期では他の黄斑ジストロフィとの鑑別にEOGが必要

⑤上記検査で鑑別不能である黄斑ジスロトフィ
- 良性中心性輪状黄斑ジストロフィ，Bull's eye maculopathy and negative ERG：標的黄斑症を示すが，比較的，視力良好であり，進行が緩徐である
- 中心性輪紋状脈絡膜萎縮症：強い脈絡膜萎縮を伴った面状の黄斑萎縮と家族歴（常染色体優性遺伝が多い）から診断
- 中心性輪紋状脈絡膜萎縮症は発症年齢は40歳程度と比較的高齢であるのも診断の一助になる
- 薬剤性（クロロキン内服が有名），感染症などとの鑑別除外を行う

図3　症例1：OCT　垂直断

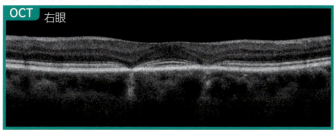

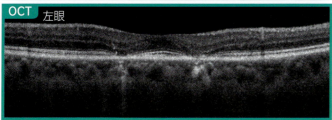

This is a congenital disease that affects the center of the retina.

図4　症例2：面状のRPE萎縮

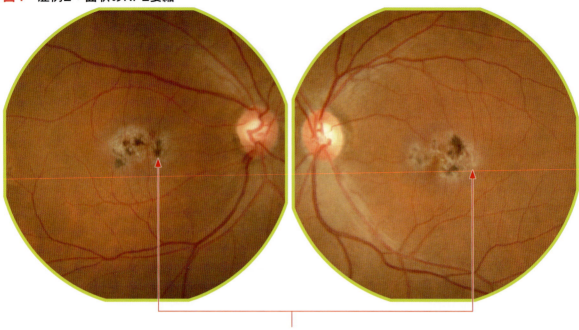

面状の黄斑萎縮

図5　症例2：FAF

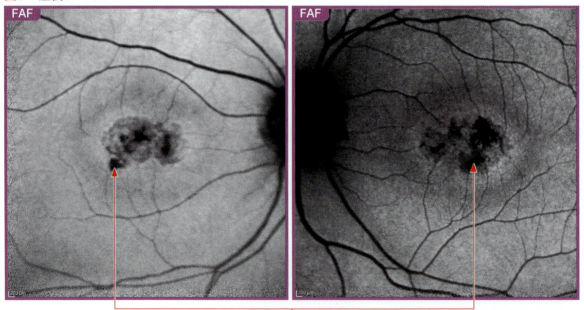

色素沈着によるブロックおよびRPE萎縮のための低蛍光

網膜の中心部に変性があります。

黄斑ジストロフィ　総論　241

図6　症例2：OCT　水平断

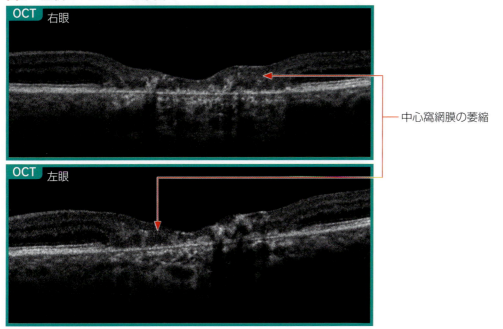

中心窩網膜の萎縮

図7　症例2：ERG（本症例では全視野型はすべて正常のため狭義の黄斑ジストロフィと診断）

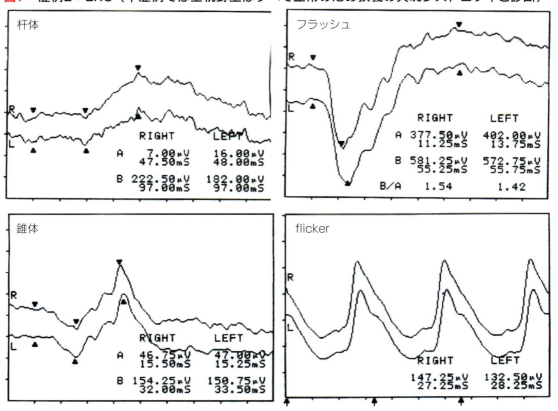

There's some degeneration in the central part of your retina.

錐体杆体ジストロフィ
cone-rod dystrophy

V 遺伝性網脈絡膜疾患／黄斑ジストロフィ

疾患概念

- 錐体が杆体より優位に障害を受ける遺伝性網膜変性疾患
- 杆体機能は比較的保たれる疾患で診断にはERGが必要
- 純粋な錐体のみのジストロフィ（錐体ジストロフィ）はまれで，多くは杆体機能も低下する錐体杆体ジストロフィ

疫 学

- 遺伝形式はさまざま：常染色体優性遺伝が多い
- 遺伝性網膜変性疾患のなかでは網膜色素変性に次いで多い

疾患の特徴

- 発症時期はさまざまで進行性を認める
- 視力低下，明所における羞明が初発症状
- 進行すると中心暗点，視力低下，色覚異常をきたす
- 徐々に進行し多くの症例では著しい視力低下が起こる
- 緩徐な視力低下のため，中心外固視獲得により残存視機能を生かしている症例が多い
- 錐体杆体ジストロフィでは錐体杆体とも障害され周辺部の視野狭窄も進行（錐体ジストロフィでは中心暗点のみである）

図1　症例1：錐体ジストロフィ　ERG変化軽度

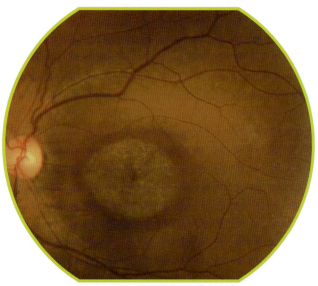

診 断

- 眼底所見から診断することはできず，錐体，杆体機能を分離したERGが診断の決め手
- 眼底所見が正常のこともあるので注意：視神経疾患や心因性疾患との鑑別が大切

診断―眼底所見

- 古典的にはBull's eye：中心部の網膜の色調は保たれるがドーナツ状のRPE萎縮（図1）
- 軽度の変化ではRPEの不整をきたす
- 強い変化では面状の黄斑萎縮をきたす
- 眼底所見が正常の症例も存在（図5）
- 黄斑部に異常があっても近視眼では検眼鏡的に同定しづらい症例もある
- 周辺部は純粋な錐体ジストロフィでは正常だが，杆体機能低下をきたす症例では周辺部網膜にも萎縮を認めることがある（図9）

光を感じる膜には明るいところで中心を見る細胞と，暗いところで周りを見る細胞があります。この病気では明るいところで物を見る細胞が主に障害されます。光を感じる膜には明るいところで中心を見る細胞と，暗いところで周りを見る細胞があります。この病気では明るいところで物を見る細胞が主に障害されます。

診断—ERG所見 （図2, 7, 11）

- 錐体ERGおよびflicker ERGの減弱，消失
- 錐体ERGはフラッシュで必ずしも消失するわけではない。潜時の延長に着目
- 基本的には杆体の反応は保たれる
- 通常は最大応答波形（フラッシュ）は正常かやや低下（OP波の減弱）

診断—視野所見

- 通常は中心暗点（図4）で始まり，進行例では周辺視野狭窄も進行（図10）

図2 症例1：ERG

杆体
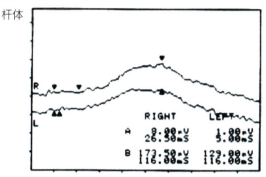

フラッシュ
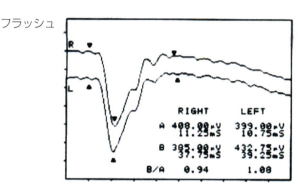

錐体
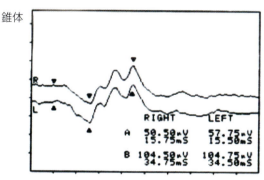

flicker
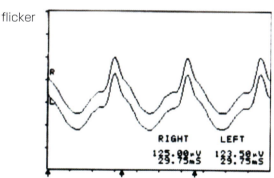

錐体ERGでは潜時が延長している（正常は28ms）

図3 症例1：FAF
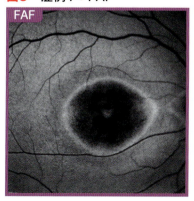

図4 症例1：HFA30-2
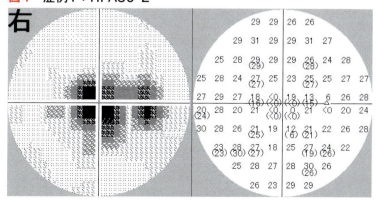

Some of the cells in your retina allow you to see things in the center of your field of vision in bright light, while others help you see peripheral objects in dim lighting. In the condition you have, it's the bright-light cells that are affected.

診断—OCT所見 （図8）

- 中心窩の網膜外層構造の障害
- エリプソイドゾーンの不整を認める

診断—FAF所見 （図3, 6）

- 典型例では中心窩，黄斑部を中心にリング状過蛍光を認め，その内部は萎縮により低蛍光をきたす（図3）
- 眼底が一見正常でもFAFでは異常が同定される症例も存在する（図6）
- 中心窩の過蛍光のみを認める症例や正常所見を示す症例も存在する
- 単独で診断には用いることはできない

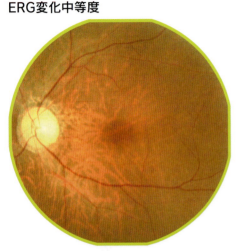

図5　症例2：錐体ジストロフィ　ERG変化中等度

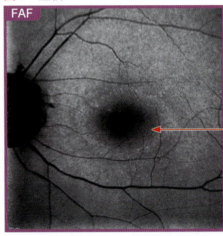

図6　症例2：FAF

眼底正常だがAF ringを認める

図7　症例2：ERG　　杆体ERGは軽度の減弱のみ　　　　フラッシュERGではOP波の消失

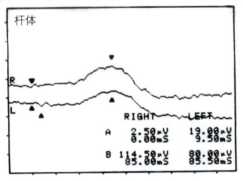
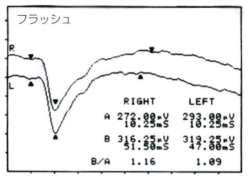
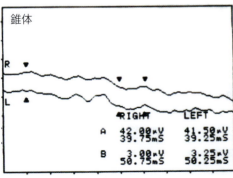
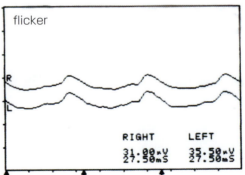

錐体ERG，flicker ERGの反応消失

主な症状は真ん中のところが見づらいという症状ですが，周りの視野障害が生じることもあります。

錐体杆体ジストロフィ

図9 症例3：錐体ジストロフィ進行例

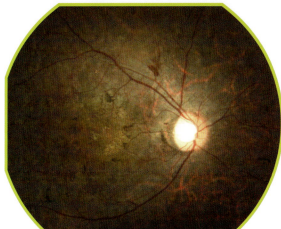

FAF

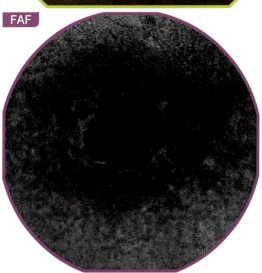

図8 症例2：左眼

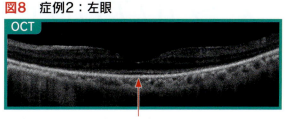

中心窩を含めてエリプソイドゾーンの断絶，不整を認める

図10 症例2：視野

図11 症例3：ERG
病初期は錐体優位の障害→進行すると杆体も障害

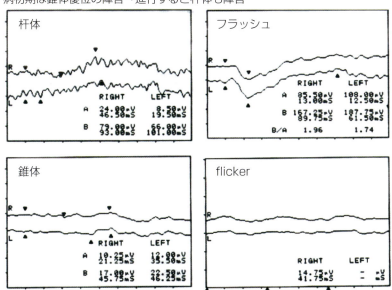

The main symptom is blurring in the center of your field of vision, but some peripheral visual field loss is also possible.

Ⅴ 遺伝性網脈絡膜疾患／黄斑ジストロフィ

スタルガルト病
Stargardt disease

疾患概念

- 常染色体劣性遺伝の黄斑変性（Stargardt diseaseもしくはfundus flavimaculatus）
- 通常，黄色斑（flecks）を伴う
- 若年者に比較的多い黄斑ジストロフィでABCA4が原因遺伝子
- 遺伝子診断がなされている国ではABCA4-関連網膜ジストロフィと称されることも
- RPEに過剰なリポフスチンの沈着を認め，黄斑萎縮をきたす

病態

- 原因遺伝子はAllkimetsによって1994年に発見されたABCA4遺伝子
- 視細胞外節に発現し，視物質の代謝にかかわる
  - →遺伝子異常により黄斑部のRPEにリポフスチン（A2E）沈着
  - →変異遺伝子の機能と表現型にある程度相関がある
  - →AMDと類似が指摘されている
- リポフスチンの沈着抑制を抑制する薬剤や遺伝子治療，再生医療での治療可能性が模索されている

診断

- 眼底所見をもとにFAを参考に診断する
- 予後判定にはERG，FAFも重要

疾患の特徴

- 1905年にStargardtが記載した疾患で，1963年にFranceschettiがfundus flavimaculatusと命名した
- 両者は同一疾患と一般的には考えられているが，fundus flavimaculatusのほうが比較的高齢者に生じ黄斑変性を伴わず進行も緩徐であるため区別して取り扱うこともある
- 比較的若年者（10～30歳）に視力障害で受診することが多い
- 傍中心暗点→ドーナツ状暗点→中心暗点と進行
- 発症年齢が若いほど視力予後は不良
- 遅発性のもの→黄斑回避があり典型例より予後良好
- 通常は夜盲の訴えはない
- 進行は緩徐：初期は黄斑回避（foveal sparing）が認められるが，徐々に進行し多くの症例では著しい視力低下
- 周辺部視野は保たれ，中心外固視獲得して残存視機能を生かしている症例が多い
- 推定有病率1/10,000人

診断―眼底所見　（図1，5）

- 黄斑萎縮に黄斑部を含む円形の豆状（pisiformと表現される）の黄色斑（flecks）を伴う
  - →眼底に黄色斑がある典型例では眼底所見だけでも診断可能だが，小児では黄色斑は認めない
- 黄色斑のない症例も存在：ABCA4遺伝子以外のスタルガルト類縁疾患（常染色体優性遺伝のELOVL4遺伝子異常の可能性）が示唆されている
- 眼底所見で進行とともに黄色斑は消失し，黄斑部のRPEの萎縮病変を示す
- 黄色斑を認めた場合の鑑別診断とポイントを表1に示す．典型例以外は確定診断の難しい症例も存在し，海外では遺伝子検査（表2）の有用性も示されている

網膜の細胞に必要な物質の代謝がおかしくなることによって生じる病気です．

スタルガルト病

表1 鑑別診断

Benign flecked retina	視機能，ERGともに正常
Kandori's flecked retina	きわめて報告が少ない
Fundus albipunctatus	夜盲，ERGから鑑別可能
Retinitis punctata albescens	高齢者では網膜色素変性類似の所見を示すようになる
パターンジストロフィ全身疾患に伴うもの	Alport's syndrome, Kjellin syndromeなど

表2 原因遺伝子による鑑別

A.	ABCA4	1. スタルガルト病 2. 眼底黄色斑点症
B.	PRPH2	1. パターンジストロフィ
C.	ELOVL4	1. 常染色体優性黄斑ジストロフィ
D.	BEST1	1. ベスト病 2. 成人型卵黄状黄斑ジストロフィ
E.	EFEMP1	1. Doyne's honeycomb dystrophy 2. Dominant drusen 3. Malattia Leventinese

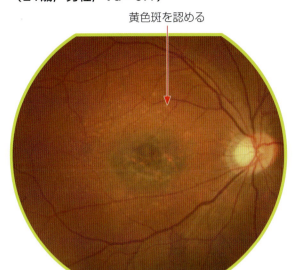

図1 症例1：スタルガルト病（21歳，男性，Vd=0.1）

黄色斑を認める

❓ 診断—FA所見

- 典型的にはdark choroidを示す（図2, 6）
- dark choroidはRPEのリポフスチン沈着による蛍光ブロック
- 古典的なサインだがFAのデジタル撮影ではセッティングによってはdark choroidがマスクされることに注意
- 変性疾患でdark choroidを認めたときにはスタルガルト病と考える

❓ 診断—FAF所見 （図3, 7）

- 初期には自発蛍光の増強があり，進行例では低蛍光を認める
- 黄色斑は特徴的なFAF所見を示す
- 眼底所見では同定できないような萎縮，黄色斑を検出可能
- 視神経乳頭周囲の蛍光は保たれる

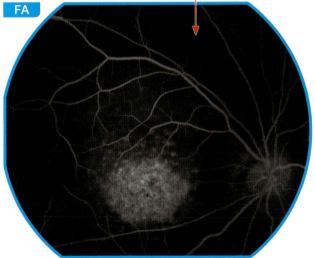

図2 症例1：FA
典型的なdark choroid

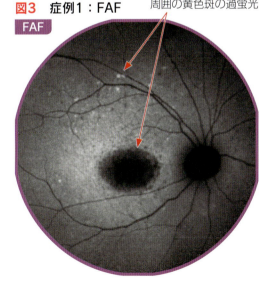

図3 症例1：FAF
黄斑部の低蛍光と周囲の黄色斑の過蛍光

This condition is caused by a metabolic abnormality within the retina that damages the light-sensitive cells.

❓ 診断—ERG所見

- 正常から杆体錐体型，錐体杆体型あるいは錐体単独の障害が同定されるものまでさまざま
- 眼底所見のみからはERG検査所見は予想困難
- アーケード外にもFAFで異常を認める場合には錐体，杆体ともに障害されている可能性もある
- 初診時のERG所見が悪い症例ほど萎縮が強く進行する

❓ 診断—視野所見

- 中心暗点の緩徐な進行を認める（図4）

❓ 診断—OCT所見

- 通常スタルガルト病では黄斑萎縮によりさまざまな程度の萎縮（図8）
- 眼底黄色斑や遅発性のものでは中心窩が保たれることもある

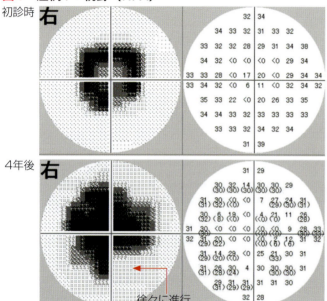

図4　症例1：視野（HFA）
初診時
4年後
徐々に進行

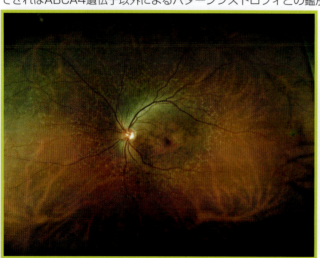

図5　症例2：眼底黄色斑（45歳，男性，Vs＝1.2）
臨床像から眼底黄色斑と診断
できればABCA4遺伝子以外によるパターンジストロフィとの鑑別が望ましい

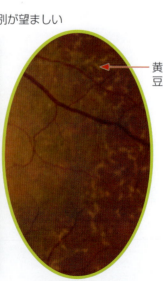

黄色斑は豆状の形態を示す

 多くの研究者によってあなたの病気に対しての遺伝子治療や細胞移植療法の研究が進められています。

スタルガルト病

図6 症例2：超広角FA
FA

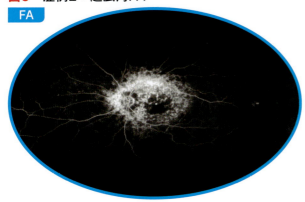

萎縮に一致した過蛍光を認める
dark choroidの判定は困難

図7 症例2：超広角FAF
FAF

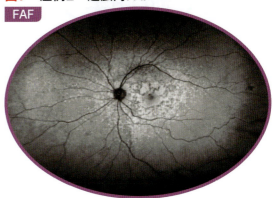

スタルガルト病とは異なり黄斑の低蛍光を認めず。周囲の過蛍光を認める

図8 症例2：OCT
傍中心窩萎縮を認め中心窩のみ網膜外層，ELM，エリプソイドが残存

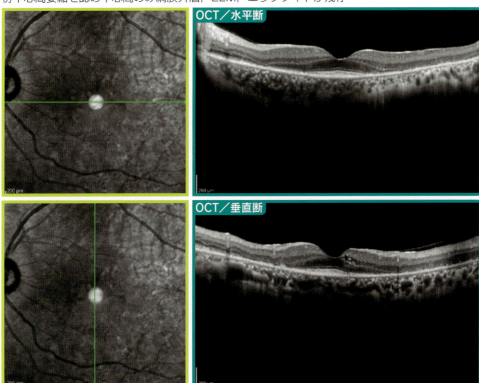

Many researchers are investigating the possibility of treating the condition you have with gene therapy and cell transplantation therapy.

Ⅴ 遺伝性網脈絡膜疾患／黄斑ジストロフィ

先天網膜分離症
congenital retinoschisis/X-linked juvenile retinoschisis

疾患概念

- 黄斑部網膜分離，ならびに周辺部の網膜分離を特徴とする疾患
- X染色体伴性劣性遺伝に加えて，非常にまれに常染色体優性の遺伝形式の家系も存在
- RS1遺伝子変異が原因：90％以上からRS1遺伝子異常が同定される

診断

- 眼底所見，ERG，OCTで診断する
- 家族歴の聴取を行い遺伝形式を確認することも重要である
- negative ERGは本疾患の特徴であり，眼底所見とあわせて診断される
- FAを行った場合には，車軸状変性は蛍光漏出を伴わない

疾患の特徴

- 1898年にHaasが初めて報告した
- 1913年にPagenstecherによってX染色体伴性劣性遺伝であるとされた
- 男児にのみ発症し，小児期の男児の視力不良の原因として重要
- キャリアの女性は無症状：眼底検査では周辺部の異常をしばしば認める
- 小児期の斜視や眼振で気づかれる場合と就学前ないし学校での眼科検診で視力障害，斜視などを指摘され受診する場合が多い
- 軸性の遠視が多い
- 有病率はフィンランドでは1/15,000～30,000人，オーストラリアでも同程度
- RS1はretinoschisinをコードし，細胞間の接着に関与し網膜構造の維持に重要な役割を示す
  →Müller細胞の機能不全？
- 組織学的には網膜分離は感覚網膜，主として神経線維層に生じる

図1 症例1（10歳，男性，Vs＝0.6）

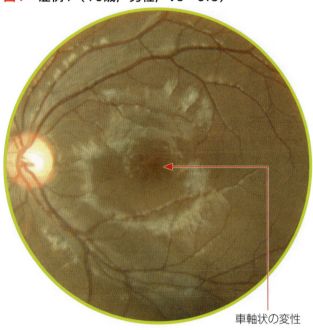

車軸状の変性

診断―眼底所見（図1）

- 黄斑部分離症：網膜内層の車軸状の変性－ほぼ全例に認められる
- 周辺部の網膜分離は半数に認められ耳下側に多い
- 銀箔様反射，白色樹枝状模様，網膜血管の白鞘化などがみられる
- 水尾―中村現象（長時間の暗順応下で眼底所見が正常化する小口病にみられる所見）がある
- 病変は生下時より存在すると考えられている（生後3カ月での報告がある）
- 黄斑分離症が進むと面状の黄斑萎縮をきたす→進行期には黄斑に変性をきたし，典型的な車軸状の黄斑変性を認めないことに注意が必要

たいていは男の子に生じる遺伝性の両目の病気です。

診断—ERG所見 (図4)

- ERGでは最大応答波形（フラッシュ）において特徴的なnegative typeを示す
- on-bipolarの障害を示す
- b波だけでなく，病状の進行に伴いa波も減弱する

診断—FAF所見 (図2)

- 典型例では車軸状の低蛍光と過蛍光の混在したFAF
- 進行すると，中心窩の過蛍光と低蛍光の混在した所見

診断—OCT所見 (図3)

- 検眼鏡では同定しづらいような外網状層と顆粒層の間での網膜分離が観察される
- 分離はHenleの神経層に生じる

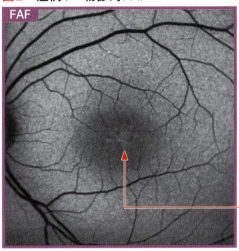

図2　症例1：初診時FAF

中心窩反射の乱れ：車軸状の変化

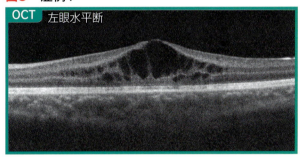

図3　症例1

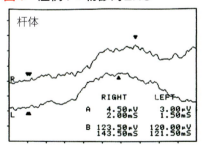

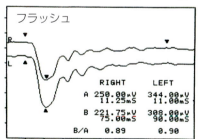

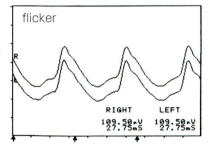

図4　症例1：初診時ERG　　フラッシュERGでnegative type

予後

- 若年者では矯正視力が0.4～0.5程度の症例が多いが徐々に進行する
- 70歳以上の症例では0.1以下に低下
- 周辺部網膜分離による視野欠損：鼻上側が通常
- 重症のケースでは，内・外網膜層の両層に裂孔が発生し，網膜剥離をきたす
- 網膜剥離の発生頻度は11～20%程度
- 硝子体出血は1/3に生じるとも報告がある：男児に発生する硝子体出血の主原因

This is a hereditary condition that is generally only found in males and affects both eyes.

V 遺伝性網脈絡膜疾患／黄斑ジストロフィ

卵黄状黄斑ジストロフィ
foveomacular vitelliform dystrophy/Best vitelliform macular dystrophy

疾患概念

- 特徴的な眼底所見を示す常染色体優性遺伝の若年発症の黄斑ジストロフィ
- 卵黄状もしくは卵黄様黄斑ジストロフィ，Best病（Best's disease）とよばれる
- 保因者でも浸透率が低く発症しないことも多いが必ずEOGでの異常は認める
- 原因遺伝子はbestrophin（BEST1）（以前はVMD2とよばれた）遺伝子
- 常染色体劣性遺伝型のautosomal recessive bestrophinopathyも報告されている→診断はBEST-1遺伝子診断。表現型はBest病と違ってバリエーションに富む

疾患の特徴

- 1905年にBestによって初めて記載された
- 同一家系内でも表現型や発症年齢には大きなばらつきがある
- リポフスチンが網膜下に沈着する→特徴的な卵黄に類似した黄斑病変をきたす
- 進行例では色素沈着を伴い，いわゆる炒り卵状に進行する
- 成人発症の卵黄状黄斑ジストロフィ（後天性卵黄様病巣）の一部はBEST1遺伝子異常報告があるが，経過などから大部分は異なった疾患と考える
- 組織学的には眼底全体のRPEにリポフスチンの沈着が報告されている
- bestrophin遺伝子産物
  ① 黄斑部では他の部分より多く発現している
   →周辺部ではなく黄斑部に病変が生じる一因
  ② カルシウム依存的なCl^-チャネル
   →この障害でEOGの異常を生じる

図1 症例1（10歳，男性，Vd＝1.0）初診時

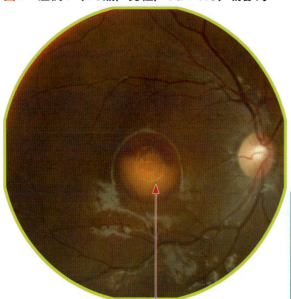

卵黄様病巣

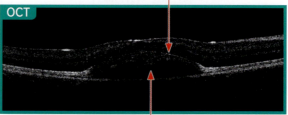

高反射物質の付着を認める

感覚網膜下の滲出液，低反射

遺伝病で比較的まれな病気です。

卵黄状黄斑ジストロフィ

分類

- 卵黄様期：卵黄様の病変が黄斑部に認められる。境界鮮明な黄色のドーム状の隆起→自覚症状はないことが多い（図1, 2）
- 偽蓄膿期：ドーム状隆起の内部に透明な液体貯留が認められ，沈着物は蓄膿様に重力に従い下方に移動する（図3, 5）
- 炒り卵期：卵黄様病変が破裂したように黄斑部の外方からアーケード付近に黄色沈着物が炒り卵状に分布する（図6）
- 瘢痕期：黄斑部にRPEの萎縮をきたす。CNVの報告もある
- 通常，卵黄期，偽蓄膿期では比較的視力が良好に保たれる
- 徐々に進行するが視力予後は比較的良好（0.2以上の症例が多い）

診断

- 検眼鏡的に特徴的な所見で診断されるが確定診断にはEOGが必要
- その他，FAF，OCTが重要

診断—OCT所見

- 卵黄様沈着物のみの場合：沈着物は網膜下に高反射として認める（図2, 4）
- 卵黄期，偽蓄膿期でもSRD（透明な網膜下液）を認める（図1, 3, 5）
- ときに（RPE側よりも）感覚網膜側に高反射物質の付着を認める（図1, 5）

診断—EOG所見

- RPEのCl⁻チャネルの障害のため全般的な低下を示す
- EOGにおけるlight riseの欠如によるL/D比の低下→診断の決め手
- 眼底所見に異常のない症例もEOGの異常がある（発端者の家族の検査のために行われる）

図2　症例1：1年後

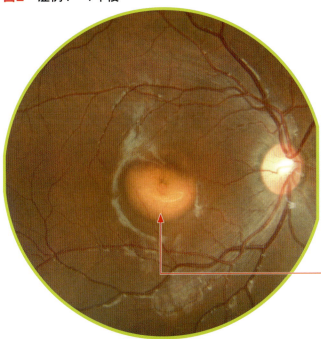

やや卵黄状病巣は下方に

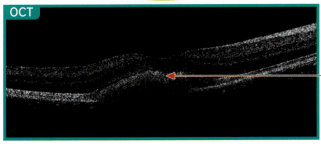

高反射となっている

This is a relatively rare hereditary disease.

診断—FA所見

- 早期から過蛍光を認める
- 後期にはわずかな蛍光漏出を認める

診断—FAF所見 （図3，6）

- 検眼鏡的に検出される黄色の沈着物は強い過蛍光を示す
- 炒り卵期に認められる黄色沈着物も過蛍光
- 黄斑部の黄色沈着物が消失した部位はRPE萎縮のため低蛍光

図3 症例1：4年半後

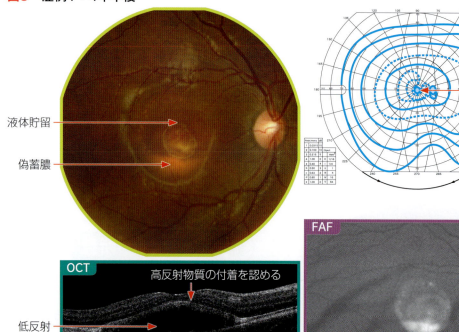

図4 症例2：初診時

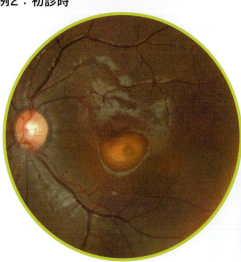

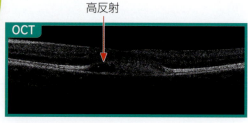

この病気では原因となっている遺伝子を持っていても症状のでない方が多いこともあります。

卵黄状黄斑ジストロフィ

図5 症例2：4年後

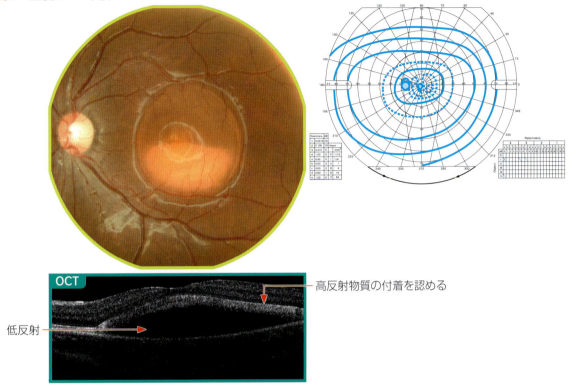

高反射物質の付着を認める
低反射

図6 症例3：症例1の父親の右眼

黄斑萎縮
炒り卵状病巣

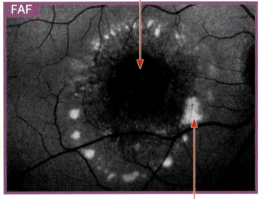

萎縮による低蛍光

卵黄様物質は過蛍光

進行するとAMDや他の黄斑疾患との鑑別が重要

網膜の菲薄化
低反射

A lot of people with the gene for this disease never actually develop symptoms.

V 遺伝性網脈絡膜疾患／黄斑ジストロフィ

後天性卵黄状病巣
adult onset foveomacular vitelliform dystrophy

疾患概念

- 成人に発症する卵黄状黄斑ジストロフィ様の眼底所見を示す疾患として報告
- 眼底は卵黄状黄斑ジストロフィと類似する
- pseudo-vitelliform, adult onset vitreomacular dystrophyもしくはpseudo Best diseaseともよばれる
- 遺伝学的要因も一部では関与
- 眼底所見では遺伝性かどうかの鑑別は不可能→卵黄様の病変を成人に認める場合はさまざまな原因が考えられるため「後天性卵黄状病巣（acquired vitelliform lesion）」の名称も提唱されている

疾患の特徴

- 1974年にGassによってBest病と異なる疾患群であると提唱された→卵黄状黄斑ジストロフィと異なりEOGは正常。ドルーゼンを伴うこともあり
- 常染色体優性遺伝（浸透率と表現型はさまざま）とされたが，後の報告では孤発例が多い
- 暗点と歪視を主訴，緩徐な視力低下をきたす
- 30〜40歳で症状が生じ，徐々に進行。多くは40歳以上の症例
- 性差を認めない
- Gassは卵黄期→偽蓄膿期→炒り卵期→瘢痕期と分類したが，このように進行するとは限らない
- 両眼性の遺伝性症例も存在→パターンジストロフィと考えられる→原因遺伝子はPRPH2，IMPG1，IMPG2，RDS，BEST1が同定されているが，原因遺伝子不明例も多い
- ドルーゼンなどさまざまな所見に随伴して生じる症例も存在
- 厳格な診断基準がなく，実際にはさまざまな眼疾患に伴いうる後天性の病巣も多い→2011年Yannuzziらがacquired vitelliform lesionという呼称を提唱した
- 卵黄様の沈着物は一部の症例で消失し進行するにつれて網膜厚が菲薄化し視力低下をきたす
- 初診時の病巣が大きく，病巣の厚みが厚いほど視力の低下する程度は大きい
- 抗VEGF療法は無効である

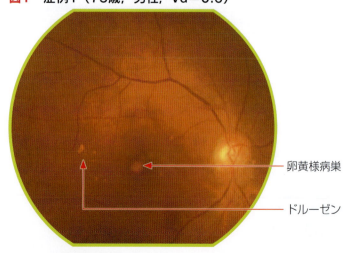

図1　症例1（75歳，男性，Vd＝0.6）
卵黄様病巣
ドルーゼン

「加齢黄斑変性」という病気と間違って診断される方もおられます。

病態

- 組織学的には多量のリポフスチンを含有した黄斑部のRPEが特徴
- マクロファージの浸潤も認める
- 進行例ではRPE萎縮や色素含有細胞の網膜内への浸潤を認める
- 卵黄様物質の由来はいまだ議論があるが，RPE細胞の貪色能の低下が原因で，視細胞外節の貪色不全が生じ，視細胞外節に含有される白発蛍光を発するリポフスチン前駆物質が網膜下へ蓄積するためと提唱されている

診断

- 通常眼底所見を基に診断するが鑑別除外診断のためFA，OCTを行う
- 除外診断として次のような疾患があげられる
  1. 卵黄様黄斑ジストロフィ（Best病）
  2. CNVを伴う滲出型AMD
  3. 融合型の軟性ドルーゼン
  4. びまん性のRPE障害
  5. 黄斑前膜
- 特に，高齢者では滲出型AMDとの鑑別が治療面からも重要である

図2　症例1：FA

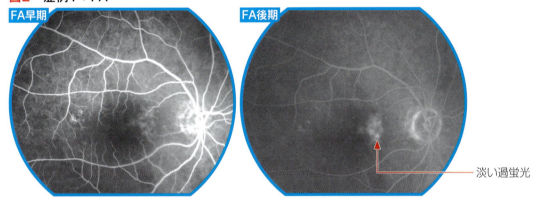

淡い過蛍光

図3　症例1：IA

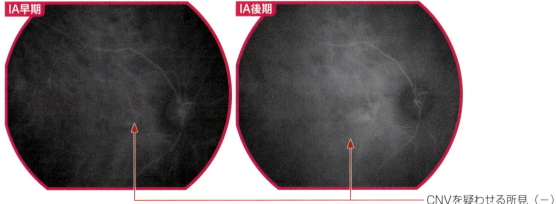

CNVを疑わせる所見（−）

図4　症例1

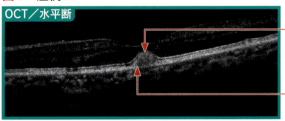

エリプソイドゾーンの消失

網膜下の高反射

This condition is sometimes misdiagnosed as age-related macular degeneration.

診断—眼底所見 （図1, 5）

- 境界明瞭な網膜下の黄色沈着物を認める
- 典型的には卵黄様病変は1/3乳頭型の大きさだが，それ以上の病変も存在
- ドルーゼンやRPE異常などの所見をみることもある（図1）

診断—OCT所見 （図4, 8）

- 通常，感覚網膜とRPEの間に沈着物：高反射病変
- 一部の症例では網膜内へのpigment migrationすなわち色素含有マクロファージおよびRPE細胞の細胞内への浸潤を認める
- 外顆粒層の菲薄化を認め，エリプソイドゾーンの途絶，ELMの途絶を認める症例もある
- （卵黄様黄斑ジストロフィと異なり）漿液性の剝離は21%とまれである→典型的には漿液性剝離は慢性例（外顆粒層の菲薄化例）にみられる
- RPEの過増殖によるRPEラインの肥厚と高反射を認めることもある

図5　症例2（68歳，男性，Vs＝0.7）

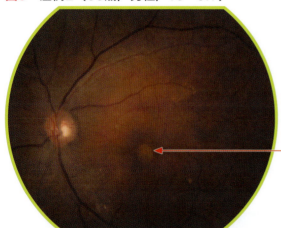

卵黄様病巣

図6　症例2：FA

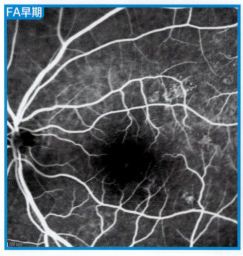
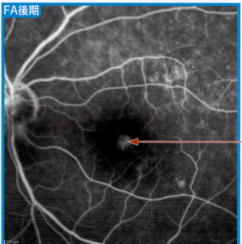

FA早期　　FA後期　　淡い過蛍光

すこし見づらい感じが進むこともありますが，残念ながら確立された治療はありません。

診断―FAF所見

- 卵黄様病巣は過蛍光→進行例では萎縮による低蛍光
- 近赤外光眼底検査では（メラニン含有RPE細胞の増加による）過蛍光を示すこともある

診断―FA，IA所見

- FAでは早期はブロックによる低蛍光，後期ではstainingを示す→境界が不鮮明なCNV様に描出されることもある（図2, 6）
- IAではCNVは同定されない（図3, 7）

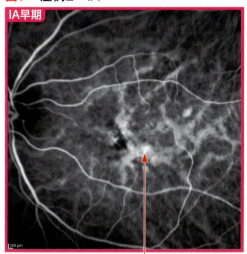
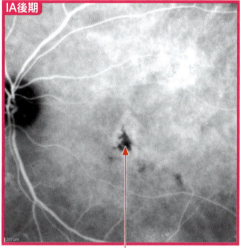

図7　症例2：IA

IA早期　　中央血管やや拡張
IA後期　　低蛍光

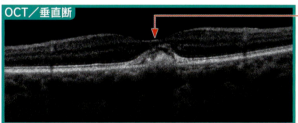

図8　症例2

OCT／垂直断　　外顆粒層の菲薄化

You vision may become a little worse, but I'm afraid there's no established treatment.

Ⅴ 遺伝性網脈絡膜疾患／黄斑ジストロフィ

occult macular dystrophy（三宅病）
occult macular dystrophy (Miyake's disease)

疾患概念

- 眼底所見が正常な黄斑ジストロフィ
- 診断には黄斑局所ERG（focal macular ERG）もしくは多局所ERG（mfERG）が必要
- 一部の症例でRP1L1遺伝子変異が同定されている
- RP1L1遺伝子異常を認めない症例も存在：単一遺伝子疾患ではない可能性も示唆されている

疾患の特徴

- 1989年に三宅らによって初めて報告された
- 発症時期はさまざま（幼少期から60歳代まで）で進行性を認める両眼性の疾患
- 眼底所見，FA所見では異常を示さない
- 全視野型ERGでは正常所見を示すが黄斑局所ERGでは著明な反応減弱を示す
- 常染色体優性遺伝のoccult macular dystrophyでは中心窩の錐体機能不全が生じ，高齢の患者では杆体機能不全も生じると報告→中心型の錐体ジストロフィとも捉えられる
- 徐々に進行：視力低下の程度は指数弁（多くは0.1以上）〜1.2とさまざまだが，0.1〜0.2程度までの視力低下が多い
- その他，中心暗点，視力低下，色覚異常
- 常染色体優性遺伝の症例と孤発例の報告が存在

図1 症例1（21歳，男性，Vs=0.6）

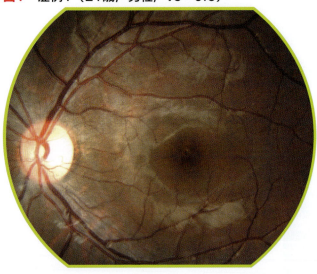

図2 症例1
OCT／水平断

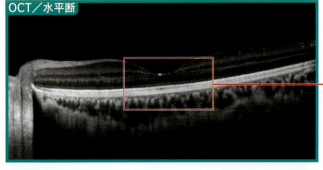

foveal bulgeの消失

診断

- 眼底は正常であり，典型的には黄斑部の局所ERGから診断する
- OCT所見も参考になるがmfERGがより鋭敏

眼の奥の見た目は正常なのですが，働きが悪くなっている可能性がありますので検査が必要です。

occult macular dystrophy（三宅病）

図3　症例1：HFA10-2

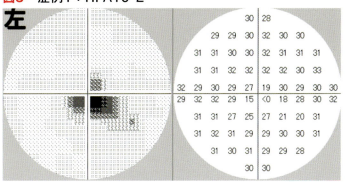

診断—眼底所見　（図1）
- 正常

診断—FA所見
- 正常

診断—視野所見　（図3）
- 中心暗点を認める
- 周辺視野は正常

図4　症例1：近赤外光眼底撮影，FAF

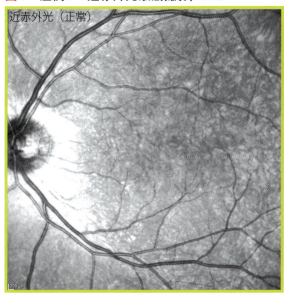
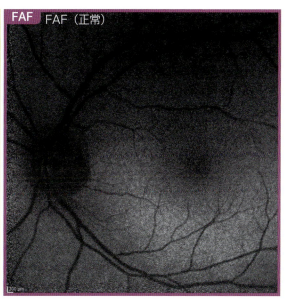

診断—OCT所見　（図2）
- 変化は軽微
- 網膜外層：外顆粒層の菲薄化
- SD-OCTでは中心窩近傍でのみエリプソイドゾーンの断絶やCOSTラインの消失が認められることもある
- 外境界膜（ELM）やRPEラインは正常
- 長期の経過観察に有用かもしれない

診断—FAF所見　（図4）
- 軽度の過蛍光を認める症例も報告が存在するが正常症例が多い

The back of your eye looks normal, but there may be some loss of function. I'll need to carry out some tests to find out.

診断—ERG所見 （図5, 6）

- 全視野型のERGでは，正常である
- 黄斑部局所ERGでは中心窩近傍では反応低下を示す
- 中心窩から外方に行くにつれて応答密度は正常に近づく
- 潜時の延長は周辺部でも中心窩と同様に認められる→網膜機能不全は基本的には黄斑部に強いが，より広範である可能性
- 多局所ERG（mfERG）でも中心窩近傍で応答密度の低下
- 黄斑部局所ERGよりmfERGが普及しており診断に用いられることが多い

図5　症例1：ERG

杆体
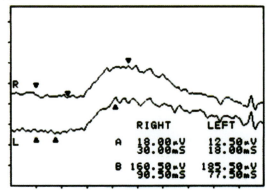

フラッシュ
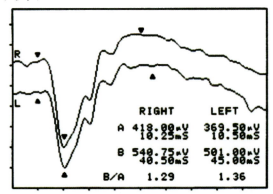

錐体
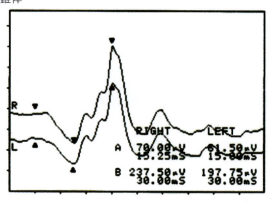

flicker
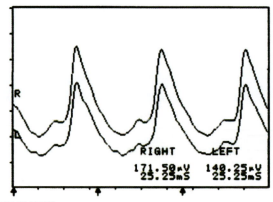

全視野型のERGは正常

特殊な検査の結果，網膜の中心部分のみが働きが悪くなっていることがわかりました。

occult macular dystrophy（三宅病）

図6　症例1：mfERG

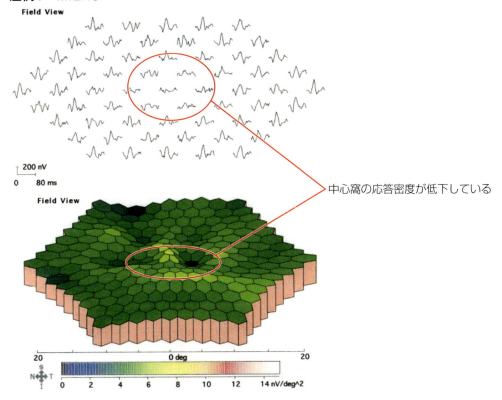

中心窩の応答密度が低下している

> **参考**
> - 決してまれな疾患ではなく，他疾患と誤診されている症例もある
>   －視神経症，緑内障，弱視，原因不明の視力低下，白内障など

> **参考**
> - 眼底が正常でありうる網膜疾患
>   錐体杆体ジストロフィ（病初期や近視例）
>   occult macular dystrophy
>   先天停止性夜盲
> いずれもERGが診断の決め手

One of the tests showed that it's only the central part of the retina that's affected.

V 遺伝性網脈絡膜疾患

先天停止性夜盲
congenital stationary night blindness

疾患概念

- 眼底所見が正常である先天性で進行性のない夜盲
- 小児における視力不良の原因疾患として重要
- 眼底所見が正常なので弱視や神経疾患と誤診されていることもある→全視野型のERGが診断の決め手
- 遺伝形式はX染色体劣性遺伝型が多いが常染色体優性遺伝，常染色体劣性遺伝のいずれも報告

疾患の特徴

- 夜盲は認めるが先天性のため疾患名から推測されるような夜盲を主訴とすることは少ない
- 眼振を認めることもある（40％）
- 常染色体優性遺伝形式の家系：Cunierが1838年に報告
- X染色体伴性劣性遺伝形式：Mortonが1893年に報告→X染色体伴性劣性遺伝では近視を合併することも報告
- 1986年に三宅がcomplete typeとincomplete typeの分類を提唱

図1 症例1：完全型先天停止性夜盲（18歳，男性，Vd＝1.0）

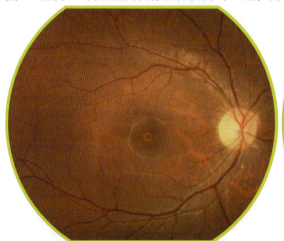
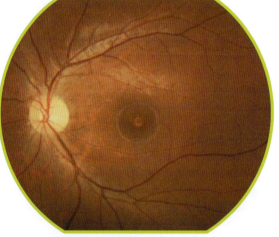

正常眼底，正常FAF

図2 症例1：FAF

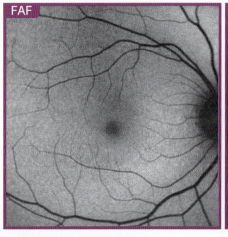
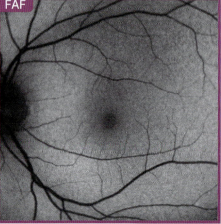

夜盲に分類されますが暗いところで見づらい症状より視力が悪いために来院なさることもある病気です．

分類（古典的分類）—Schubert-Bornschein typeとRiggs type

- Schubert-Bornschein typeはERGでb波がa波より小さい。視力低下，近視や眼振を認める
- Riggs typeはERGでa波，b波ともに減弱する。視力は正常で近視や眼振を認めない

分類—原因遺伝子

- 常染色体劣性遺伝形式：完全型GRM6遺伝子，TRPM1遺伝子，SLC24A1遺伝子，GRP179遺伝子
- 常染色体優性遺伝形式：RHO遺伝子，PDE6B遺伝子，GNAT1遺伝子
- X染色体連鎖型の不全型：CACNA1F遺伝子，CABP4遺伝子
- X染色体連鎖型の完全型：NYX遺伝子
- CACNA1F遺伝子は網膜のL-カルシウム電流を形成するとされる
- 一部（RHO，PDE6B遺伝子）は網膜色素変性の原因遺伝子として報告がある

分類（古典的分類）—complete typeとincomplete type

complete type
- 杆体機能の完全な消失（網膜電図と暗順応検査で証明）：杆体そのものの機能不全でなく杆体から双極細胞への視覚伝導路の異常
- 軽度から強度の近視
- on bipolarの完全な機能不全をきたすがoff bipolarは正常

incomplete type
- 杆体機能の部分的な機能残存：杆体と錐体の視覚伝導路の不完全な異常
- やや遠視から中等度の近視
- on bipolarとoff bipolarの不完全な機能不全

図3 症例1：ERG

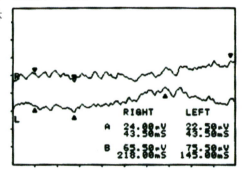
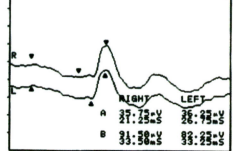
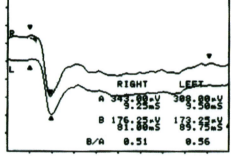
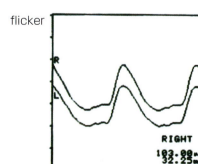

This is what is called night blindness. But in some cases, patients come in simply because their vision has deteriorated generally rather than because they can't see in dim light.

診 断

- 病歴の聴取と自覚症状，眼底所見が近視性所見以外は正常であることから本疾患を疑う
- 確定診断はERGで行う
- 小児のnegative ERGの原因として先天網膜分離症より頻度が高いとされる
- 眼底所見，FA，OCT，FAFはすべて正常（図1，2，4，5）

診断—ERG所見 （図3）

- タイプによらずb波がa波より小さいnegative typeとなり，診断の決め手になる
- 完全型：rodの消失，cone ERG，30Hz flickerの軽度減弱，最大応答は律動様小波の消失
- 不全型：rodの残存，cone，30Hz flickerの著しい減弱，最大応答は律動様小波の残存
- mfERGでは応答密度の低下はないが潜時の延長が報告（第2次カーネルでは振幅低下が報告）

図4 症例1：FA

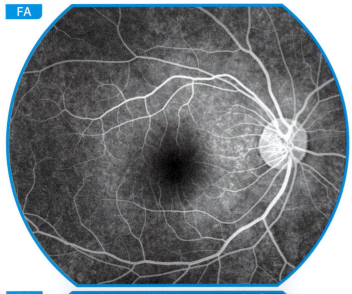

正常FA

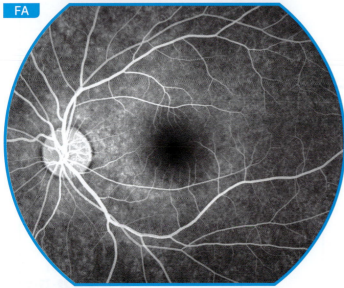

遺伝子の異常で発症しますが，原因となっている遺伝子は数種類報告されています。

図5 症例1：OCT

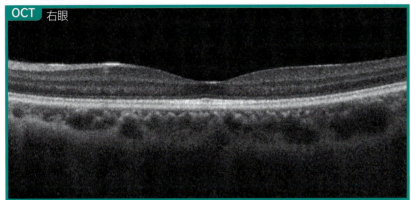

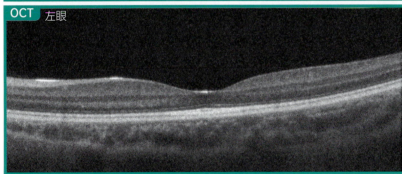

正常OCT

> **参考**
> - negative type ERGを示す疾患
>   先天停止性夜盲
>   白点状眼底
>   小口病
>   先天網膜分離症
>   その他…CRVO，糖尿病網膜症など

This condition is caused by genetic mutations, and it's been reported that several genes may be involved.

Ⅴ 遺伝性網脈絡膜疾患

白点状眼底
fundus albipunctatus

疾患概念

- 眼底に特徴的な白点病巣（fleck）をきたす遺伝性先天停止性夜盲
- ほとんどが11-cis retinol dehydrogenase 5（RDH5）遺伝子異常
- 錐体機能異常を示すこともあり、視力低下、中心〜傍中心暗点をきたしうる
- 常染色体優性および劣性遺伝

分類

- 常染色体優性遺伝：RDS遺伝子異常
- 常染色体劣性遺伝：RDH5遺伝子異常
- その他，RLBP1遺伝子，RHO遺伝子，RPE65遺伝子，LRAT1遺伝子変異でも生じうる

診断―眼底所見 （図1）

- 小型の白点で融合することはない
- 白点は特に中間周辺部に多く、黄斑部には認めない
- 年齢に伴う変化をきたす：徐々に白点は減少
- 黄斑部の変化：検眼鏡的に異常を認めないものから黄斑萎縮をきたす症例まで存在（図4, 5）
- 視神経や網膜血管は異常を認めない

疾患の特徴

- 1862年，Moorenによって初めて記載された
- 眼底全体に広がる特徴的な白点を認める
- 病初期には黄斑病変は伴わない
- 夜盲をきたす
- ERGでは加齢に伴って錐体系の機能障害は強くなり、杆体系も軽度の異常を示す→検眼鏡的に黄斑変性をきたすこともある
- 錐体ジストロフィ（錐体系の機能障害）も伴う症例では視力低下は徐々に進行
- RDH5遺伝子異常では正常のリポフスチン沈着の低下が生じる
- 同じ原因遺伝子でも表現型はさまざまであることが報告されている

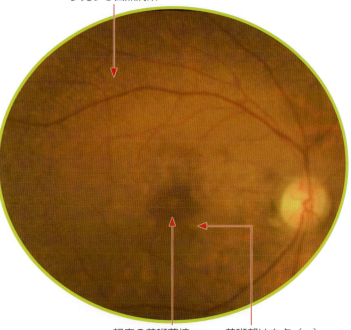

図1　症例1：眼底白点症（74歳，男性，Vd＝(0.4)）初診時
多発する白点病巣
軽度の黄斑萎縮　　黄斑部は白点（−）

暗いところで見づらい症状はありますか？

❓ 診 断

- 特徴的な眼底所見から診断は比較的容易だが確定診断および予後の判定のためにERGは必要
- 海外では遺伝子診断が広くなされている
- OCT，FAFは補助診断に有用
- 視野検査では中心暗点もしくは傍中心暗点をきたすこともある（図2）

❓ 診断—ERG所見 （図3）

- 診断の決め手になる
- 最大応答（フラッシュ）はnegative type ERGを示す→3時間の長時間の暗順応で回復する
- 杆体応答も低下しているが，長時間の暗順応での正常化
- 錐体応答の低下をきたす症例も多い（30％）

図2　症例1：視野

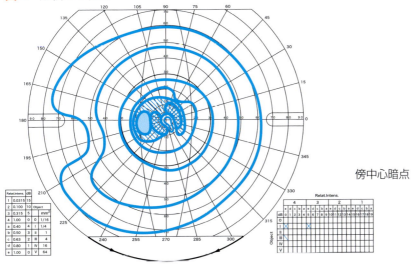

傍中心暗点

図3　症例1：ERG

杆体

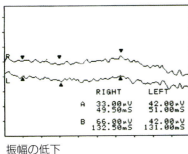

振幅の低下

フラッシュ

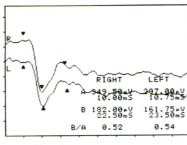

negative type

暗順応60分後フラッシュ

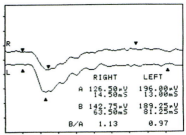

b波の回復がみられる

錐体

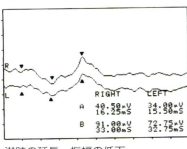

潜時の延長，振幅の低下

flicker

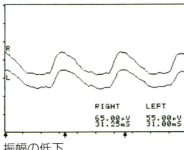

振幅の低下

Do you have any difficulty seeing in dim light?

図4　症例1：初診から10年後

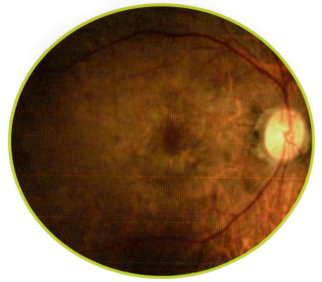

黄斑萎縮が強くなっている

図5　症例1：初診から10年後

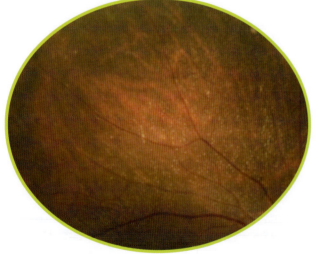

中間周辺部に白点が残存

図6　症例1：初診から10年後FAF

FAF

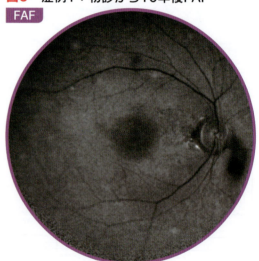

全体的に減弱している

見えにくい症状が緩慢に進行し中心部分が見辛い症状が進行する可能性があると考えられます。

図7　症例1：初診から10年後OCT

cross-sectional scan

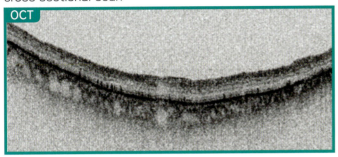

白点がRPE上に明瞭に描出

en face

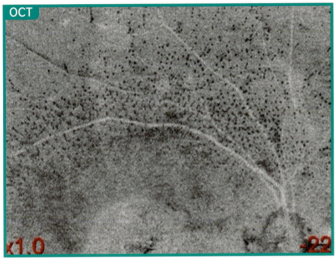

RPE上の断面で白点が多数観察される

> **診断—OCT所見**（図7）
> - 白点はRPEからエリプソイドゾーンに高輝度病巣として描出される
> - 外網状層の軽度の菲薄化を認める

> **診断—FAF所見**（図6）
> - 全体的に眼底自発蛍光が低蛍光である（蛍光が弱すぎて撮影できないことも多い）
> - 白点は若年者では過蛍光を呈すると報告もあるが，多くは蛍光を発しない
> - 近赤外光眼底検査がより詳細に眼底を描出すると報告

> **治療**
> - 確立した治療は存在しないが9-cis beta-caroteneの内服が周辺視野とERGで杆体応答の改善につながったと報告されている

You may find that your vision becomes slightly hazy, and you may even develop a blind spot in the center of your visual field.

V 遺伝性網脈絡膜疾患

参考文献

項目	コメント
網膜色素変性	
1) Wittes J, et al. : Letter from the DSMC regarding a clinical trial of lutein in patients with retinitis pigmentosa. Arch Ophthalmol, 129 : 675 ; author reply 675-676, 2011.	Bersonらによってルテイン摂取が進行を抑制すると報告されたが，data safety monitoring committeeがその結果に関して疑問を呈している。ビタミンAの大量摂取も効果は疑問視されている。
2) Hirakawa H, et al. : Progression of defects in the central 10-degree visual field of patients with retinitis pigmentosa and choroideremia. Am J Ophthalmol, 127 : 436-442, 1999.	Humphrey（静的量的視野検査）で進行をモニターすることができることを示した。
3) von Rückmann A, et al. : Distribution of fundus autofluorescence with a scanning laser ophthalmoscope. Br J Ophthalmol, 79 : 407-412, 1995.	眼底自発蛍光検査で検眼鏡所見で同定できないような変化を捉えることができることを示した。
4) Hosono K, et al. : Two novel mutations in the EYS gene are possible major causes of autosomal recessive retinitis pigmentosa in the Japanese population. PLoS One, 7 : e31036, 2012.	わが国の常染色体劣性遺伝の主な原因遺伝子としてEYS遺伝子が同定された。（1）
5) Iwanami M, et al. : High prevalence of mutations in the EYS gene in Japanese patients with autosomal recessive retinitis pigmentosa. Invest Ophthalmol Vis Sci, 53 : 1033-1040, 2012.	わが国の常染色体劣性遺伝の主な原因遺伝子としてEYS遺伝子が同定された。（2）
6) Maguire AM, et al. : Safety and efficacy of gene transfer for Leber congenital amaurosis. N Engl J Med, 358 : 2240-2248, 2008.	遺伝子治療（レーベル先天盲）の初めての報告。（1）
7) Bainbridge J, et al. : Effect of gene therapy on visual function in Leber's congenital amaurosis. N Engl J Med, 358 : 2231-2239, 2008.	遺伝子治療（レーベル先天盲）の初めての報告。（2）
8) https://sph.uth.edu/retnet/	RetNetでは網膜色素変性の原因遺伝子について判明しているものを一般に公開している。
9) 厚生労働科学研究費補助金難治性疾患政策研究事業網膜脈絡膜・視神経萎縮症に関する調査研究班，網膜色素変性診療ガイドライン作成ワーキンググループ：網膜色素変性診療ガイドライン．日眼会誌，120 : 846-861, 2016.	わが国のガイドライン。
色素性傍静脈網脈絡膜萎縮症（PPRCA）	
1) Franceschetti A : A curious affection of the fundus oculi ; helicoid peripapillar chorioretinal degeneration. Its relation to pigmentary paravenous chorioretinal degeneration. Doc Ophthalmol, 16 : 81-110, 1962.	初めての報告。
2) McKay GJ, et al. : Pigmented paravenous chorioretinal atrophy is associated with a mutation within the crumbs homolog 1 (CRB1) gene. Invest Ophthalmol Vis Sci, 46 : 322-328, 2005.	原因遺伝子の報告。ただし，PPRCAは単一遺伝子疾患であるとは考えられていない。
コロイデレミア	
1) Maunther H : Ein fall von choroideremie. Ber Naturw med Ver Innsbruck, 2 : 191-197, 1872.	初めての報告（文献入手困難）。
2) Cremers FP, et al. : Cloning of a gene that is rearranged in patients with choroideraemia. Nature, 347 : 674-677, 1990.	原因遺伝子の報告。
クリスタリン網膜症	
1) Bietti GB : Su alcune forme atipiche o rare di degenerazione retinica (degenerazione tappetoretiniche e quadri morbosi similari) . Boll Oculist, 16 : 1159-1244, 1937.	初めての報告。
2) Li A, et al. : Bietti crystalline corneoretinal dystrophy is caused by mutations in the novel gene CYP4V2. Am J Hum Genet, 74 : 817-826, 2004.	原因遺伝子の報告。

黄斑ジストロフィ（錐体杆体ジストロフィ）	
1）Kurz-Levin MM, et al.：Clinical variations in assessment of bull's-eye maculopathy. Arch Ophthalmol, 120：567-575, 2002.	さまざまな眼底所見をきたす錐体杆体ジストロフィの鑑別において，画像診断ではバリエーションが多いためERGが重要であることが示されている。

黄斑ジストロフィ（スタルガルト病）	
1）Stargardt K：Über familiare, progressive Degeneration in der Maculagegend des Auges. Graefes Arch Ophthalmol, 71：534-550, 1909.	初めての報告（ドイツ語論文）。
2）Allikmets R, et al.：A photoreceptor cell-specific ATP-binding transporter gene (ABCR) is mutated in recessive Stargardt macular dystrophy. Nat Genet, 15：236-246, 1997.	原因遺伝子の報告。

黄斑ジストロフィ（先天網膜分離症）	
1）Haas J：Ueber das Zusammenvorkommen von Veränderungen der Retina und Chorioidea. Arch Augenheilk, 37：343-348, 1898.	初めての報告とされている（文献入手困難）。
2）Sauer CG, et al.：Positional cloning of the gene associated with X linked juvenile retinoschisis. Nat Genet, 17：164-170, 1997.	原因遺伝子の報告。

黄斑ジストロフィ（卵黄状黄斑ジストロフィ）	
1）Best F：Ueber eine hereditaere Maculaaffektion. Z Augenheilk, 13：199-212, 1905.	初めての報告とされている（文献入手困難）。
2）Petrukhin K, et al.：Identification of the gene responsible for Best macular dystrophy. Nat Genet, 19：241-247, 1998.	原因遺伝子の報告。

黄斑ジストロフィ（後天性卵黄状病巣）	
1）Gass JDM：Dominantly inherited adult form of vitelliform foveomacular dystrophy. In；Fine SL, Owens SL, eds. Management of Retinal Vascular and Macular Disorders. Baltimore, MD: Williams & Wilkins, 182-186, 1983.	初めての報告とされている（文献入手困難）。
2）Freund KB, et al.：Acquired Vitelliform Lesions: correlation of clinical findings and multiple imaging analyses. Retina, 31：13-25, 2011.	"aquired vitteliform lesion" として後天性の卵黄様病巣の特徴を検討。

黄斑ジストロフィ（occult macular dystrophy（三宅病））	
1）Miyake Y, et al.：Occult macular dystrophy. Am J Ophtalmol, 122：644-653, 1996.	初めての報告。
2）Akahori M, et al.：Dominant mutations in RP1L1 are responsible for occult macular dystrophy. Am J Hum Genet, 87：424-429, 2010.	原因遺伝子の同定の報告。
3）Miyake Y, et al.：Occult macular dystrophy. Jpn J Ophthalmol, 59：71-80, 2015.	三宅養三先生によるoccult macular dystrophyの総説。

先天停止性夜盲	
1）Miyake Y, et al.：Congenital stationary night blindness with negative electroretinogram: a new classification. Arch Ophthalmol, 104：1013-1020, 1986.	分類（完全型と不全型）。
2）三宅養三：新しい疾患概念の確立；先天停止性夜盲の完全型と不全型. 日本眼科學会雑誌, 106：737-756, 2002.	先天停止性夜盲について新たな疾患概念を確立した三宅養三による総説。

白点状眼底	
1）Krill AE, Folk MR：Retinitis punctata albescens；a functional evaluation of an unusual case. Am J Ophthalmol, 53：450-454, 1962.	初めての報告。
2）Yamamoto H, et al.：Mutations in the gene encoding 11cis retinol dehydrogenase cause delayed dark adaptation and fundus albipunctatus. Nat Genet, 22：188-191, 1999.	原因遺伝子の同定。

VI

ぶどう膜炎

3大ぶどう膜炎

網膜色素上皮症

VI ぶどう膜炎／3大ぶどう膜炎
サルコイドーシス
sarcoidosis

疾患概念
- 全身の肉芽腫性疾患
- 単球系貪食細胞，リンパ球による非乾酪性類上皮細胞肉芽腫が特徴
- 眼病変は肺外病変で最も頻度が高く，60～80％とされるため眼科医の役割は重要

疫　学
- 罹患率：2～3/10万人
- 最近では高齢者の女性が増えている
- 日本人では心臓病変による死亡が多い
- 眼症状は多くは両眼性（まれに片眼性も存在）
- わが国のぶどう膜炎原因疾患中，最多頻度

図1　症例1

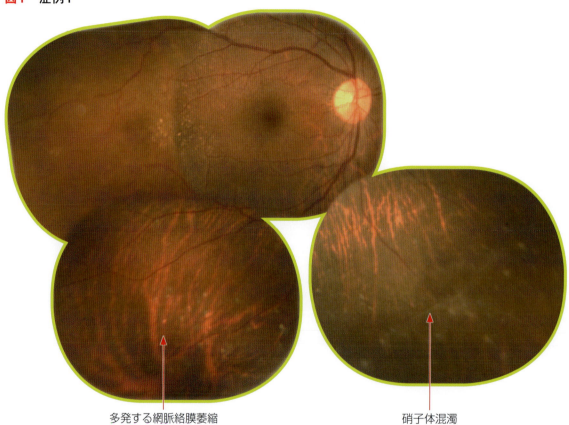

多発する網脈絡膜萎縮　　硝子体混濁

全身の疾患の症状の一部として眼の症状が出ている可能性があります。

診断—前眼部所見

- 前眼部ではmutton fat KPを特徴とする
- 虹彩結節：Koeppe結節（瞳孔縁），Busacca結節（虹彩実質）
- 隅角結節，テント状PASが特徴：隅角検査は必須

病　態

- 病原微生物感染が発症に関与していると考えられるが病因は不明

診　断

- 2015年に改訂された診断基準が用いられる

診断—診断基準

組織診断群

全身のいずれかの臓器で壊死を伴わない類上皮細胞肉芽腫が陽性であり，かつ，既知の原因の肉芽腫および局所サルコイド反応を除外できているもの
ただし，特徴的な検査所見および全身の臓器病変を十分検討することが必要である

臨床診断群

類上皮細胞肉芽腫病変は証明されていないが，呼吸器，眼，心臓の3臓器中の2臓器以上において本症を強く示唆する臨床所見を認め，かつ，特徴的検査所見の5項目中2項目以上が陽性のもの

特徴的な検査所見

1) 両側肺門リンパ節腫脹
2) 血清アンジオテンシン変換酵素（ACE）活性高値または血清リゾチーム値高値
3) 血清可溶性インターロイキン‐2受容体

（sIL-2R）高値
4) Gallium-67 citrateシンチグラムまたはfluorine-18 fluorodeoxygluose PETにおける著明な集積所見
5) 気管支肺胞洗浄検査でリンパ球比率上昇，CD4/CD8比が3.5を超える上昇

特徴的な検査所見5項目中2項目以上陽性の場合に陽性とする

眼病変は（1）肉芽腫性前部ぶどう膜炎，（2）隅角結節またはテント状周辺虹彩前癒着，（3）塊状硝子体混濁，（4）網膜血管周囲炎および血管周囲結節，（5）多発するろう様網脈絡膜滲出斑または光凝固斑様の網脈絡膜萎縮病巣，（6）視神経乳頭肉芽腫または脈絡膜肉芽腫である
他の肉芽腫性ぶどう膜炎が鑑別にあがるが緑内障，網膜静脈閉塞症，視神経乳頭の充血などが主たる症状である場合もあり注意が必要

診断—眼底所見 （図1）

- 硝子体の数珠状，雪玉状，塊状の混濁（真珠の首飾り状）
- 網膜血管周囲炎，血管周囲結節（静脈周囲の竹の節状の特徴的な結節）→血管閉塞による網膜出血
- 網脈絡膜滲出物（多発性，ろう様），結節：candle wax dripping
- 視神経乳頭の肉芽腫
- 黄斑部にはCMEをきたすことも
- 網脈絡膜の広範囲の萎縮病巣

It's possible that the symptoms you're experiencing in your eyes are just part of a systemic problem.

図2 症例1：FA

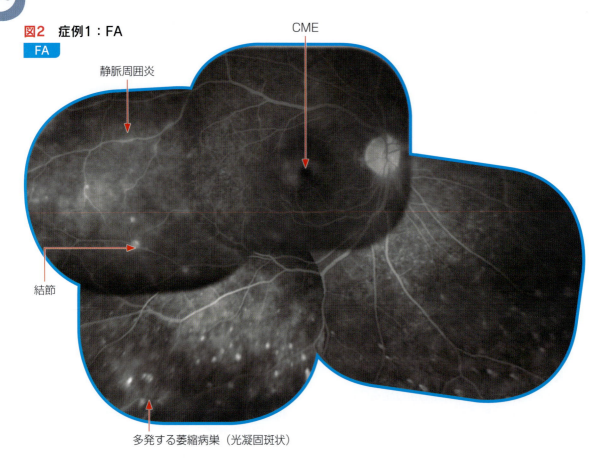

図中ラベル：
- 静脈周囲炎
- CME
- 結節
- 多発する萎縮病巣（光凝固斑状）

❓ 診断—FA所見 （図2）

- 血管からの蛍光漏出，血管周囲結節，網脈絡膜滲出斑→進行すると光凝固斑状の網脈絡膜萎縮

💉 治療

- 前眼部炎症に対してはステロイド点眼，散瞳薬を用いる
- 点眼で炎症が抑制できない場合には結膜下注射を使用する
- 眼底所見でCME，硝子体混濁，脈絡網膜炎で視力低下をきたしている場合にはステロイドのTenon嚢下注入を行う→上記治療でも炎症が抑制できない場合には内科と相談のうえステロイド内服を使用
- 前眼部炎症がなく眼底周辺部の軽度の網膜血管周囲炎や硝子体混濁のみの場合→無治療で経過観察を行ってもよい
- 合併する黄斑前膜，CMEに対して硝子体手術が施行される（図3, 4）

胸部X線で異常があるので呼吸器科の先生を受診してください。

図3 症例2：ERM合併例，サルコイドーシスは治療により安定している
術前（78歳，女性，Vs＝0.6）

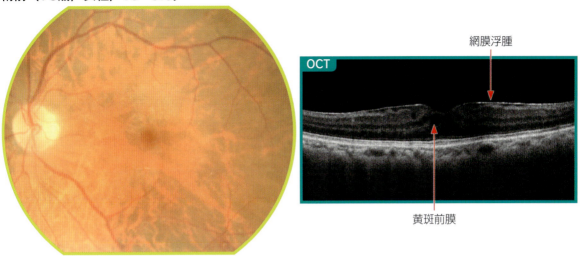

図4 症例2：硝子体手術後（Vs＝0.7）

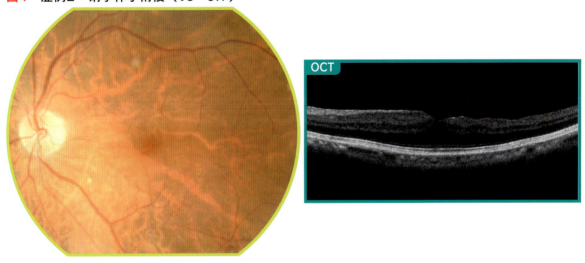

The X-ray of your chest shows some abnormalities, so I'm going to refer you to a pulmonologist.

Ⅵ ぶどう膜炎／3大ぶどう膜炎

Behçet病
Behçet's disease

疾患の特徴

- 口腔粘膜のアフタ性潰瘍，外陰部潰瘍，皮膚症状，眼症状の4つの症状を主症状とする慢性再発性の全身性炎症性疾患
- 特殊型として消化管Behçet，血管Behçet，神経Behçetなどがみられる
- インフリキシマブの登場で治療は大きく進歩した

疫学

- 1937年トルコの皮膚科医Behçetが報告（シルクロード沿いに患者が多く，シルクロード病ともよばれる）
- わが国では以前に比べて新規発症患者が減少している
- 20歳代〜40歳代に発症ピーク

病態

- HLA-B51，レンサ球菌（*Streptococcus sanguis*）に対する過敏反応などが関連する
- 全ゲノム遺伝子解析によりTh17型・Th1型細胞分化を促すIL-23受容体，IL-12受容体β2鎖，抗炎症に作用するIL-10遺伝子が疾患感受性遺伝子として同定された
  最近ではCCR1-CCR3，STAT4，KLRK1-KLRC1，ERAP1遺伝子の関与も明らかとなっている
- 好中球主体の炎症

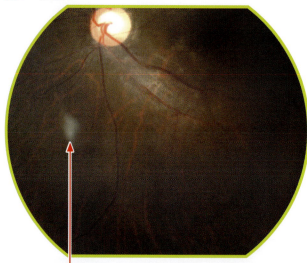

図1　症例1

硝子体混濁

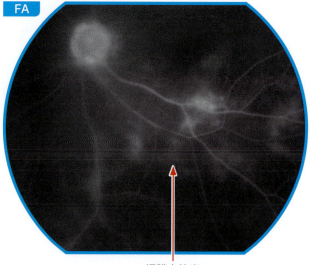

図2　症例1：FA

網膜血管炎

口内炎はできやすいですか？

❓ 診断と分類

- 厚生労働省の研究班による次に述べる診断基準を基に完全型，不全型，疑いに分類する
- 症状は同時に起こるのではなく，経過観察中に症状が出現し診断に至る

❓ 診断と分類—診断基準

（1）主症状

1. 口腔粘膜の再発性アフタ性潰瘍：ほぼ必発とされる（98％）。初発症状としてもっとも頻度が高い。経過を通じて繰り返して起こることも特徴
2. 皮膚症状
   結節性紅斑様皮疹，皮下の血栓性静脈炎，毛嚢炎様皮疹，瘡様皮疹：自然寛解と再発を特徴とする
3. 眼症状：本疾患の70％に認められる
   （a）虹彩毛様体炎
   （b）網膜ぶどう膜炎（網脈絡膜炎）
   以下の所見があれば（a）（b）に準じる
   （a）（b）を経過したと思われる虹彩後癒着，水晶体上色素沈着，網脈絡膜萎縮，視神経萎縮，併発白内障，続発緑内障，眼球癆
4. 外陰部潰瘍

（2）副症状

1. 変形や硬直を伴わない関節炎
2. 副睾丸炎
3. 回盲部潰瘍で代表される消化器病変
4. 血管病変
5. 中等度以上の中枢神経病変

（3）病型診断の基準

1. 完全型：経過中に4主症状が出現したもの
2. 不全型
   経過中に3主症状，あるいは2主症状と2副症状が出現したもの
   経過中に定型的眼症状とその他の1主症状，あるいは2副症状が出現したもの
3. 疑い：主症状の一部が出現するが，不全型の条件を満たさないもの，及び定型的な副症状が反復あるいは増悪するもの

眼症状の特徴

- 眼症状は90％が両眼性
- 典型的には急性の発作が生じ，短期間で寛解するが再発を繰り返す
- 前房蓄膿：経過中に20〜30％にみられる。隅角検査は必須
- 網膜ぶどう膜炎→HLA-B27関連ぶどう膜炎，網膜静脈閉塞症などの鑑別が特に重要

❓ 診断—眼底所見 （図1, 3, 5）

- 閉塞性血管炎を本態とする：網膜血管炎，血管周囲炎が炎症の主体
- 網膜静脈閉塞症と類似した眼底出血，軟性白斑をきたしうる

❓ 診断—FA所見 （図2, 4, 6）

- 網膜血管からシダ状の蛍光漏出をきたす
- 無血管野をきたすこともある→光凝固は炎症を惹起することがあるので注意

Do you often get ulcers in your mouth?

図3　症例2

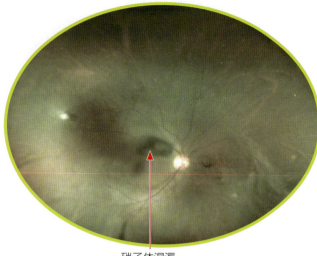

後極部拡大

硝子体混濁

図4　症例2：FA

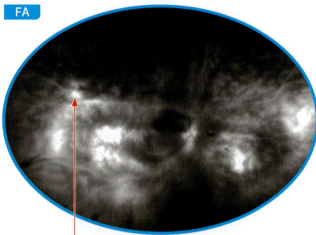

後極部拡大

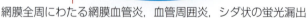

網膜全周にわたる網膜血管炎，血管周囲炎，シダ状の蛍光漏出

治療

- 眼症状は増悪寛解を繰り返し徐々に進行する
- 発作抑制治療（寛解期治療）と消炎治療（発作期治療）に分けて考える
- 急性期には消炎治療（ステロイド点眼，結膜下・Tenon嚢下注射および散瞳薬）
- 眼底型の網膜ぶどう膜炎がある場合の視力の予後は悪い→眼症状発現後2年で視力0.1以下になる率は約40％とされてきた

治療—インフリキシマブ（レミケード）

- 従来の治療で眼底型の発作を繰り返す症例に使用
- TNF-αに対するキメラ型抗体→現在のデータでの有効率は90％とも報告
- 基本的に2カ月ごとに投与
- 現在はインフリキシマブの適応が拡大しつつある
- 結核などの感染症の場合には禁忌
- 投与時反応には注意する

全身の病気の症状の一部として眼の症状がでます。

図5 症例3

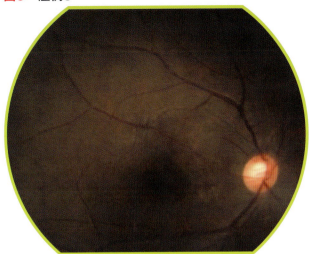

治療―コルヒチン
- 第一選択薬：ミオパシー，催奇形性に注意
- 部分的な所見の改善は60％程度とされ，世界的にはあまり使用されていない

図6 症例3：FA

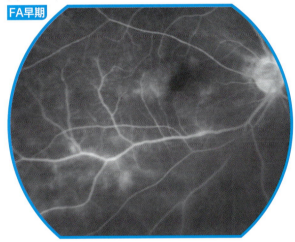
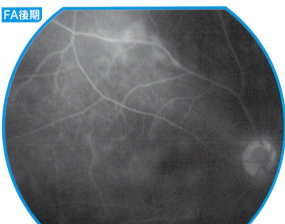

治療―ステロイド
- 以前は禁忌とされてきた（漸減時の症状悪化のため）が，低用量での使用が発作抑制に有効である可能性も指摘されている
- ただし，安易な使用は好ましくない

治療―シクロスポリン
- コルヒチン無効の重症例ではまずシクロスポリン（ネオーラル）の使用が推奨される
- 通常5mg/kgを1日2回に分けて内服
- 定期的にトラフ値を測定（朝の内服を行わず血液検査）しながら調整→著効：38％，有効：22％，やや有効11％，無効28％程度にまで改善
- 副作用：神経症状の誘発，腎機能，肝機能障害にも注意。また，コルヒチンと併用によりミオパシーの出現頻度上昇

The problem with your eyes is just one symptom of a disease affecting your whole body.

原田病
Vogt-Koyanagi-Harada disease

疾患概念

- Vogt-小柳-原田病（Vogt-Koyanagi-Harada disease；VKH）は全身のメラノサイト関連抗原に対する自己免疫性疾患である
- 急性期には網膜剥離もしくは乳頭浮腫を認め回復期には夕焼け状眼底をきたす
- 通常急性期には中枢神経系の髄膜刺激症状がみられ，髄液細胞増多がみられる
- 内耳（蝸牛の有毛細胞）に対する免疫反応により，眼症状に先行して難聴，耳鳴などを生じる
- 回復期の皮膚症状：白髪，脱毛，皮膚白斑

疫学

- モンゴロイド（アジア，ヒスパニック）に多いとされる
- 20歳代～30歳代が多く，性差は認めない
- わが国の有病率は5/100万人

分類

- 以前は虹彩毛様体炎の強いVogt-小柳病と眼底所見の強い原田病と分類
- 眼底所見は後極部剥離型（図1）と乳頭浮腫型（図4）に分類

診断—眼底所見　（図1，4）

- 多発する滲出性網膜剥離
- 視神経乳頭発赤
- （症例によっては）脈絡膜ひだ

診断—FA所見　（図2，5，9）

- 造影早期から多発する点状の漏出
- 視神経乳頭の過蛍光

病態

- メラノサイト特異的な蛋白に対する細胞傷害性CD4陽性T細胞による自己免疫反応が生じることが原因と考えられる
- 前駆症状：ウイルス感染症に類似した症状
- 急性期：数週間持続する
- 回復期：組織の脱色素がより鮮明になる
- 一部の症例では慢性の再発，前眼部炎症を繰り返す
- Tyrosinase，TRP-1，2，MART-1/Melan-A，Gp100/PMel-17，KU-MEL-1，LEDGF，UACA，PAX3など多くの自己抗原と考えられる蛋白が同定されている
- Epstein-Barr（EB）ウイルスもしくはサイトメガロウイルス（CMV）との関連も指摘→ウイルス感染については一定の結論は出ていない
- 脈絡膜の強い炎症，リンパ球浸潤のため著しい肥厚を認める
- 網膜には強い炎症は生じない

診断

- 前駆症状や特徴的な眼底所見より通常は診断は容易
- 髄液検査によりリンパ球の増多を認める

診断—前眼部所見

- 前房内の炎症所見
- 虹彩結節
- 毛様体の腫脹のため浅前房，近視化が生じる

診断—IA所見　（図6）

- 脈絡膜血管の染色，蛍光漏出
- 多発する点状の低蛍光
- 視神経乳頭の過蛍光（組織染）

耳鳴りや頭痛などの症状はありませんでしたか？

図1　症例1：後極部剥離型（38歳，男性）

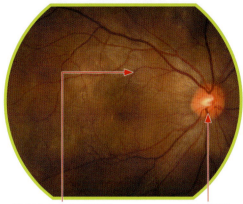
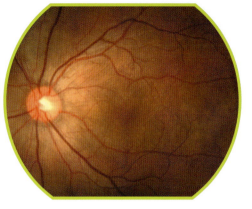

後極中心の網膜剥離　　　乳頭発赤

図2　症例1：FA

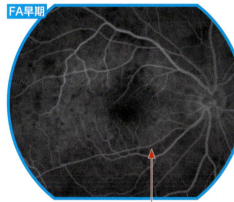
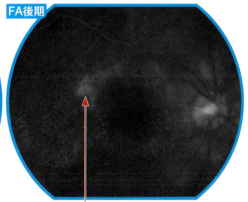

脈絡膜の流入遅延　　　後期では強い蛍光漏出

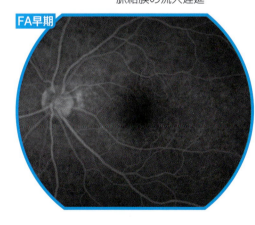
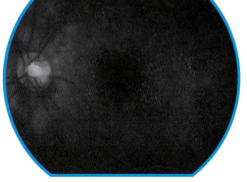

図3　症例1：水平断

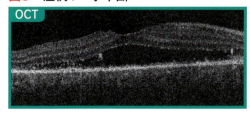
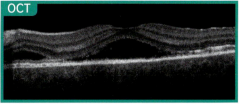

Have you noticed any buzzing in your ears, headaches, or anything like that?

診断―OCT所見 （図3, 7, 10）

- 剥離した神経網膜とPREの接着部位が鈍で網膜下の隔壁を認める
- 脈絡膜の著明な肥厚（脈絡膜内の構造が不明瞭になる）
- PREの皺襞が知られている
- 回復期には脈絡膜の菲薄化を認める（図10）

診断―その他

- 髄液細胞増多（リンパ球を主体）を認める
- 聴覚検査も必須
- HLA-DR4が多い

図4　症例2：乳頭浮腫型（48歳，女性，Vd＝1.0，Vs＝1.0）

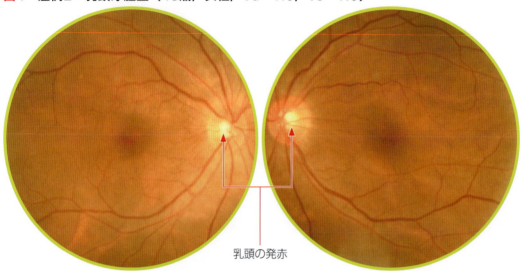

乳頭の発赤

図5　症例2：FA
FA　1分26秒
FA　6分2秒
FA　20秒
FA　6分45秒

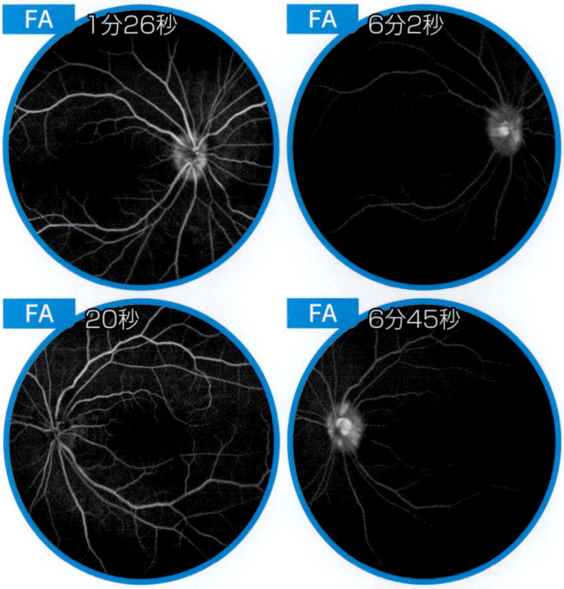

図6　症例2：IA
IA早期
IA後期
IA早期
IA後期

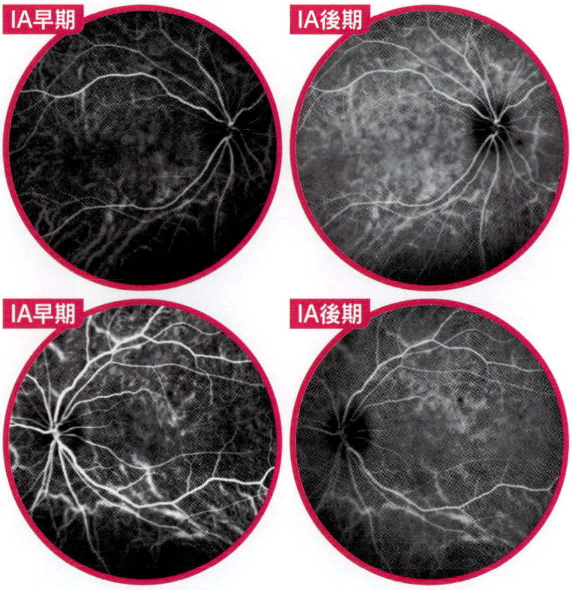

入院してステロイドの治療を行ったほうがよいです。

図7　症例2

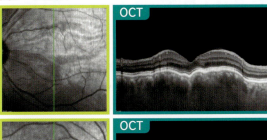
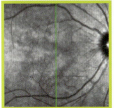
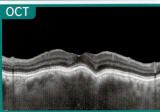

脈絡膜肥厚と皺襞を認める
脈絡膜内の構造は不明瞭

治療

- 遷延化（→緑内障，白内障などの合併）を防ぐために早期診断，治療が重要である
- ステロイドの大量漸減療法，もしくはステロイドパルス療法が行われる
- 両者の治療成績については差がないと報告
- subclinicalに炎症は長期に持続している
- 漸減する際には数カ月間の長期間かけて再発に注意しながら減量
- 再発は2割認めると報告
- 前眼部炎症のコントロールにはステロイド点眼，散瞳薬も用いる
- 回復期には夕焼け状眼底，およびDalen-Fuch's斑を認める（潜在性の炎症のために生じると考えられる）（図8）

図8　症例3：夕焼け状眼底

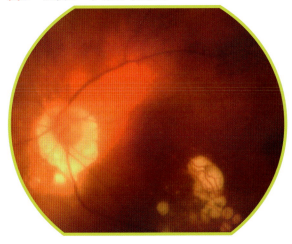

図9　症例3：FA

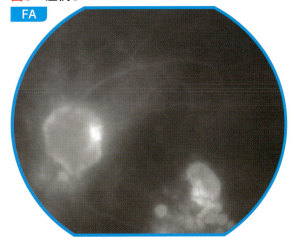

図10　症例3

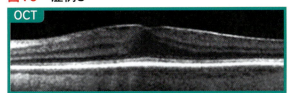

I think we'd better admit you and start steroid therapy.

VI ぶどう膜炎／網膜色素上皮症

急性帯状潜在性網膜外層症
acute zonal occult outer retinopathy (AZOOR)

疾患概念

- 主に30歳代の若い女性にみられ，片眼ないし両眼に発症し，外側網膜機能が1つの大区域または複数の大区域で急速に障害される疾患
- 病初期には検眼鏡では眼底所見はほぼ正常で，ERGのみ異常を示す特徴を有する
- AZOORと通常は略語で英文表記され，"eizoɹ"と発音される（アクセントは最後のɹ）
- "急性区域性潜在性外層網膜症"ともよばれる
- 慢性に進行もしくは階段状に悪化し，眼底変化も潜在性にとどまらず，病巣も網膜外層ではないとの指摘もある
- 原因不明の急性の視野異常を認めた際に，必ず鑑別疾患としてあげられる疾患
  → 特に光視症が存在した場合に本疾患を積極的に疑い，網膜機能検査を行い機能異常が検出されれば診断となる

疫学

- 1993年，Gassが初めて報告した症候群
- 近視眼の若年女性に好発し，60〜70%が近視眼である
- 比較的まれな疾患で発症頻度は不明

病態

- 自己免疫やウイルスの関与が疑われているが原因は不明
- 橋本甲状腺炎，再発性横断性脊髄症を含む自己免疫疾患との関連が指摘されている
- 視野欠損を生じる前から視細胞の傷害によると思われる光視症を生じることが多い
- 片眼性あるいは両眼性の1カ所または複数区域の視細胞の傷害を特徴とする

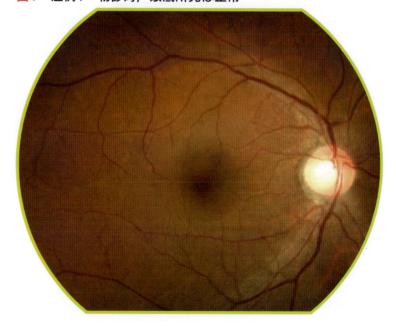

図1　症例1：初診時，眼底所見は正常

視野が欠けてくる前に物がチカチカ光って見えるような症状はありましたか？

◆確定診断には従来は視野検査とERGが行われてきたが，最近ではOCTの有用性が示されている

❓ 診断―眼底所見 （図1）

- 病初期は検眼鏡的所見は正常であるか，認めてもわずかな変化のみ
- 長期の経過観察後に網膜色素変性様の眼底変化や，網膜血管の白鞘様の変化をきたすこともあると報告されている
- わが国の報告では長期にわたって正常眼底を示す症例も多い

❓ 診断―視野所見 （図3）

- 視野障害は必ず認められる
- 白人を対象にした報告では中心暗点が多い
- わが国の症例ではむしろ中心視野障害をきたす症例は比較的少ない
  → 視力低下をきたす症例は少ない
- 最も多いパターンはMariotte盲点の拡大
- その他のパターンとしては，輪状暗点，求心性視野狭窄，中心暗点などが報告されている

図2　症例1：近赤外光眼底撮影，FAF

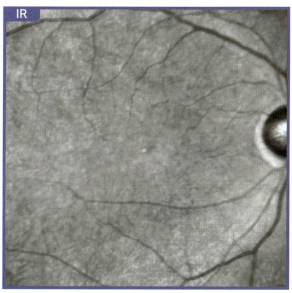 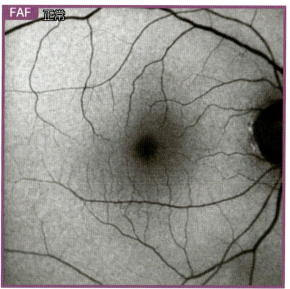

❓ 診断―FAF所見 （図2）

- 海外からは異常過蛍光や低蛍光が報告
- AZOOR病巣に一致した区域性の蛍光異常部位が典型例とされる

❓ 診断―ERG所見 （図3）

- 本疾患の診断に最も重要な検査
- 全視野型ERGでは30Hzフリッカの潜時の遅れが最も鋭敏な指標
- mfERGを行うと視野障害に一致した部位の網膜機能低下が検出される
- ERG正常の場合にはAZOORとは診断されない
- EOGのL/D比の低下が指摘されている

Did you notice anything like flickering lights in your field of vision before the partial vision loss set in?

図3　症例1：初診時視野，mfERG
HFA30-2

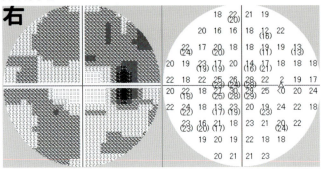

mfERG

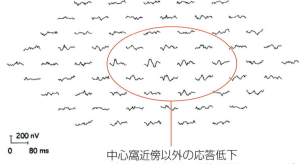

中心窩近傍以外の応答低下
（囲いの内部のみ応答が保たれている）

診断—FA，IA

- FA，IA検査では正常所見を示す症例が多い
- FAでみられる異常所見としては，局所的な過蛍光，網膜血管の染色，視神経乳頭の過蛍光
- IAでも区域性の異常を認めると報告されている

診断—OCT所見 （図4，6）

- 視野障害部位に一致してエリプソイドゾーンの不整を認める
- ONLの菲薄化，RPEラインの不整

図5　症例1：2年後，著変なし
HFA30-2

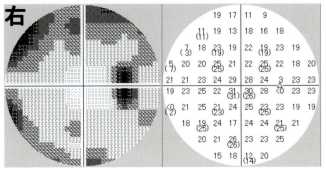

mfERG

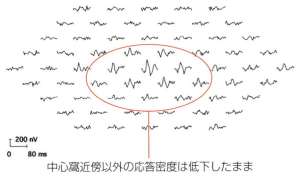

中心窩近傍以外の応答密度は低下したまま

図4　症例1：初診時

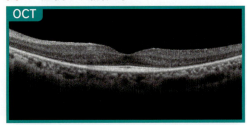

中心窩のみエリプソイドゾーンが残存している

図6　症例1：2年後，不変

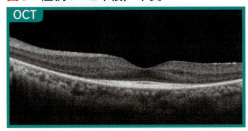

正確な原因が不明の病気で，ウイルス感染症や免疫の異常が原因だと考えられています．

? 診断—鑑別疾患

- acute annular outer retinopathy, MEWDS, acute idiopathic blind spot enlargement syndrome (AIBSES), acute macular neuroretinopathy (AMN)，点状脈絡膜内皮症，punctate inner choroidopathy (PIC)，multifocal choroiditisなどとオーバーラップする所見も有する→AZOOR complexとよばれることもある
- acute annular outer retinopathy：視神経乳頭周囲部の灰白色の深部網膜混濁のため不規則な輪状帯を呈し，片眼性視野欠損をきたすが回復し，予後良好な症例が多い

治療

- 本疾患に対して確立した治療は存在しない
- 自然経過ではほとんどの症例で視野欠損が持続し（図3，5）慢性の光視症と視野障害を呈する
- 経過観察中に再発し視野障害が階段状に進行する症例や両眼性に進行する症例も存在
- Gassらは最終調査時には，片眼性が24%，両眼性が76%であったと報告

◆初期には網膜内の局所的な病変だが，進行に伴い，RPEや脈絡毛細管板の萎縮が進行する

治療—ステロイド

- 病因として自己免疫の関与が疑われているために，ステロイドの内服，あるいはステロイドパルス療法が行われることがある
- エビデンスのレベルは低い
  →使用にあたってはそのメリットとリスクを考え合わせて医師の判断で行われることが多いのが実情
- 中心暗点，視力低下をきたすような症例では（他に有効な治療がないため）試みてよい

治療—抗ウイルス薬

- 病態にウイルスの関与が疑われている
- 有効性に関しては議論があり，有効例も数症例の症例報告があるのみで確立した治療とはいえない

The exact cause of this condition is not clear, but it's thought to be related to a viral infection or some problem with the immune system.

Ⅵ ぶどう膜炎／網膜色素上皮症

白点症候群
white dot syndrome

◆網膜外層，RPE，脈絡膜に白色斑を生じる疾患群：炎症性疾患と考えられる
◆代表的な疾患としてacute posterior multifocal placoid pigment epitheliopathy（APMPPE）とmultiple evanescent white dot syndrome（MEWDS），点状脈絡膜内層症（punctate inner choroidopathy；PIC）が存在する

acute posterior multifocal placoid pigment epitheliopathy（APMPPE）

疾患概念
- 両眼性に急性の霧視と中心もしくは傍中心暗点をきたす疾患

疫学
- 1968年Gassによって提唱された疾患
- 20～50歳の健康な男女が罹患（男女比は1：1）

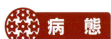
病態
- 病因は不明
- ウイルス感染に対する免疫反応異常が誘因→血管炎に伴う脈絡膜梗塞の可能性
- 表現型の程度は脈絡膜循環障害の程度によりさまざま
- HLA-B27，HLA-DR2との関連も指摘される

図1 症例1（24歳，女性，Vd＝1.0）
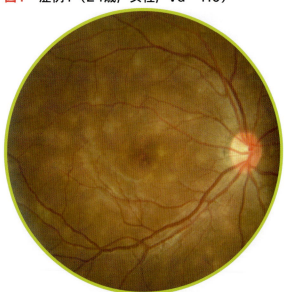

図2 症例1：初診時FA
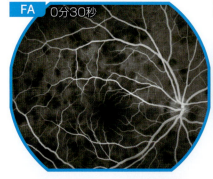
FA 0分30秒
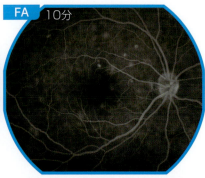
FA 10分

病気の原因を調べるために，視野の検査や造影剤を使って眼の奥の写真を撮る検査を行います。

白点症候群

? 診 断

- 通常両眼性だが発症は非対照性であり，他眼の発症は数日〜数週間後のことも
- 光視症を訴える症例も存在
- 約1/3に先行するウイルス感染
- 初診時の視力はさまざまで0.8以上が25％，0.5以下が約60％

細隙灯顕微鏡所見
- 前眼部炎症：硝子体中の炎症細胞（軽度）

眼底所見（図1）
- 両眼性の多発性の黄白色の病巣で，1つ1つの白色斑の大きさは1乳頭径以下で主として後極の網膜色素上皮のレベルに生じる
- 1〜2週間かけて徐々に消失するが，3週程度まで周辺部に新たな病巣が生じることがある
- 周辺部の病巣はより直線的で放射状に配列する傾向
- 徐々に網膜色素上皮異常および色素沈着を生じる
- まれに視神経乳頭炎，血管炎，網膜中心静脈閉塞，視神経乳頭新生血管，SRD，硝子体出血を生じる

FA所見（図2）
- 蛍光の逆転現象（早期のブロックと後期の組織染）を生じるのが特徴的である
- 早期の低蛍光はRPEの混濁によるブロックと脈絡膜の循環障害による

IA所見（図3）
- 活動期の病巣は低蛍光を示し，治癒後も低蛍光を生じることがある

OCT所見（図4）
- RPE/脈絡膜レベルでの異常が同定されることがある
- 白点の消失に伴って消失する
- 網膜外層の経度の変化（高反射）をみることもある

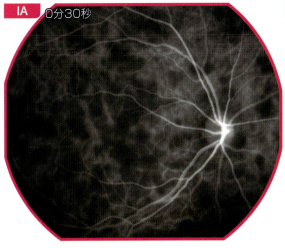
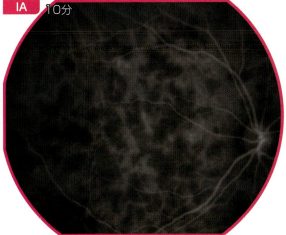

図3　症例1：初診時IA

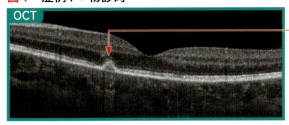

図4　症例1：初診時

RPEの隆起，エリプソイドゾーンの途絶を認める

To get to the bottom of this problem, I'd like to do some visual field tests. I'm also going to inject you with some dye so that I can get some images of the blood vessels at the back of your eyes.

治療

- 霧視と中心暗点あるいは，傍中心暗点が主症状であるが，3～6週程度で症状は軽快することが多い（図5）
- 約半数はRPE異常による視機能障害は長期に残存する
- まれにCNVや広範なRPE異常による視力不良例も存在
- 最終視力が0.8以下の症例が50％，0.5以下の症例が25％
- 初診時より中心窩を含む病巣を有する症例，高齢者，片眼性，他眼の罹患までの期間の長い症例，再発症例は視力が不良である
- ステロイドの内服治療が行われることもあるが有効性は不明
- 中枢神経系の血管炎を伴うこともあるとされるため，頑強な頭痛や神経学的所見によっては頭部MRIなどの精査が好ましい

図5 症例1：初診時から3週間後 ステロイド内服療法後

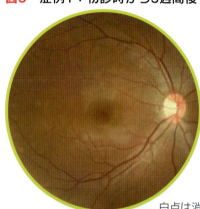
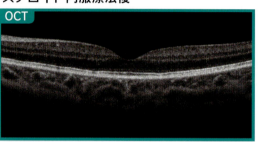

RPE異常（−），エリプソイドゾーン途絶も改善

白点は消失した

multiple evanscent white dot syndrome（MEWDS）

疾患概念

- 20～45歳の主に女性に多く，典型的には片眼性である（両眼例の報告もある）

病態

- 原因は不明
- ウイルス感染との関連が示唆される
- RPE細胞と視細胞の傷害が主体であり脈絡膜循環障害も生じうる

図6 症例2（25歳，女性，Vs＝1.2×−3.0）

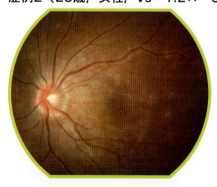

図7 症例2：視野　Mariotte盲点の拡大

症状は数週間で自然に良くなってくると思われます．

❓ 診　断

- 急性の片眼性の視機能障害をきたす
- 霧視，傍中心暗点，光視症，色覚異常などをきたす
- 先行するウイルス感染が約1/3の症例で報告されている
- 軽度の近視症例が多く，発症時の矯正視力は0.1以下の症例から1.0までさまざま
- RAPDが存在することもある

細隙灯顕微鏡所見

- 前眼部炎症は認めず，硝子体内の炎症は認めても軽度

眼底所見（図6，10）

- 多発する境界不鮮明な網膜外層からRPEのレベルの白色斑（図6）
- 視神経乳頭の発赤，腫脹を認めることもある
- 白色斑は数週間で消失することが多いが，ときに中心窩には特徴的な黄色の顆粒状の病巣を認め，白色斑が消失した後も残存することがある（図10）

視野所見（図7）

- 典型例ではMariotte盲点の拡大
- 傍中心暗点を認めることもある

FA所見（図8）

- 白色斑に一致して早期から後期までの過蛍光を生じる
- 視神経乳頭は過蛍光を示すこともある

IA所見

- 多発する小型の円形の低蛍光病巣（検眼鏡およびFAよりも多数）を後極～中間周辺部に認める

OCT所見

- 網膜外層に高反射を認め，網膜外層障害を認める（図9）

図8　症例2：FA

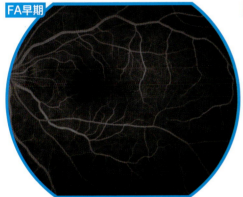
FA早期

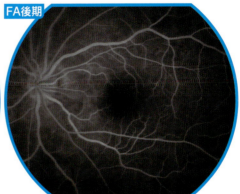
FA後期

図9　症例2

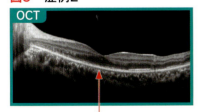
OCT
エリプソイドゾーンの不整

図10　症例2：2週間後

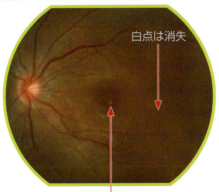
白点は消失
中心窩に黄色の病変

🩺 治　療

- まれに再発が報告されているが，自然軽快する疾患で治療は必要としない
- 視力，視野ともに数週間で回復する症例がほとんどであるが，Mariotte盲点の拡大，光視症は持続することがある

The symptoms should disappear naturally within a few weeks.

点状脈絡膜内層症（PIC）

疾患概念

- 後極部の脈絡膜に多発する黄色の病巣を認め，ときにCNVを生じる

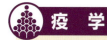

疫学

- 1984年にWatzkeらによって報告された疾患
- 比較的まれ
- 自覚症状は急性に発症する光視症，霧視，飛蚊症，歪視など
- 近視眼の若年女性の好発
- 平均年齢30歳程度で中程度から強度の近視が多い

病態

- 不明
- 自己免疫が関連する可能性も疑われている
- 感染症，免疫，ストレスなどにより脈絡膜の炎症を伴う
- 脈絡毛細管板から網膜色素上皮レベルでの炎症
  - → 早期のCNVが障害されたBruch膜を通して網膜下に進展
  - → より大型のCNVに成長
  - → 無治療での自然経過では網膜下の線維性瘢痕を形成する

診断

- 前眼部炎症，硝子体内の細胞は認めない
- 主たる鑑別疾患はmultifocal choroiditis（MFC）
- PICは完快後に再発することもあるのに対し，MFCは慢性再発性
- MFCでは前眼部の炎症を伴うこともあり，病巣が大きい
- MFCはPICと比較して炎症により白内障，嚢胞様黄斑浮腫，黄斑前膜などを伴いやすい
- 両者は同一疾患で，重症度が異なるだけであるとの考えもある

図11 症例1（28歳，女性）

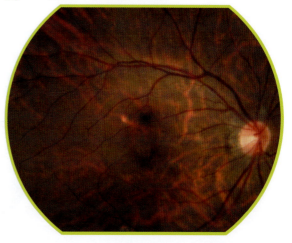

図12 症例1：FA

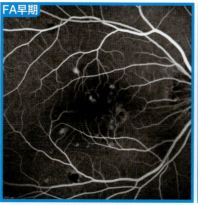
FA早期

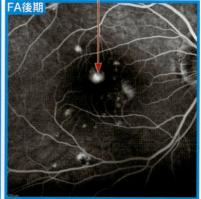
FA後期　classic CNVを認める

この病気でまれに視力障害が残る方もいます。

診断―眼底所見 （図11）

- 典型的な眼底所見より診断
- 多発（12～25個程度）する境界鮮明な脈絡膜内層の黄色の病巣で，主として後極部に生じる
- 各病巣の大きさは50～300μm
- 通常は自覚症状は片眼が多いが両眼発症（他眼が無症候性）のこともある
- CNVを合併することが多い（～86.7%）

診断―FA，IA

FA（図12）
- 早期で過蛍光，後期で蛍光漏出を示す
- 検眼鏡所見よりも多くの病巣が同定されうる
- CNVはclassic CNVとして描出される

IA（図13）
- 病巣は早期から後期にかけて低蛍光を示す

図13 症例1：IA

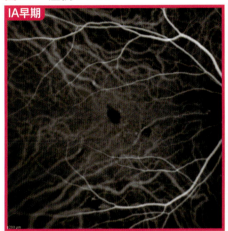
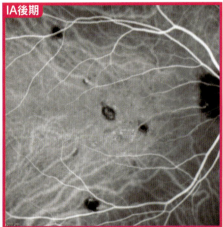

IA早期　　　IA後期

図14 症例1

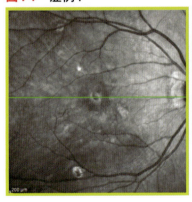
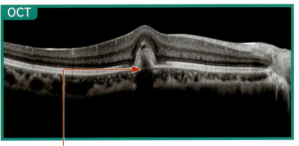

OCT

type 2 CNVを認める

診断―OCT所見 （図14）

- CNVの同定，活動性の判定に有用である

治療

- 視力は初診時75%が0.5以上で自然経過で瘢痕を残して治癒し，短期間で症状なく治癒することが多い
- このため，通常は治療を要さない
- CNVに対しては治療が推奨される
- ステロイド（内服，局所療法），光線力学療法，抗VEGF療法などが行われているがコンセンサスはない
- 抗VEGF療法の良好な成績も報告されている
- しかし，患者は若年女性が多く，抗VEGF薬の妊婦への安全性が保証されていないことには注意すべきである

It doesn't happen often, but this condition can lead to some permanent vision impairment.

Ⅵ ぶどう膜炎／網膜色素上皮症

地図状脈絡膜炎
geographic choroiditis

疾患概念
- 病因は不明の独特の地図状の萎縮病巣を眼底に呈する

疫学
- 1962年にFranceschettiが初めて報告
- 若年から中年者に多い
- 性差はない
- 両眼性（片眼発症後数カ月で他眼にも発症）
- 黄斑部病変を伴うと視力低下

病態
- 病因は不明
- ウイルスや免疫性疾患により脈絡膜血管の広範囲が障害された閉塞性血管炎

診断
- 通常前眼部炎症は認めない
- 後極部，視神経乳頭から黄斑部を中心に境界鮮明な色素沈着を認める陳旧性の病巣と病巣周辺部の黄白色の新しい病巣が混在
- 病巣は視神経乳頭の辺縁に初発して進行することが多い
- 緩徐に進行：陳旧性の病巣の周囲に新鮮な病巣を生じる
- 特徴的な地図状，虫食い状の病巣（図1）
- FAでは病巣部の早期の低蛍光，後期には過蛍光を呈する（図2）
- IAでは小葉単位の流入障害や脈絡膜の萎縮に伴う低蛍光を認める（図3）
- CNVを生じたときには滲出性変化の判定にはOCTが有用である（図4）

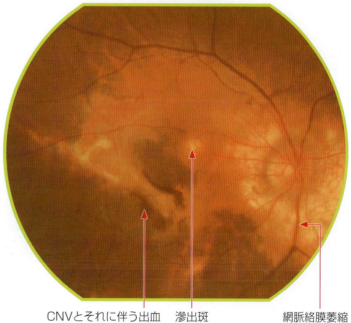

図1 症例1：CNVを伴う地図状脈絡膜炎

CNVとそれに伴う出血　　滲出斑　　網脈絡膜萎縮

眼の奥の炎症による病気だと考えられていますが原因の詳細は不明です。

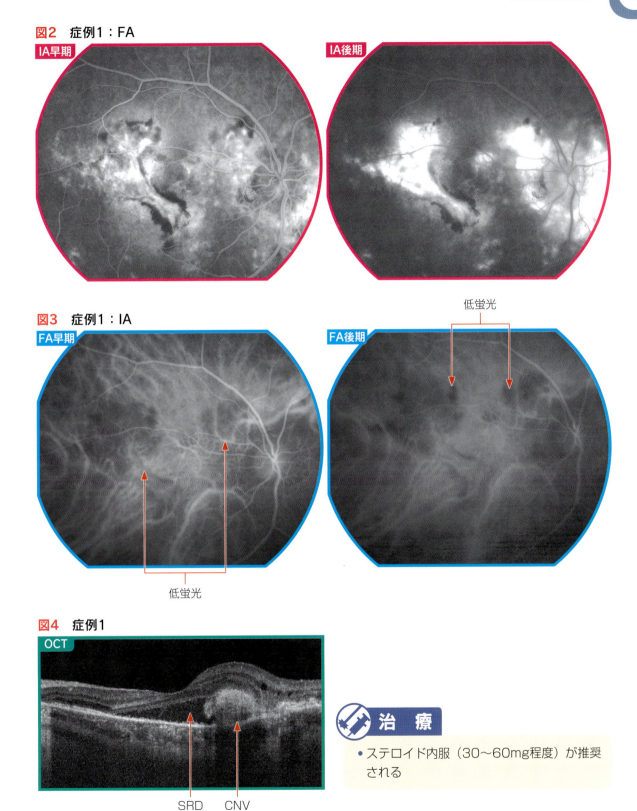

図2 症例1：FA

図3 症例1：IA

図4 症例1

治療

- ステロイド内服（30～60mg程度）が推奨される

This condition is generally considered to be caused by inflammation in the back of the eye, but the exact cause is still not clear.

Ⅵ ぶどう膜炎
参考文献

項目	コメント
3大ぶどう膜炎（サルコイドーシス）	
1）Kawagoe T, Mizuki N：Sarcoidosis. Curr Opin Ophthalmol, 22：502-507, 2011.	総説。（1）
2）Umur K, et al.：Different ophthalmologic manifestations of sarcoidosis. Curr Opin Ophthalmol, 23：477-484, 2012.	総説。（2）
3大ぶどう膜炎（Behçet病）	
1）Behçet, H.：Über rezidivierende aphthose, durch ein virus verursachte geschwüre am mund, am auge und an der genitalien. Dermatol Wochenschr, 105：1152-1157, 1937.	ベーチェットによるオリジナルの報告（ドイツ語で入手困難）。
2）Mizuki N, et al.：Genome-wide association studies identify IL23R-IL12RB2 and IL10 as Behçet's disease susceptibility loci. Nat Genet, 42：703-706, 2010.	新たな疾患感受性遺伝子としてIL-23受容体，IL-12受容体β2鎖，IL-10遺伝子が同定された。（1）
3）Remmers EF, et al.：Genome-wide association study identifies variants in the MHC class I, IL10, and IL23R-IL12RB2 regions associated with Behçet's disease. Nat Genet, 42：698-702, 2010.	新たな疾患感受性遺伝子としてIL-23受容体，IL-12受容体β2鎖，IL-10遺伝子が同定された。（2）
4）Takeuchi M, et al., Dense genotyping of immune-related loci implicates host responses to microbial exposure in Behçet's disease susceptibility. Nat Genet.49 ;438-443, 2017	新たな疾患感受性遺伝子とその機能の同定
3大ぶどう膜炎（原田病）	
1）Vogt A：Fruhzeitiges ergrauen der Zilien und Bemerkungen uber den sogenannten plotzlichen Eintritt dieser Veranderung. Klin Mbl Augenheilk, 44：228-242, 1906.	Vogtのオリジナルの報告（症例報告：ドイツ語）。
2）Koyanagi Y：Dysacousia, Alopecia und Poliosis ber schwerer Uveitis nicht traumatischen Ursprunges. Klin Mbl Augenheilked, 82：194-211, 1929.	小柳美三（東北大）の報告（ドイツ語）。ぶどう膜炎，難聴，脱毛，白髪をきたした4症例。
3）原田永之助：非化膿性脈絡膜炎ノ臨床知見補遺（急性瀰漫性脈絡膜炎二就テ）．日眼会誌, 30：356-378, 1926.	原田永之助（東京大学）の報告。
4）Bordaberry MF：Vogt-Koyanagi-Harada disease: diagnosis and treatments update. Curr Opin Ophthalmol, 21：430-435, 2010.	総説。
5）Read RW et al.：Revised diagnostic criteria for Vogt-Koyanagi-Harada disease. Am J Ophthalmol, 131：647-652, 2001.	原田病の国際診断基準。
網膜色素上皮症（急性帯状潜在性網膜外層症（AZOOR））	
1）Gass JD, et al.：Acute zonal occult outer retinopathy ; a long-term follow-up study. Am J Ophthalmol, 134：329-339, 2002.	Gassによる多数例の長期経過観察の報告。わが国の症例とは臨床像に若干違いがあるので注意を要する。
2）Monson DM, Smith JR：Acute zonal occult outer retinopathy. Surv Ophthalmol, 56：23-35, 2011.	AZOORの最近の総説。詳細な文献検索に基づく総説でこれまでの報告をよく網羅している。
網膜色素上皮症（白点症候群）	
1）Quillen DA, et al.：The white dot syndromes. Am J Ophthalmol, 137：538-550, 2004.	white dot syndromeという概念について。ここではAZOORも含めて各々の臨床像についての詳細が記載されている。
2）Gass JDM：Acute posterior multifocal pigment epitheliopathy. Arch Ophthalmol, 80：177-185, 1968.	GassによるAPMPPEの初めての報告。
3）Amer R, Lois N：Punctate inner choroidopathy. Surv Ophthalmol, 56：36-53, 2011.	点状脈絡膜内層症の最近の総説。詳細な文献検索に基づく総説で，これまでの報告を網羅している。
網膜色素上皮症（地図状脈絡膜炎）	
1）Baarsma GS, Deutman AF：Serpiginous (geographic) choroiditis. Doc Ophthalmol, 40：269-285, 1976.	地図状脈絡膜炎の初めての報告。

網脈絡膜腫瘍

毛細血管腫
後天性網膜血管腫
脈絡膜骨腫
脈絡膜母斑
脈絡膜血管腫

Ⅶ 網脈絡膜腫瘍

毛細血管腫
retinal hemangioma

網膜毛細血管腫
retinal capillary hemangioma

 疾患概念

- von Hippel tumorともよばれる良性の血管腫
- 血管内皮細胞と周皮細胞からなる
- 一部はvon Hippel Lindau病に伴うもの

 疫　学

- 周辺部網膜および視神経乳頭に生じるが，大部分は周辺部
- 10歳代〜30歳代で診断される
- 視力低下もしくはスクリーニング（家族性の場合）で発見
- 1/3で多発性
  →両眼性や多発性の場合にはvon Hippel Lindau病を疑う

病　態

- von Hoppel Lindau病はVHL遺伝子異常による常染色体優性遺伝性疾患で有病率は1/40,000程度。中枢神経系も含め全身に腫瘍を生じる
- von Hoppel Lindau病患者のうち，約20〜50％に網膜の毛細血管腫を生じる
- VHL遺伝子異常のタイプと表現型の関連が明らかになりつつある
- 組織学的には増殖した網膜毛細血管によって形成された腫瘍により感覚網膜構造の破壊が生じる
- 腫瘍は血管内皮細胞，周皮細胞，グリア細胞などによって形成される
- 特徴的なclear stromal cell（血管内皮細胞とは異なる）が腫瘍のoriginであると考えられている
- 組織学的には腫瘍は"hemangioma"ではなく"hemangioblastoma"とすべき

図1 症例1：von Hippel Lindau病，光凝固前（42歳，女性，Vs＝1.0）

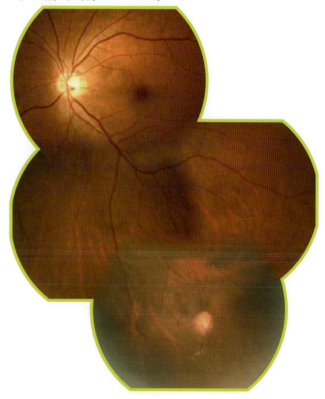

ご家族に同じ病気の方はいらっしゃいますか？

？ 診　断

- 鑑別診断として後天性網膜血管腫（vasoproliferative retinal tumor），Coats病や他の腫瘍などがあげられる

？ 診断—眼底所見　（図1, 5）

- 注意深い眼底検査で同定される
- 小型の病変は網膜細動脈瘤などと類似
- 橙赤色の腫瘍病変と拡張した栄養血管を認める
- 腫瘍への拡張した流入血管と流出血管を認め，血管は視神経乳頭まで拡張する
- 早期には"twin vessel"とよばれ，流入血管と流出血管が平行して走行する所見が特徴的とされる

？ 診断—FA所見　（図2, 6）

- 初期の病変を同定するのに有用である
- 早期では拡張した網膜細動脈が観察され，直後に腫瘍が染色される
- 後期では腫瘍からの蛍光漏出を認め，硝子体中への漏出も認める

？ 診断—OCT所見　（図4, 7）

- 腫瘍からの滲出性変化の判定に使用可能である

？ 診断—OCTA　（図8）

- 血流が豊富であるため，OCTAでも描出される

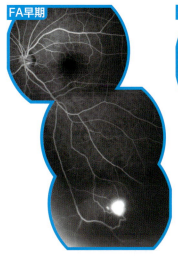

図2　例1：FA
FA早期　FA後期

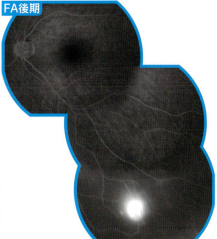

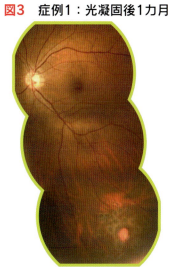

図3　症例1：光凝固後1カ月

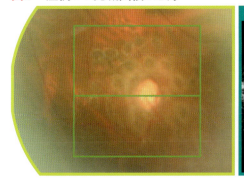

図4　症例1：光凝固後1カ月

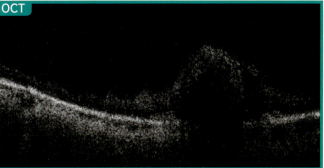

OCT

Does anyone in your family have the some problem?

分類

- 滲出性変化の強いexudative formと硝子体変化の強いvitreoretinal formに分類される
- exudative form：腫瘍からの滲出性変化を腫瘍周囲に認める。satellite exudationとして黄斑部に滲出をきたすこともある
- vitreoretinal form：硝子体の変化が強いタイプ
- 部位により内方発育型endophytic（網膜内層に発育）と外方発育型exophytic（網膜外層に発育）にも分類

治療

- 腫瘍の部位や大きさで治療法を決定する
- 自然経過では小型の腫瘍は徐々に増大するという報告と一部は縮小するという報告があり，まずは経過観察を行う
- 進行性の場合には小型の腫瘍（1.5mm以下）では光凝固，冷凍凝固が行われることが多い
- いずれの治療においても硝子体出血，網膜動脈閉塞，滲出性網膜剥離の増悪などの合併症が報告
- いずれも治療効果の判定は1〜2カ月で行う
- 大型になるほど治療が困難
- 滲出性変化が強く治療が困難な場合には硝子体手術，強膜内陥術などが行われる
- 抗VEGF療法の有効性は示されていない

図5　症例2：von Hippel Lindau病，初期病変（32歳，女性，Vd＝1.5）

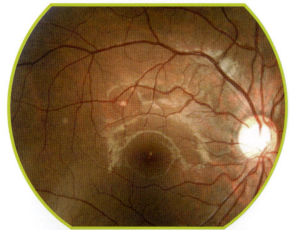

図6　症例2

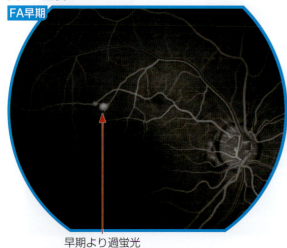

FA早期 — 早期より過蛍光

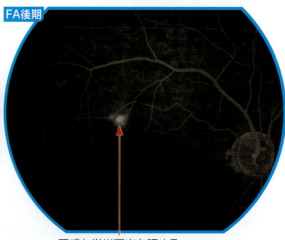

FA後期 — 旺盛な蛍光漏出を認める

この病気が眼の奥にみられた場合，体の他のところにも病気が隠れている場合がありますので全身の検査を行いましょう。

治療—光凝固

- 小型の腫瘍では直接凝固を行ってもよいとされるが通常は流入血管の1〜2mmの光凝固も推奨される（図3）
- 腫瘍に流入する血管を凝固した後に腫瘍周辺の光凝固を施行
- 腫瘍に対しては出血を避けるために大型のスポットで長時間の凝固が推奨される

治療—PDT

- 中型から大きな腫瘍では効果が示されている
- 腫瘍に対して直接光線力学療法を行う
- レーザー照射の至適条件は不明

治療—冷凍凝固

- 経結膜的に施行
- 2，3回冷凍凝固を繰り返すことが推奨

図7 症例2

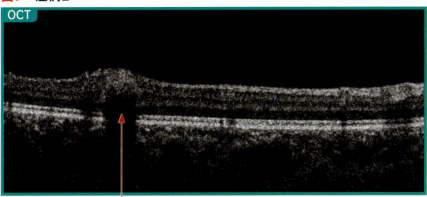

網膜内に発育する腫瘍が高反射を呈する

図8 症例3

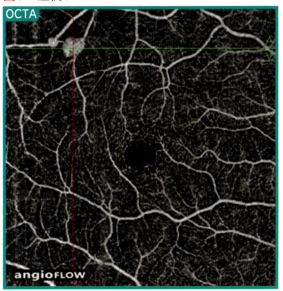

網膜浅層に血管腫がみられる

This condition at the back of the eye can be accompanied by hidden problems in other parts of the body, so we should carry out a thorough physical examination.

傍乳頭血管腫
retinal juxtapapillary hemangioma

疾患概念
- 血管内皮細胞と周皮細胞からなる良性の腫瘍
- 一部はvon Hippel Lindau病に伴うもの

疫学
- 非常にまれでデータは少ない
- 毛細血管腫のうち，15％程度が傍乳頭型

病態
- 網膜毛細血管腫（p.302）を参照
- 視神経乳頭周囲の網膜の広範に浸潤
- 内方発育型は組織学的には境界鮮明な毛細血管からなり間質組織は少ない
- 外方発育型は網脈絡膜血管との吻合も認め，網膜内により広範に浸潤している

図9 症例1（24歳，女性，Vs＝1.0）：初診時　　乳頭部拡大

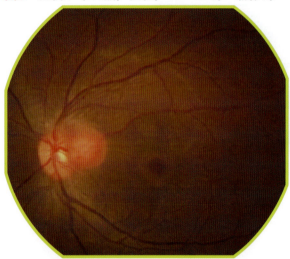
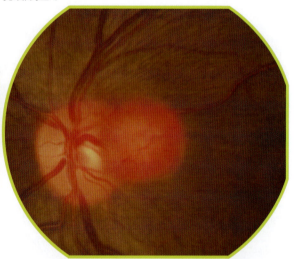

分類
- 内方発育型と外方発育型に分類するが厳密な分類は困難

眼の奥の神経の上に良性の血管の腫瘍があります。

診断

- 視神経乳頭に隣接する腫瘍とそれに伴う滲出性の変化
- 鑑別診断として乳頭浮腫，視神経乳頭などがあげられる

診断—眼底所見 （図9）

- 片眼性に視神経乳頭上に境界鮮明な赤色の血管性の病巣を認める
- 腫瘍周囲に滲出性変化，網膜剥離をきたすことがある

図10 症例1：初診時FA

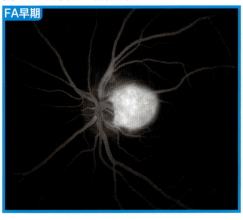
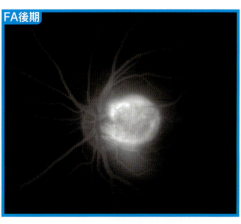

図11 症例1：初診時IA

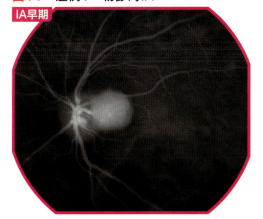

図12 症例1：初診時

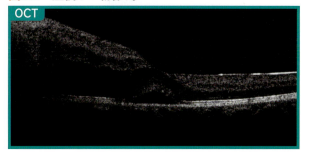

診断—FA，IA所見 （図10，11）

- 早期では造影剤注入直後から微細な毛細血管が造影され，非常に早期から腫瘍が強い過蛍光として染色される
- 後期では腫瘍からの蛍光漏出を認め，硝子体中への漏出も認める
- IAでも早期から病巣は過蛍光となり，均一な染色を認める（図11）

診断—OCT所見 （図12）

- 腫瘍からの滲出をとらえるのに有用

There's a benign tumor of the blood vessels above the optic nerve at the back of your eye.

治療

- 予後不良の疾患で，無症状であればまずは経過観察されることが多い
- 滲出性の変化の進行により視力低下をきたす（図13）
- 治療に伴う視力低下も避けられないため，最も治療が困難な腫瘍とされる（図14）
- 光凝固やPDT，抗VEGF療法が行われる

治療—光凝固

- 腫瘍に対しての直接凝固と腫瘍周囲の光凝固とが併用される
- 低エネルギーの繰り返しの治療が必要である
- 光凝固施行後も55％が長期には視力不良（＜0.1）と報告

図13　症例1：PDT前

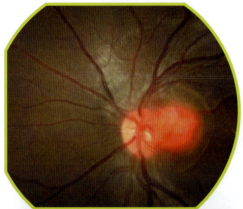

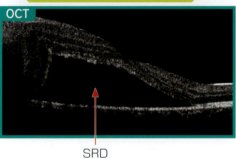
OCT
SRD

図14　症例1：PDT後20日目
網膜下出血はわずか
硝子体出血

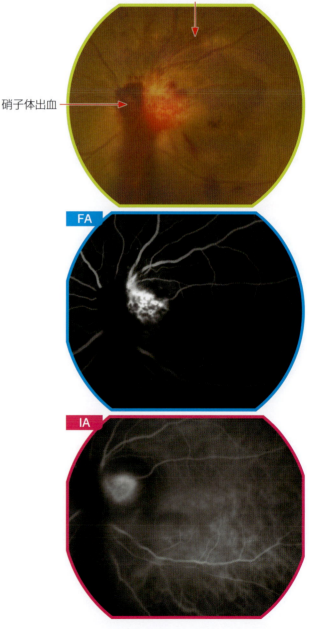
FA
IA

腫瘍は良性ですが，もろい血管でできているので血液の中身の成分が漏れだしています。

治療—PDT （図14～16）

- 腫瘍に対して直接のレーザー照射を行う
- 強いエネルギー密度（100mJ：AMDの2倍の時間）が推奨されるが，最適条件は不明
- 最終的には腫瘍の瘢痕化が得られても硝子体出血や一過性の網膜剝離の悪化により，視機能の低下をきたす

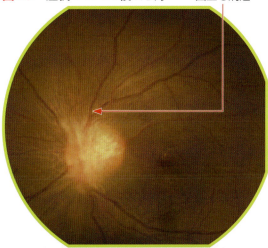

図15　症例1：PDT後3カ月後　　腫瘍は瘢痕化

図16　症例1：PDT後5カ月　　出血も消退

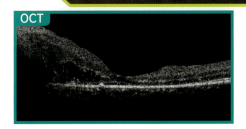

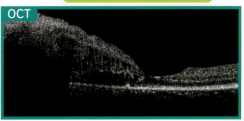

治療—その他

- 放射線療法：少数例の報告があり，陽子線治療で解剖学的には改善すると報告されている
- プロプラノロール内服：乳児血管腫にプロプラノロール内服が有効であるという報告を受けて試験的に本疾患にも投与され有効だったと報告

The tumor is benign, but some leaky blood vessels have developed, and plasma seeping out.

Ⅶ 網脈絡膜腫瘍

後天性網膜血管腫
vasoproliferative retinal tumor

 疾患概念

- 網膜耳下側に生じるピンク〜黄色の粒状の腫瘍
- 滲出性変化を生じる
- 網膜毛細血管腫と鑑別が必要である
- von Hippel Lindau病との関連はない

 疫 学

- 1982年にBainesらによって初めて報告された
- 1995年にShieldsらによって多症例が報告され分類された
- 以前には"adult Coats lesion", "angioma-like lesion", "peripheral nodular telangiectasis", "hemangiomas-like mass"などと報告されていた
- 40〜60歳に多く, 性差はない

病 態

- 特発性が75%で続発性が25%：無症状の前駆病変に続発する可能性もある
- 続発性：網膜色素変性, ぶどう膜炎, 網膜剥離術後, 感染症（トキソプラズマ症, 眼トキソカラ）, Coats病, 未熟児網膜症など
- 組織学的には網膜毛細血管腫と大きく異なり, グリア細胞よりなり, 拡張したヒアリン化した血管を内部に認める
  →反応性のグリア細胞および血管内皮細胞の増殖
- 最近ではretinal reactive astrocytic tumorの呼称も提唱（血管成分は少ないため）されている

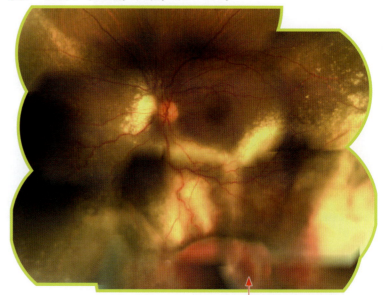

図1 症例1（38歳, 女性, Vs=0.1）

強い滲出, 硬性白斑を伴った赤色の隆起病巣

網膜の中に血管でできた良性の腫瘍を認めます。

診 断

- 特徴的な眼底所見から診断する
- 鑑別診断として網膜毛細血管腫, Coats病, メラノーマがあげられる

鑑別のポイント

- 網膜毛細血管腫とは異なり著明に拡張した血管を認めない。下耳側に生じやすく高齢者に生じやすい。家族歴がない。Coats病は小児, 男性に多く腫瘤を認めないが, Coats病に続発性の後天性網膜血管腫を伴うこともある

診断—眼底所見 (図1)

- 赤道部か, より前方の網膜内の黄色もしくはピンク色の腫瘤
- 眼底耳下側に多い
- 孤発性が多いが多発症例も存在
- 硬性白斑が多く, 黄斑部に及ぶこともあり
- 一部の症例 (21%) で硝子体中に出血

診断—FA所見 (図2)

- 腫瘍内部の毛細血管構造と拡張した血管を認め, 後期では蛍光漏出を認める

治療—経過観察

- 症例によって進行速度が異なり進行予想困難
  → 急速に滲出性の変化, 網膜剥離が進行する症例があるので注意を要する
  → いったん進行した症例では腫瘍の沈静化が得られても網膜萎縮のため視力低下は免れない

治 療 (図3)

冷凍凝固

- 腫瘍は周辺部に存在するので冷凍凝固を行いやすい

放射線療法 (plaque radiotherapy), PDT療法, トリアムシノロン (硝子体注入), 抗VEGF療法, 経瞳孔温熱療法などがなされる

図2 症例1：FA

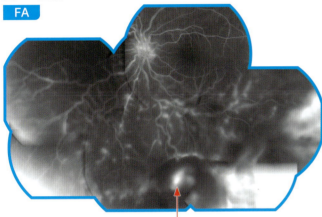

過蛍光を示す

図3 症例1：経瞳孔温熱療法後1.5年

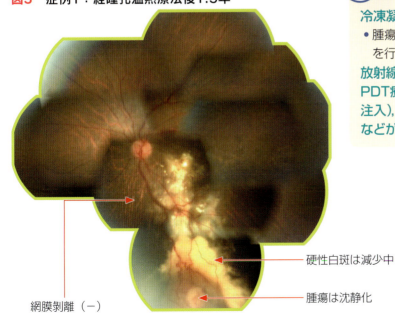

網膜剥離（−）
硬性白斑は減少中
腫瘍は沈静化

There's a benign tumor of the blood vessels in your retina.

VII 網脈絡膜腫瘍

脈絡膜骨腫
choroidal osteoma

疾患概念
- 20歳代～30歳代の主に女性に好発する非常にまれな良性腫瘍
- 視神経乳頭周囲から黄斑部にかけての脈絡膜に生じる骨腫瘍

疫学
- 非常にまれな良性腫瘍
- 1978年にGassらによって初めて報告された
- 主として20歳代～30歳代の若年女性に生じる
- 片眼症例が多く，両眼症例は約1/4

病態
- 視神経乳頭周囲から黄斑部にかけての脈絡膜に生じる骨性の腫瘍（osseous tumor）
- 乳頭周囲の報告が多いが黄斑部にも生じる
- 脈絡毛細血管板と脈絡膜外層組織中に海綿軟骨組織がみられる
- 病態は不明：骨性分離腫（osseous choristoma：異所性の骨の発育）の可能性，炎症や外傷との関連も指摘
- 多くは自然経過で腫瘍の増大
- 脱石灰化：10年間で46%に生じる
- 腫瘍上のBruch膜が菲薄化するためにCNVが生じる
- CNVを伴わないSRDやIRFも報告（SRFを伴う症例の約1/4がCNVを伴う）
- 骨形成より骨破壊の強い症例では腫瘍の自然退縮，消失の報告もある

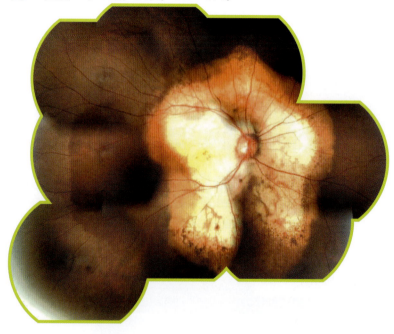

図1　症例1（27歳，女性，Vd＝0.4）

診断
- 典型的な眼底所見より診断

鑑別疾患
- 高齢者（通常60歳以上）の血管アーケード外に生じるsclerochoroidal calcification→多発性で両眼性
- その他の脈絡膜腫瘍：転移性病巣，脈絡膜メラノーマ，孤発性特発性脈絡膜炎（SIC）

診断—眼底所見 （図1）
- 腫瘍は後極から赤道部に存在
- 色調は白色から橙赤色
- 形態は円から楕円形で周囲は扇形

非常にまれな眼の奥の腫瘍です．

? 診断—超音波Bモード （図2）

- 腫瘍は後極から赤道部に存在
- 形態は円から楕円形で周囲は扇形
- 典型的にはacoustic shadowを認める

? 診断—CT （図3）

- 高輝度（bony density）

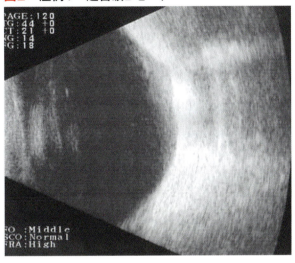

図2 症例1：超音波Bモード

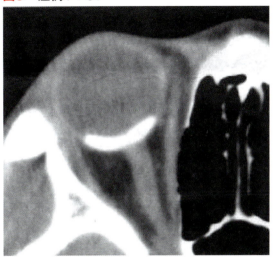

図3 症例1：CT

? 診断—OCT

- 境界は鮮明なmassとして認められる（p.343, 索引画像を参照）
- SD-OCTではシグナル強度は中等度の症例もあるが低輝度や高輝度まで一定の傾向はない。腫瘍が厚くなると高輝度とも報告
- 内部反射は不均一：格子状の反射を認めるとも報告
- 腫瘍により網膜が前方に圧排されることもある

治療

- 視力低下の主因はCNV
- CNVを生じ0.1以下に視力低下する症例が10年で58％と報告
- 腫瘍に随伴するCNV，SRDに対して治療がなされるが適切な治療法は確立されていない

光凝固
- RPEの脱色素のため光凝固でのCNVの閉塞は困難
- 強凝固を行うとBruch膜傷害による脈絡膜骨腫の血管と網膜血管の吻合を生じることがある

経瞳孔温熱療法およびPDT
- CNVに効果があったとする報告もあるが症例数が少ない

抗VEGF療法
- 数症例の報告があるのみ
- CNVに対する効果のみならずCNVを伴わないSRDに有効と報告あり

This is a very rare tumor of the back of the eye.

VII 網脈絡膜腫瘍

脈絡膜母斑
choidal nevus

疾患概念

- 脈絡膜の母斑：メラノーマとの鑑別が重要
- 無症状，眼底検査で偶然にみつかる

診断—眼底所見 （図1）

- 母斑は境界鮮明～やや不鮮明で扁平もしくはわずかに隆起した病変
- 通常褐色から黒色の病巣を認め，やや隆起を認める場合もあるが厚みは通常2mm以下
- 無色素性の病巣も存在する
- 母斑上にはドルーゼンを認めることが多い
- 厚みが2mm以上であるか，もしくは増大傾向があれば悪性黒色腫を疑う
- その他網膜下液が存在する場合や，腫瘍辺縁部が視神経乳頭に接している場合には悪性を疑う

診断—FA，IA所見 （図2, 3）

- 母斑はメラニン色素のブロックによる低蛍光
- ドルーゼンは過蛍光
- RPEの萎縮が強い場合には早期からwindow defectによる過蛍光
- IAでも病巣は蛍光ブロックにより早期から後期まで低蛍光となる（図3）

診断—OCT所見 （図4）

- 母斑は無構造になる
- 母斑は平坦かやや隆起した病巣として固定され，母斑上にドルーゼンの隆起を認める
- ほとんどの症例で脈絡膜毛細血管板が菲薄化する
- 脈絡膜構造が描出されにくくなる
- 感覚網膜外層の菲薄化，エリプソイドゾーンの不整を認めることもある

図1　症例1

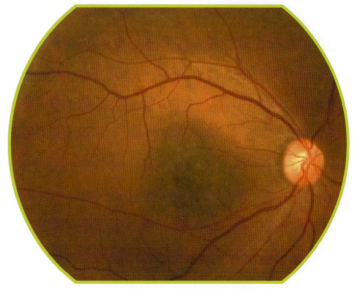

眼の奥の色素の豊富な組織にできたほくろです．

治療方針

- 大きさの小さい悪性黒色腫と母斑の鑑別は困難
  →経過観察を行い増大傾向がないかを観察
- 眼底病変を誤って悪性黒色腫と誤診し眼球摘出がなされることや，悪性黒色腫を疑わず適切な治療が行われないことがないように注意が必要
- 脈絡膜母斑の連続症例2,514人を対象にしたアメリカの調査では，5年，10年，15年経過時の黒色腫への進行率はそれぞれ，8.6%，12.8%，17.3%と報告→欧米では比較的進行の頻度が高いがわが国ではあまり進行は認めない
- わが国の脈絡膜悪性黒色腫の有病率：2.5／100万人
- その他，CNV（特にポリープ状脈絡膜血管症）を伴うこともある

図2　症例1：FA

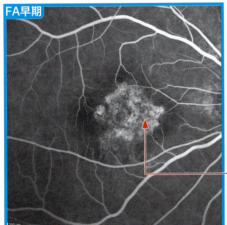
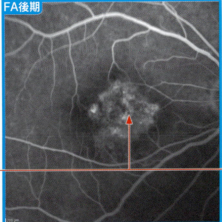

わずかな過蛍光

図3　症例1：IA

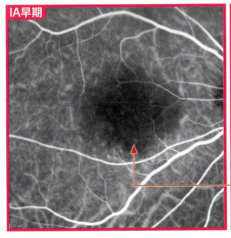
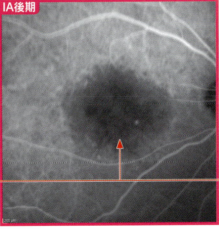

早期からブロックによる低蛍光

図4　症例1

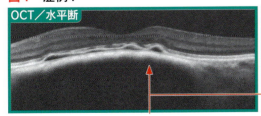
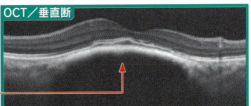

腫瘍は無構造

You have a mole on your choroid, which is a pigmented membrane behind the retina.

脈絡膜血管腫
choroidal hemangioma

疾患概念

- 良性の脈絡膜の血管腫
- 孤発性とびまん性（Sturge-Weber症候群に伴うもの）

疫　学

- Leberが1868年に初めて報告したとされる
- 比較的まれな良性の腫瘍
- 先天性の腫瘍で診断される年齢はさまざま→孤発例は20歳代～30歳代で，びまん性はそれよりも若年で診断される

病　態

- 孤発性のものは過誤腫であると考えられている
- 組織学的には毛細血管型，海綿状型と混合型に分類：通常海綿状血管腫
- 二次的に脈絡膜毛細血管板の萎縮，RPEの過増殖，骨化も報告される
- びまん性のものは脈絡膜のみならず，上強膜，角膜輪部の結膜下組織にも変化を伴う→若年性緑内障の原因
- びまん性は組織学的には混合型血管腫

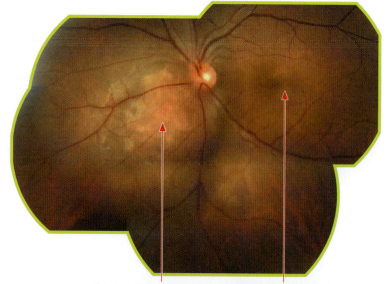

図1　症例1（32歳，男性，Vs＝0.8）：PDT前

暗赤色の隆起性病巣　　腫瘍からの滲出性網膜剥離が黄斑部に及んでいる

分　類

- 孤発性（circumscribed）とびまん性（diffuse）に分類

孤発性
- 直径4～9mm，厚み2～6mm程度
- 基本的に全身疾患を伴わない

びまん性
- Sturge-Weber症候群（顔面の毛細血管奇形）に伴う
- びまん性の脈絡膜血管腫は通常脈絡膜全体の半分を巻き込む
- Sturge-Weber症候群の55%に合併すると報告

診　断

- 孤発性のものは典型的な眼底所見から，びまん性のものは合併するSturge-Weber症候群の存在と眼底所見から診断される

光を感じる膜の奥にある脈絡膜血管の豊富な組織に血管からできた良性の腫瘍があります。

脈絡膜血管腫

図2　症例1：PDT前IA

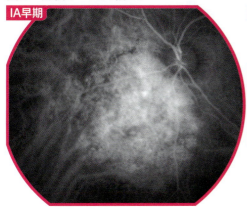

IA早期　　IA後期

図3　症例1：PDT後

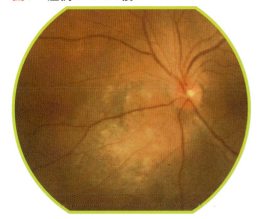

診断―眼底所見 （図1, 7）

孤発性
- 境界不鮮明な円形から楕円形の脈絡膜の病巣
- 赤道部より後方，視神経乳頭の耳側に生じることが多い（p.343，索引画像も参照）
- 孤発性では多発することはない
- 黄斑浮腫や滲出性網膜剥離をきたすことがある

びまん性
- 境界不鮮明で隆起も孤発性よりは軽度
- 滲出性変化（網膜剥離，浮腫）をきたす

図4　症例1：PDT後FA

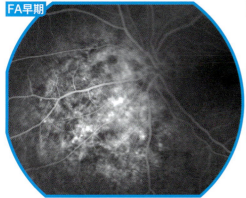
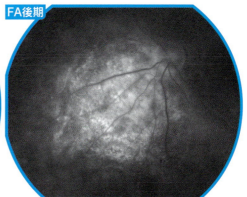

FA早期　　FA後期

診断―OCT所見
- 脈絡膜血管腫自体は描出されない
- 滲出変化を判定するのに有用

診断―FA所見 （図8）
- 脈絡膜の背景蛍光と同時に急速に蛍光流入
- 典型的（約半数）には蛍光流入は動脈期よりも早期
- 後期まで過蛍光を示す

There's a benign tumor of the blood vessels in the choroid, which is a membrane rich in blood vessels behind the retina.

診断—IA所見 （図2, 9）

- FAより腫瘍を明瞭に描出
- 早期より腫瘍の過蛍光像を示す
- 後期に腫瘍の組織染を認める症例も存在

診断—超音波Bモード （図10）

- 周囲の脈絡膜と同程度の反射で内部が均一な腫瘍
- 通常ドーム型の隆起を示す

治療

- 滲出性変化により視力低下をきたした場合，ならびに網膜剥離が持続する症例（図8）で治療が行われる
- 孤発性では無症状の症例も多いが続発する滲出性網膜剥離，黄斑浮腫で視力低下をきたしうる
- びまん性では滲出変化以外に弱視や緑内障の合併などもあり視力予後不良例が多い
- 光凝固，PDT，放射線療法が施行される
- 孤発性はPDT，びまん性は放射線療法が選択される傾向にある

図5　症例1：PDT後IA

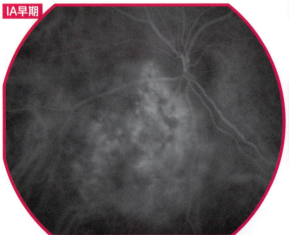
IA早期
過蛍光は治療前より減弱

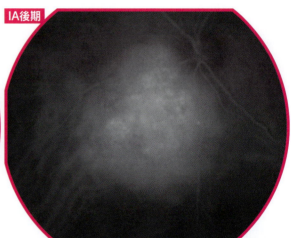
IA後期
腫瘍の染色は軽減している

図6　症例1：PDT2年後

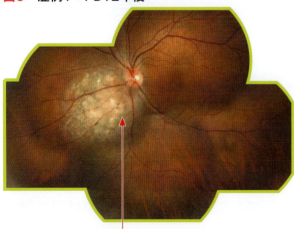
腫瘍は瘢痕化している

治療—光凝固

- 腫瘍に直接の光凝固
- 孤発性に施行されていた
- 多くは再発による追加治療が必要

治療—放射線療法

- 主としてびまん性の症例に選択される
- 75%の症例に有効であったとの報告
- 治療後は放射線網膜症が生じる可能性にも注意

腫瘍から血液成分がしみ出しているので見づらくなっていますので，治療を行ったほうがよいと思います。

図7 症例2：Sturge-Weber症候群に伴う脈絡膜血管腫（14歳，男性，Vd=0.6）

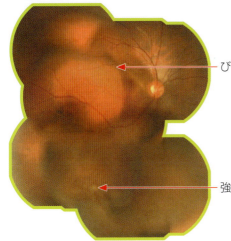

- びまん性の隆起病変
- 強い滲出性網膜剥離

治療—PDT

- 至適条件が未定だが中心窩に滲出性変化を含む孤発性症例には第一選択となりつつある（図3〜6）
- 滲出性変化が改善しても腫瘍が残存すると再発しやすいため，複数回の治療を行い腫瘍の瘢痕化を目標とする
- エネルギー密度が高すぎるとRPE萎縮やポリープ状脈絡膜血管症を惹起しうる
- びまん性の症例にも施行された報告は存在するが，照射部位の決定が困難である
- びまん性では無効例も存在する。さらなる症例の蓄積が必要と考えられる

図8 症例2：FA

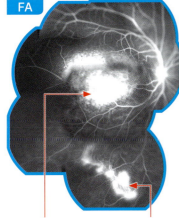

- 早期から過蛍光を認める
- 持続する網膜剥離による網膜新生血管

図9 症例2：IA

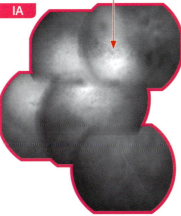

- びまん性の過蛍光で境界が不明

治療—その他

- プロプラノロール（β-blocker）内服が乳幼児血管腫に有効であるという報告を受けてびまん型の絡膜血管腫に施行されている

図10 症例2：超音波Bモード

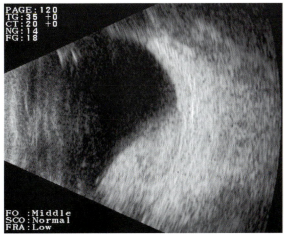
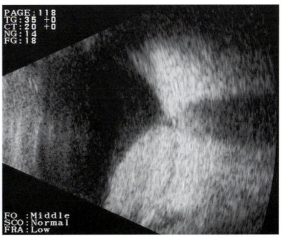

Plasma is leaking from the tumor, and this is affecting your eyesight. I think you should have this treated right away.

VII 網脈絡膜腫瘍

参考文献

項目	コメント
毛細血管腫	
1) Singh AD, et al. : Retinal capillary hemangioma ; a comparison of sporadic cases and cases associated with von Hippel-Lindau disease. Ophthalmology, 108 : 1907-1911, 2001.	von Hippel Lindau 病に伴うものと孤発例の特徴を多数例で検討した。
2) Latif F, et al. : Identification of the von Hippel-Lindau disease tumor suppressor gene. Science, 260 : 1317-1320, 1993.	von Hippel Lindau 病の原因遺伝子（VHL 遺伝子）の同定。
脈絡膜骨腫	
1) Gass JDM, et al. : Choroidal osteoma. Arch Ophthalmol, 96 : 428-435, 1978.	初めての報告。
脈絡膜母斑	
1) Shields JA, Shields CL : Choroidal nevus. In ; Shields JA, Shields CL, eds. Intraocular Tumors : An Atlas and Textbook. Philadelphia, PA; Lippincott Williams & Wilkins, 60-67, 2008.	脈絡膜母斑の総説。
2) Shields CL, et al. : Choroidal nevus transformation into melanoma: analysis of 2514 consecutive cases. Arch Ophthalmol, 127 : 981-987, 2009.	脈絡膜悪性黒色腫への進行について。わが国では脈絡膜黒色腫はまれだが定期検査が重要であることには変わりない。
脈絡膜血管腫	
1) Shields CL, et al. : Circumscribed choroidal hemangioma ; clinical manifestations and factors predictive of visual outcome in 200 consecutive cases. Ophthalmology, 108 : 2237-2248, 2001.	多数の臨床像を取りまとめた報告。

索 引

画像付き索引
和文・英文索引

黄斑疾患

		臨床病態	臨床像
加齢黄斑変性	前駆病変 (p.20)	ドルーゼン：黄色の小円形の色素上皮の隆起。大きさにより軟性ドルーゼン，硬性ドルーゼンに分類し，前者は大きさが63μm以上，後者は大きさがそれ以下。 AREDS分類では，小型(<63μm)，中型(63～125μm)，大型(>125μm)	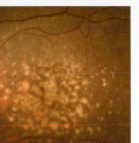 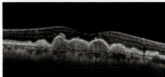
	典型加齢黄斑変性 (p.34)	滲出性AMDと分類される疾患のうち特殊病型のポリープ状脈絡膜血管症，網膜血管腫状増殖を除外し，さらにCNVを伴わないSRDを除外した疾患。	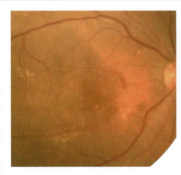 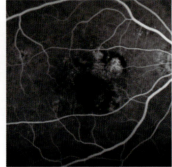
	ポリープ状脈絡膜血管症 (p.44)	RPE下に異常な血管網があり，その先端が拡張してポリープ状になり網膜下に向かって突出している特異な病変。	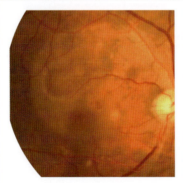 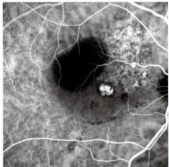

	臨床病態	臨床像
網膜血管腫状増殖 (p.54)	感覚網膜深部に新生血管が生じる変化が主体であり，細動脈の流入と流出血管を認め，網膜と脈絡膜の間に血管吻合を生じる疾患。AMDのなかでも特に進行が早く難治であるとされる。	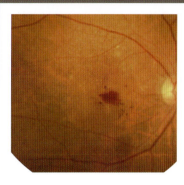 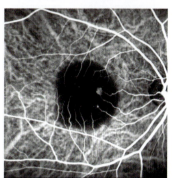
網膜色素上皮剥離 (p.62)	特にAMDに伴って生じることが多い。出血性PED，漿液性PED，drusenoid PEDに分類される。	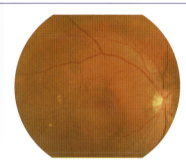 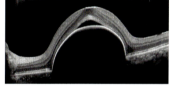
黄斑下血腫 (p.66)	ＣＮＶの破綻（rupture）が主たる要因。わが国の症例では典型AMDよりもポリープ状脈絡膜血管症（PCV）の症例が多い。網膜細動脈瘤破裂も高齢者の黄斑下血腫の原因。	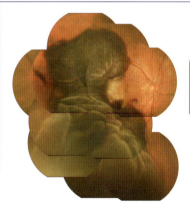 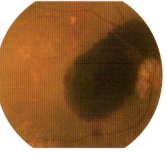

加齢黄斑変性

		臨床病態	臨床像
加齢黄斑変性	萎縮型加齢黄斑変性 (p.70)	黄斑部に脈絡膜血管が透見できる境界鮮明な円形のRPEの萎縮を認めるが，黄斑部の出血や滲出は認めない。	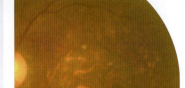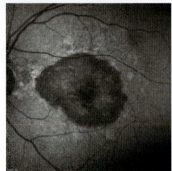
	中心性漿液性脈絡網膜症 (p.74)	黄斑部に限局性のSRDをきたす中年の男性に好発する疾患。多くは急性型で，自然治癒傾向が強く数カ月で自然に治癒するが，一部で再発または遷延化し，慢性型となり不可逆性の視機能低下をきたす。	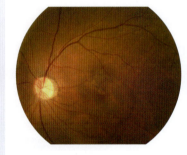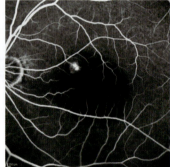
	pachychoroid spectrum diseases (p.82)	脈絡膜異常を背景にもつ黄斑疾患群。CSC, pachychoroid pigment epitheliopathy (PPE), pachychoroid neovasculopathy (PCVと一部の典型AMD) を含む	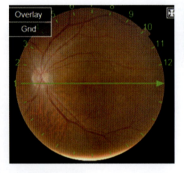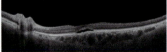

画像付き索引

	臨床病態	臨床像
強度近視眼底 (p.86)	等値球面度数で通常−8.0D以上の近視をさす。眼軸長は26.5mm以上とされることが多い。病的近視の黄斑病変の分類には国際分類が用いられる。	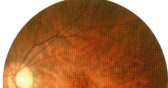 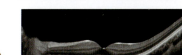
近視性新生血管黄斑症 (p.90)	50歳以下の若年者に生じるCNVの第1の原因。強度近視眼の約10%（4〜11%）に生じる。網膜下出血を伴うが，通常滲出性変化は比較的軽度である。	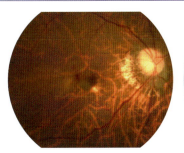 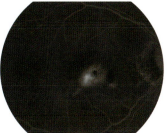
近視性黄斑牽引症 (p.98)	黄斑牽引症候群に属すると考えられる。網膜内層にかかる牽引力によりILMと視神経細胞の間，内網状層，外網状層に分離が生じる中心窩分離から始まり，中心窩剥離型に進展し，黄斑円孔を生じることが多い。	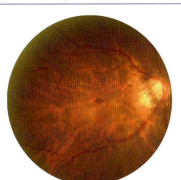 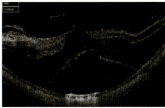

（強度近視）

	臨床病態	臨床像
強度近視	**近視性黄斑円孔**（p.102） 網膜分離を伴う近視性黄斑円孔は通常の正視眼に生じる黄斑円孔よりも予後不良で，進行すると容易に網膜剥離を伴う黄斑円孔網膜剥離へ進行する。	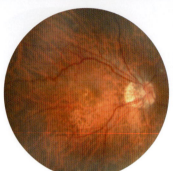 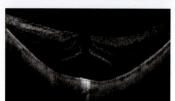
	dome-shaped macula（p.106） 強度近視にみられる黄斑部がドーム状に盛り上がっている病態。女性に好発し，平均年齢は約50〜59歳。後部ぶどう腫の1型である。一部の症例でSRDを生じる。	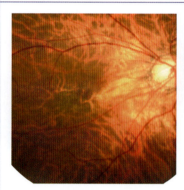 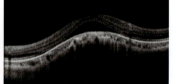
	傾斜乳頭症候群（p.108） 傾斜乳頭に伴い，中心窩に鼻下方のぶどう腫を生じのエッジが横切る疾患。後部ぶどう腫の一種で，SRD，脈絡膜新生血管，ポリープ状脈絡膜血管症の合併が報告されている。	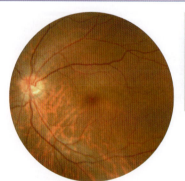 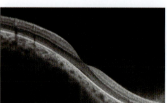

	臨床病態	臨床像
特発性新生血管黄斑症 (p.112)	網膜色素上皮に強度近視や加齢性変化を認めない50歳未満の若年者に生じる原因不明のCNV。	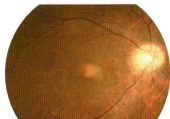 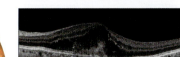
網膜色素線条 (p.118)	視神経乳頭を中心としてヒトデ状に広がる不整な線状の両眼性の病巣をさす。CNVはBruch膜と脈絡毛細管板の脆弱性に起因し70〜86%の症例に生じると報告されている。	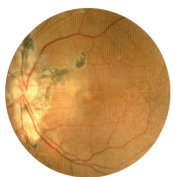 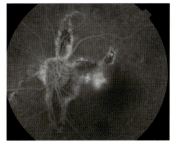
黄斑部毛細血管拡張症 (p.122)	黄斑部の毛細血管が拡張する疾患で, aneurysmal telangiectasiaとparafoveal telangiectasiaに分類され, 2者はまったく異なる。わが国では前者が多い。	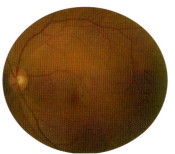 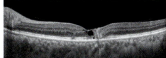

	臨床病態	臨床像
黄斑円孔 (p.128)	黄斑部に円孔を生じる疾患で多くは女性に発症し，ほとんどが特発性。stage 2, stage 3の症例では自然閉鎖は少なく，一般的に手術の適応と考えられている。	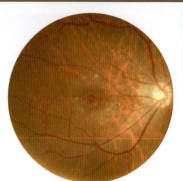 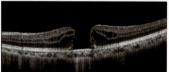
黄斑前膜 (p.134)	診断は容易であるが，他の原因（網膜周辺部裂孔，炎症性疾患，網膜血管病変に続発するもの）を除外する必要がある。	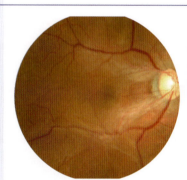 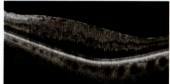
偽黄斑円孔 と分層黄斑円孔 (p.138)	偽円孔とは検眼鏡的所見。純粋にERMだけのものと分層黄斑円孔を伴うものとがありうる。鑑別にはOCTが必要。手術の適応にはなりにくい。	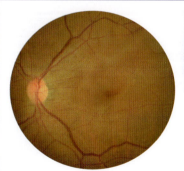 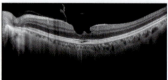

画像付き索引

	臨床病態	臨床像	
網膜硝子体牽引症候群 (p.140)	不完全後部硝子体剥離の結果，後部硝子体皮質が中心窩に付着した状態で黄斑に牽引をきたす疾患。特発性黄斑前膜と類似した所見，病態を示す。	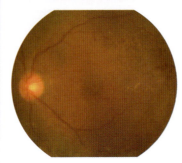	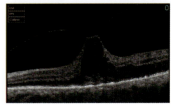
ピット黄斑症候群 (p.144)	視神経乳頭小窩が存在するだけでは通常は無症状だが，黄斑症が生じると中心暗点，視力低下，歪視などの自覚症状を生じる。	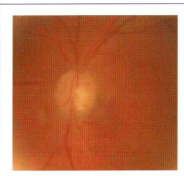	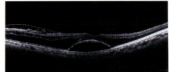
focal choroidal excavation (p.148)	OCTで黄斑部の脈絡膜に局所的な陥凹を認める。一部の症例で中心性漿液性脈絡網膜症を伴うことが報告されている。	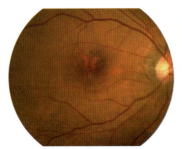	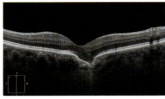

網膜血管病変

	臨床病態	臨床像
糖尿病網膜症 (p.156)	重症度によって基本的に非増殖糖尿病網膜症と増殖糖尿病網膜症に分類される。	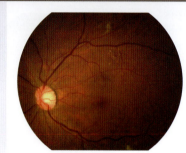 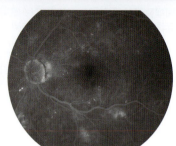
糖尿病黄斑浮腫 (p.164)	糖尿病患者のうち7%が罹患するとされる。局所性浮腫とびまん性黄斑浮腫に分類され，びまん性浮腫では抗VEGF療法の視力改善効果が高いことが示されており，薬物療法が治療の主体である。	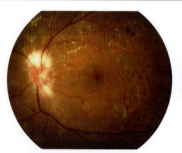 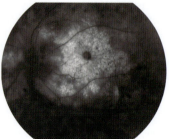
高血圧眼底 (p.172)	高血圧性変化は，血圧コントロールで元に戻る。SRDやCMEなども血圧の正常化に伴い改善するが，硬化性変化は非可逆的であり，治療せずに放置していると，無灌流領域が形成されることがある。	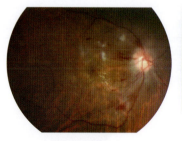 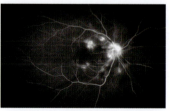

	臨床病態	臨床像
網膜静脈分枝閉塞症 (p.176)	網膜動静脈交差部で静脈壁が動脈により圧排され静脈内で乱流が生じ，網膜静脈の分枝が閉塞するために生じる疾患。抗VEGF療法が治療の主流となっている。	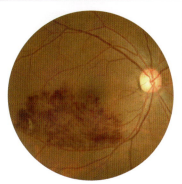 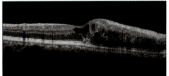
網膜中心静脈閉塞症 (p.182)	視神経内で網膜静脈が閉塞し，網膜血管拡張，視神経乳頭のうっ血や充血，網膜全周の出血を認める疾患。強い黄斑浮腫のために視力低下をきたす。抗VEGF療法が治療の主流となっている。	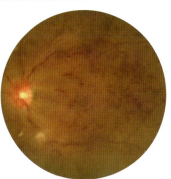 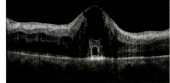
乳頭血管炎 (p.188)	若年者（40歳以下）に生じるCRVOの主な原因で多くは非虚血型で予後良好と言われるが，全体の1/3は視力0.1以下となり虹彩新生血管も生じうる。	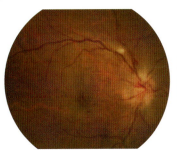 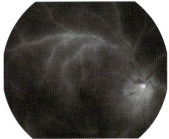

	臨床病態	臨床像
網膜中心動脈閉塞症 (p.190)	視神経内の網膜中心動脈が閉塞して生じ，突然の急激な片眼の無痛性視力低下をきたす。頸動脈エコー，心エコーなどで塞栓の原因を明らかにする必要がある。	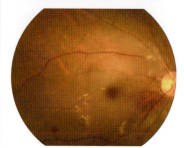 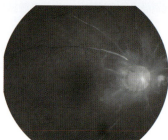
網膜細動脈瘤 (p.194)	高齢女性に好発し多くは滲出性変化，出血性変化による視力低下が契機となり診断される。黄斑に滲出性の変化，もしくは，出血性変化を認めた場合には治療を行う。	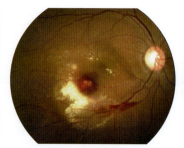 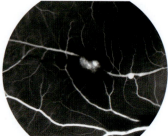
Coats病 (p.200)	特発性の血管拡張，拡張した血管の透過性亢進による滲出性の変化を特徴とする。通常赤道部より前方の異常血管より生じ，黄色の滲出性変化を伴うことを特徴とする。若年男子の片眼に好発。	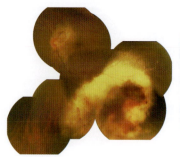 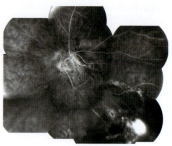

画像付き索引

	臨床病態	臨床像
Leber多発性 粟粒血管症 (p.202)	毛細血管拡張と毛細血管瘤が原因で滲出性変化をきたすCoats病，黄斑部毛細血管拡張症と同一スペクトラムにある疾患。現在ではCoats病に分類するのが一般的である。	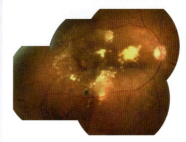 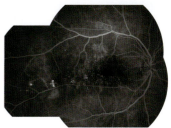
Eales病 (p.204)	若年男性に再発性の網膜および硝子体出血をきたす疾患で網膜血管の炎症性の疾患と考えられている。インドからの報告が多いが，わが国では現在はまれな疾患である。	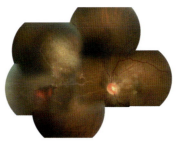 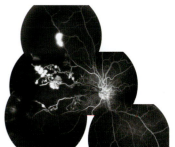
眼虚血症候群 (p.206)	内頸動脈の閉塞により，後眼部の血流の減少と眼動脈の血流の逆流を生じ，眼灌流低下による眼虚血に至る。	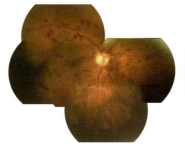 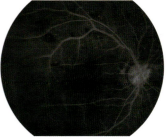

	臨床病態	臨床像
放射線網膜症 (p.208)	脈絡膜，網膜，眼窩，副鼻腔などへの放射線療法後に生じる網膜血管障害。毛細血管閉塞による虚血性変化および増殖性変化と黄斑浮腫による視力低下をきたす。	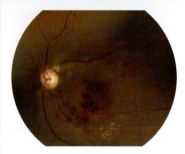 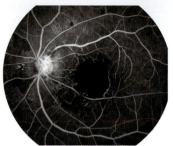

網膜周辺部変性症と網膜剥離

	臨床病態	臨床像
網膜周辺部変性症 (p.218)	格子状変性が代表的な病変だが，非常に多くのさまざまなバリエーションが存在する。萎縮円孔や裂孔の原因となる。	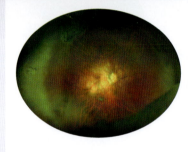 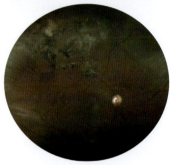
網膜剥離 (p.220)	網膜裂孔を閉鎖して硝子体と網膜下腔の交通を遮断する（Jules Goninによって始まった）ことが治療の原則。	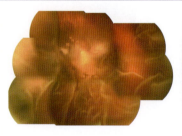 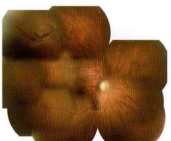

遺伝性網脈絡膜疾患

	臨床病態	臨床像
網膜色素変性 (p.224)	視細胞とRPEの機能を原発性，びまん性に傷害する遺伝性かつ進行性の疾患群。わが国では3,400～8,000人に1人の患者が存在すると推察されている。	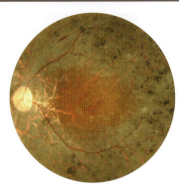 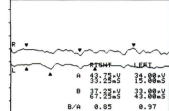
色素性傍静脈網脈絡膜萎縮症 (p.230)	網膜の静脈に沿ってまとわりつくような色素沈着を伴う網脈絡膜萎縮症。網膜色素変性と予後など多くの点で異なるので鑑別が必要である。	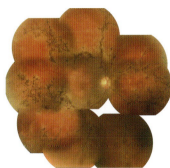 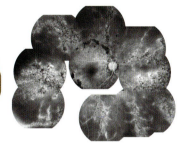
コロイデレミア (p.232)	RPE，脈絡膜の進行性萎縮をきたす網膜変性疾患。X染色体伴性劣性遺伝で発症はすべて男性。遺伝カウンセリングのうえからも誤診してはいけない。	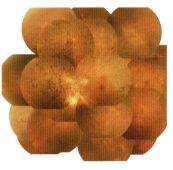 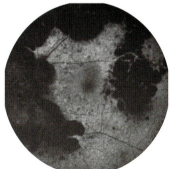

	臨床病態	臨床像
クリスタリン網膜症 (p.234)	常染色体劣性遺伝の網膜変性疾患で網膜の深層にクリスタリン（結晶）様の沈着物を生じる。角膜輪部にはクリスタリン沈着物を認める症例も存在する。	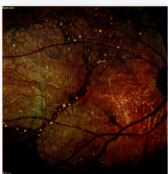 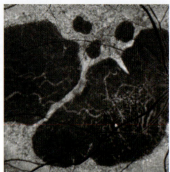
黄斑ジストロフィ総論 (p.238)	黄斑部にみられる進行性のRPE，脈絡膜毛細血管板の萎縮をきたす疾患群。遺伝子異常により生じる先天性・両眼性の黄斑変性症の総称。	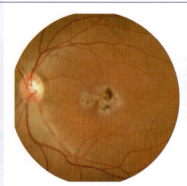 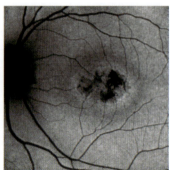
錐体杆体ジストロフィ (p.242)	錐体が杆体より優位に障害を受ける遺伝性網膜変性疾患。純粋な錐体のみのジストロフィはまれで，多くは杆体機能も錐体機能に引き続いて低下する。初期では眼底所見が正常であることもあり注意を要する。	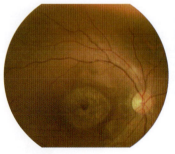 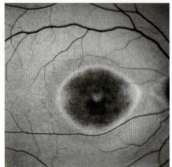

（黄斑ジストロフィ）

	臨床病態	臨床像
黄斑ジストロフィ	**スタルガルト病および眼底黄色斑** （p.246） 常染色体劣性遺伝の黄斑ジストロフィで黄斑萎縮に黄斑部を含む円形の豆状の黄色斑を伴うことがある。FAで典型的にはdark choroidを示す。	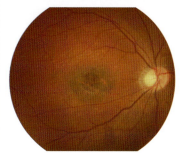 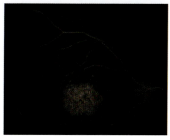
	先天網膜分離症 （p.250） 黄斑部網膜分離，ならびに周辺部の網膜分離を特徴とする疾患で主にX染色体伴性劣性遺伝。若年者では矯正視力が0.4〜0.5程度の症例が多いが徐々に進行する。	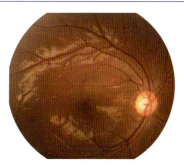 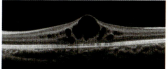
	卵黄状黄斑ジストロフィ （p.252） 特徴的な眼底所見を示す常染色体優性遺伝の若年発症の黄斑ジストロフィ。Best病とよばれる。浸透率が低く保因者でも発症しないことも多いが保因者は必ずEOGでの異常は認める。	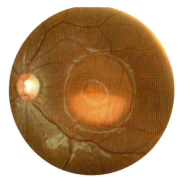 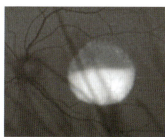

	臨床病態	臨床像
後天性卵黄状病巣 (p.256)	卵黄様の病変を成人に認める場合はさまざまな原因が考えられる。特に，高齢者では滲出型AMDとの鑑別が治療面からも重要である。	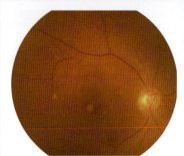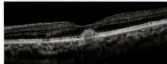
occult macular dystrophy （三宅病） (p.260)	眼底所見が正常な黄斑ジストロフィ。鑑別診断には黄斑局所ERGもしくは多局所ERGが必要。	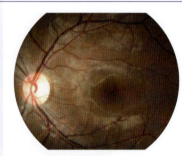
先天停止性夜盲 (p.264)	眼底所見が正常な先天性の非進行性の夜盲。小児における視力不良の原因疾患として重要。弱視や神経疾患と誤診されていることも多いと考えられる。	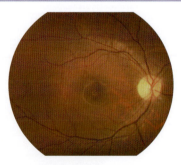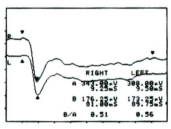

黄斑ジストロフィ

	臨床病態	臨床像
白点状眼底 (p.268)	眼底に特徴的な白点病巣（fleck）をきたす遺伝性先天停止性夜盲。錐体機能異常を示すこともあり，視力低下，中心〜傍中心暗点をきたしうる。眼底自発蛍光が全体的に低蛍光であることも特徴。	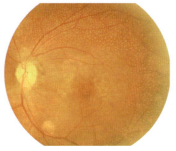 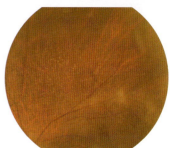

ぶどう膜炎

		臨床病態	臨床像
3大ぶどう膜炎	サルコイドーシス (p.276)	眼病変は①肉芽腫性前部ぶどう膜炎，②隅角結節またはテント状周辺虹彩前癒着，③塊状硝子体混濁，④網膜血管周囲炎および血管周囲結節，⑤多発するろう様網脈絡膜滲出斑または光凝固斑様の網脈絡膜萎縮病巣，⑥視神経乳頭肉芽腫または脈絡膜肉芽腫。	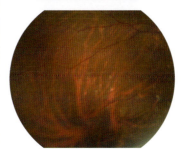 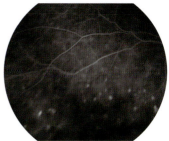
	Behçet病 (p.280)	口腔粘膜のアフタ性潰瘍，外陰部潰瘍，皮膚症状，眼症状の4つの症状を主症状とする慢性再発性の全身性炎症性疾患。眼症状は90％が両眼性で典型的には急性の発作が生じ，短期間で寛解するが再発を繰り返す。	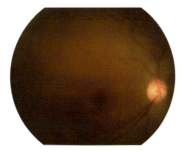 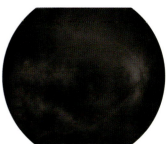

	臨床病態	臨床像
3大ぶどう膜炎 — 原田病 (p.284)	全身のメラノサイト関連抗原に対する自己免疫性疾患である。急性期には網膜剥離もしくは乳頭浮腫を認め，回復期には夕焼け状眼底をきたす。通常急性期には髄液細胞増多がみられる。感音性難聴も診断上重要。	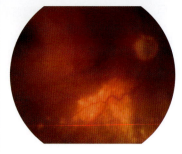 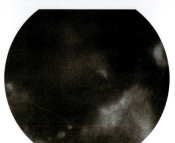
網膜色素上皮症 — 急性帯状潜在性網膜外層症 (AZOOR) (p.288)	若い女性に好発し，片眼ないし両眼に発症し，外側網膜機能が1つの大区域または複数の大区域で急速に障害される疾患。原因不明の急性の視野異常を認めた際に，必ず鑑別疾患として考える。	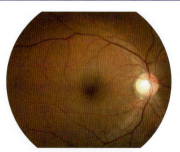
acute posterior multifocal placoid pigment epitheliopathy (APMPPE) (p.292)	白点症候群。両眼性に急性の霧視と中心もしくは傍中心暗点をきたす。両眼性の多発性の黄白色の病巣で1つ1つの白色斑の大きさは1乳頭径以下で，主として後極のRPEのレベルに生じる。	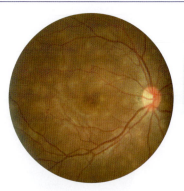 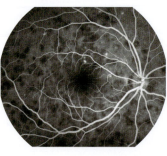

	臨床病態	臨床像
網膜色素上皮症	multiple evanscent white dot syndrome（MEWDS）(p.294)	白点症候群。典型的には片眼性。多発する境界不鮮明な網膜外層から色素上皮のレベルの白色斑。視神経乳頭の発赤，腫脹を認めることもある。白色斑は数週間で消失することが多い。	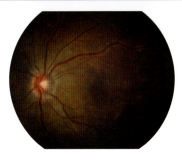 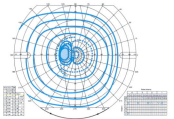
	点状脈絡膜内層症（PIC）(p.296)	白点症候群に含める。近視眼の若年女性の好発する疾患で，後極部の脈絡膜に多発する黄色の病巣を認め，ときに，CNVを生じる。	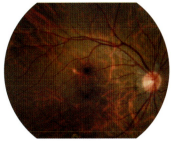 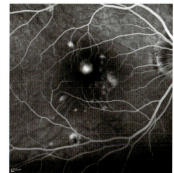
	地図状脈絡膜炎 (p.298)	独特の特徴的な地図状，虫食い状の萎縮病巣を眼底に呈する疾患。脈絡膜血管の広範囲が障害された閉塞性血管炎で黄斑部病変を伴うと視力低下する。	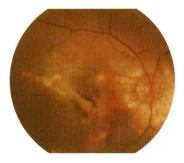 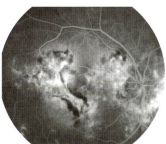

網脈絡膜腫瘍

		臨床病態	臨床像
毛細血管腫	網膜毛細血管腫 (p.302)	von Hippel tumorともよばれる良性の血管腫で一部はvon Hippel Lindau病に伴う。腫瘍への拡張した流入血管と流出血管を認め，血管は視神経乳頭まで拡張することもある。	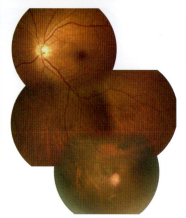 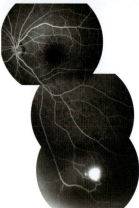
	傍乳頭血管腫 (p.306)	血管内皮細胞と周皮細胞からなる良性の腫瘍で一部はvon Hippel Lindau病に伴う。滲出性の変化の進行により視力低下をきたすが治療に伴う視力低下も避けられないため，最も治療が困難な腫瘍とされる。	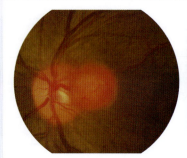 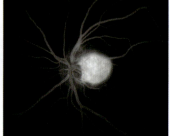
	後天性網膜血管腫 (p.310)	網膜耳下側に生じるピンク〜黄色の粒状の腫瘍。網膜毛細血管腫と鑑別が必要である。滲出性変化を伴い，硬性白斑を生じる。黄斑部に及ぶこともある。	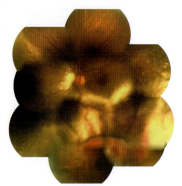 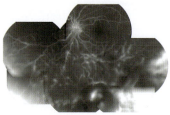

画像付き索引

	臨床病態	臨床像
脈絡膜骨腫 (p.312)	20〜30歳代の主に女性に好発する非常にまれな良性腫瘍。視神経乳頭周囲から黄斑部にかけての脈絡膜に生じる骨腫瘍。	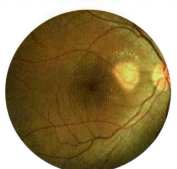 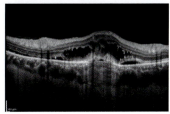
脈絡膜母斑 (p.314)	メラノーマとの鑑別が重要である。母斑は境界鮮明〜やや不鮮明で扁平もしくはわずかに隆起した病変でドルーゼンを伴うことが多い。	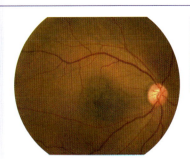 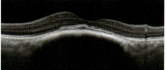
脈絡膜血管腫 (p.316)	良性の脈絡膜の血管腫で，孤発性とびまん性（Sturge-Weber症候群に伴うもの）に分類される。特徴的な眼底所見，FA/IA所見で診断する。	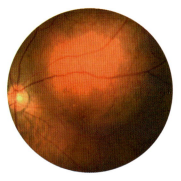 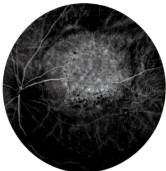

まれな疾患

	臨床病態	臨床像
視細胞外節微小欠損	視細胞外節に微小な欠損を認める病態。黄斑円孔の治癒課程などでも認められるが，原因不明のこともある。スマートフォンの長時間の使用が誘因であると考えられるような症例も存在する	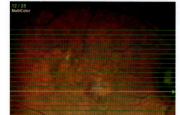 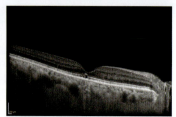
点眼による黄斑浮腫	緑内障点眼薬が偽水晶体眼，特に白内障手術後にCMEをきたすことがある。鑑別疾患としてはDR，ぶどう膜炎，網膜血管異常などがあげられるが，まず緑内障点眼薬で黄斑浮腫が生じることを知っていれば診断は容易である。緑内障点眼を中止しNSAIDの点眼を開始することでほとんどの症例で改善する。	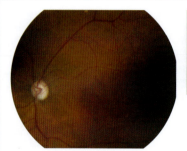 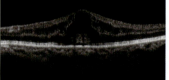
抗癌薬による黄斑浮腫（タキソール黄斑症）	抗がん剤のパクリタキセルによる合併症で生じる比較的まれな両眼性の黄斑症。パクリタキセルの使用増加に伴い今後も増加する可能性がある。使用開始から黄斑浮腫発現までの時期はさまざまである。パクリタキセル中止で黄斑浮腫は改善し，症例によっては大幅な視力の改善の報告があるが黄斑萎縮の程度により視力改善の度合いは異なる。	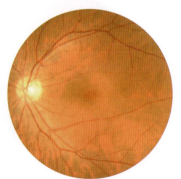 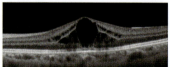

	臨床病態	臨床像
パターンジストロフィ	網膜色素上皮の異常な色素沈着のために黄斑部に網目状の模様を呈する遺伝性の網膜疾患。FAではパッチ状の多発する過蛍光／低蛍光の混在した病変を示す。CNVを伴うこともある。	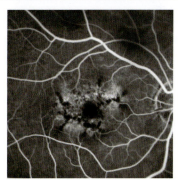 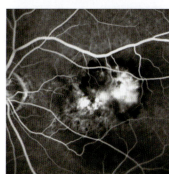
黄斑低形成	両眼性の黄斑の低形成。通常は視力低下，眼振を合併し眼・皮膚白子症，無虹彩症などに合併する。視力は0.1〜1.0とさまざまであり，進行性を認めない。黄斑低形成症例に錐体の分布，機能正常症例が存在することも示されており，foveal plana（扁平中心窩）の呼称が提案されている。	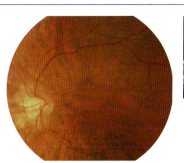 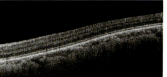
網膜血管奇形	先天性の網膜血管奇形。重篤なものはWyburn-Mason症候群，Bonnet-Duchaume-Blanc症候群，網膜人脳動静脈奇形などともよばれる。	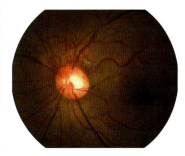 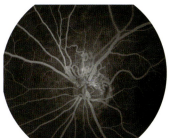

臨床病態	臨床像
杆体1色型色覚 生下時より認める錐体機能不全で進行性を認めない非常にまれな疾患で全色盲とも称される。生後数カ月で，眼振や視力不良，著明な羞明で気づかれることが多い。視力は0.1程度で非進行性であり，進行性のジストロフィと区別する。眼底検査で異常はなく，ERGで杆体機能は正常だが錐体応答は消失しておりまったく記録されないことから診断される。	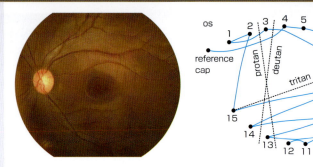
Sorsby's fundus dystrophy 脈絡膜新生血管を生じる遺伝性網膜疾患の代表疾患。TIMP-3遺伝子異常により生じる常染色体優性遺伝の網膜疾患で，50歳以下の若年者で地図状萎縮もしくは脈絡膜新生血管による中心視力低下をきたす。最近では，抗VEGF療法が有効であると考えられている。	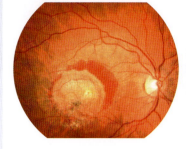 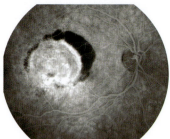

和文・英文索引

あ・い

アイリーア……………… 32, 40, 52, 96, 179, 184
悪性高血圧………………………………… 172
アバスチン……………………………… 32, 96
暗点……………………………………… 256
萎縮円孔……………………………… 218, 220
萎縮型加齢黄斑変性（atrophic AMD）……… 70
萎縮病巣………………………………… 277
異常血管網………………………………44, 47
遺伝性先天停止性夜盲…………………… 268
遺伝性網脈絡膜変性疾患………………… 232
インドシアニングリーン蛍光造影（IA）……… 14
インフリキシマブ（レミケード）…………… 282

う・え

ウイルス感染…………………………… 294
エプレレノン……………………………… 81
エリプソイドゾーン……… 227, 244, 271
遠視……………………………………… 134
円盤状病巣（瘢痕病巣）………………… 54

お

黄斑萎縮……………………… 6, 87, 242
黄斑円孔………………………… 69, 128
黄斑円孔網膜剥離……………… 98, 102
黄斑回避………………………………… 246
黄斑下血腫……………………………… 66
黄斑虚血………………………………… 179
黄斑ジストロフィ……………… 238, 260
黄斑硝子体牽引症候群………………… 98
黄斑前膜………………………………… 134
黄斑低形成……………………………… 345
黄斑部撮影……………………………… 9
黄斑浮腫………………179, 182, 208, 212
黄斑部の解剖学的特徴………………… 12
黄斑部の特徴…………………………… 27
黄斑部分離症…………………………… 250
黄斑部毛細血管拡張症………………… 122

黄斑部網膜分離………………………… 250
オクリプラスミン（Jetrea）………………… 143

か

外陰部潰瘍……………………………… 280
改変Davis分類………………………… 157
ガス注入による黄斑下血腫移動術………… 197
画像の見方の基本……………………… 9
花弁状漏出型…………………………… 166
顆粒状過蛍光…………………………… 46
加齢黄斑変性…………………………… 20
感覚網膜………………………………… 220
感覚網膜の変化………………………… 6
眼球形態異常…………………………… 86
眼球マッサージ………………………… 193
眼虚血症候群…………………………… 206
杆体1色型色覚………………………… 346
眼底黄色斑……………………………… 248
眼底血管造影検査……………………… 14
眼底自発蛍光…………………………… 17
眼底出血……………………………3, 281
眼底白点症……………………………… 268
カンデサルタン………………………… 158
眼内炎………………………………… 32
眼杯閉鎖不全…………………………… 145
眼ヒストプラズマ症…………………… 112

き・く

偽黄斑円孔……………………………… 138
偽黄斑腫………………………………… 118
偽蓄膿期………………………………… 253
求心性暗点……………………………… 233
急性帯状潜在性網膜外層症（AZOOR）………… 288
急性緑内障……………………………… 226
強度近視………………………………… 112
強度近視眼底…………………………… 86
強膜短縮術……………………………… 101
局所性浮腫……………………………… 164

局所光凝固	212
虚血	21, 208
巨大暗点症候群	188
近視性黄斑円孔	102
近視性黄斑牽引症	98
近視性新生血管黄斑症	90
近視性乳頭の変化	88
銀箔様反射	250
隅角結節	277
グリア細胞	310
クリスタリン網膜症	234
クリスタリン様沈着物	125

け

蛍光漏出	38
傾斜乳頭症候群	108
経瞳孔温熱療法	311, 313
頸動脈エコー	192
血液凝固嚢	188
血管炎	205
血管周囲結節	277
血管鞘形成	205
血管新生緑内障	193
血管内皮増殖因子（VEGF）	27, 156
血腫移動術	68
血腫除去術	69
血小板機能亢進	188
結節	277
結節状過蛍光	46
原因不明の増殖膜	134
限局性の網膜剥離	102
限局性網脈絡膜萎縮	87
原発性アルドステロン症	188

こ

抗VEGF療法	32, 40, 52, 59, 68, 96, 111, 117, 120, 123, 162, 168, 183, 184, 187, 212, 311, 313
抗ウイルス薬	291

抗癌薬による黄斑浮腫	344
口腔粘膜のアフタ性潰瘍	280
高血圧	134, 194
高血圧網膜症	172
抗血小板療法	193
高血糖	156
高コレステロール血症	188
虹彩萎縮	207
虹彩結節	277, 284
虹彩新生血管	182, 188
交叉現象	172
光視症	140, 288
格子状光凝固	167
格子状変性	218, 220
硬性白斑	3, 4
後天性網膜血管腫	310
後天性卵黄状病巣	256
後部硝子体剥離	87
後部硝子体皮質	140
後部ぶどう腫	86, 88, 98, 106
骨Paget病	118
コルヒチン	283
コロイデレミア	232

さ・し

最小可読閾	7
最小識別閾	7
最小視認閾	7
最小分離閾	7
細動脈硬化	172
サルコイドーシス	276
散瞳薬	278
敷石状変性	218
色素性傍静脈網脈絡膜萎縮症（PPRCA）	230
シクロスポリン	283
自己免疫性疾患	284
視細胞外節微小欠損	344
脂質代謝異常	194
篩状板付近の静脈閉塞	176

視神経円板血管炎	188
視神経症	172
視神経乳頭小窩を伴わない黄斑症	145
視神経乳頭の肉芽腫	277
視神経乳頭発赤	284
シダ状の蛍光漏出	281
弱視	201
重篤な視力低下	134
周辺視野狭窄	243
周辺部の網膜分離	250
漿液性PED	62, 64
漿液性網膜剥離（SRD）	5, 39, 166
小視症	140
硝子体手術	136, 147, 160, 168, 179, 185, 197, 205, 212, 278
硝子体出血	3, 69, 182, 204
硝子体網膜牽引症候群	134
静脈の拡張（beading）	158
所見の見方のポイント	10
視力低下	201, 206
心エコー	192
神経栄養因子	73
人工網膜	228
心疾患	188, 190
滲出型加齢黄斑変性	26
滲出性網膜剥離	284
真珠の首飾り状	277
新生血管の予防	180, 187
新生血管緑内障	182

す・せ・そ

髄液細胞増多	286
水晶体亜脱臼	226
錐体杆体ジストロフィ	224, 242
錐体機能異常	268
スウェプトソースOCT（SS-OCT）	8
ステロイド	74, 77, 96, 115, 123, 168, 179, 184, 205, 212, 278, 283, 287, 291

スピロノラクトン	81
スペクトラルドメインOCT（ST-OCT）	8
スポンジ状浮腫	166
静的量的視野検査	226
星芒状白斑	4
セロファン黄斑症	134
線維性増殖	134
前眼部虚血	207
全身性炎症性疾患	280
浅前房	284
先天停止性夜盲	264
先天網膜分離症	250
前房蓄膿	281
前房内の炎症所見	284
増殖硝子体網膜症	69, 221
増殖糖尿病網膜症（PDR）	156
側副血行路	205
組織プラスミノーゲン アクチベータ（tPA）	68, 197

た・ち

第一分枝閉塞	176
対数視力	7
第二分枝閉塞	176
高安病	190
タキソール黄斑症	344
多局所ERG	262
地図状萎縮（GA）	70
地図状脈絡膜炎	298
中心暗点	243, 246, 248
中心窩囊胞	128
中心静脈の先天奇形	188
中心性漿液性脈絡網膜症	74, 148
中心窩剥離	98
中心窩分離	98
超音波Bモード	313, 318
聴覚検査	286
超分解能OCT（UHR-OCT）	8

て・と

鉄欠乏性貧血	188
徹照法	75
点眼による黄斑浮腫	344
典型加齢黄斑変性（tAMD）	34
点状脈絡膜内層症（PIC）	296
テント状PAS	277
動的量的視野検査	226
糖尿病	134
糖尿病黄斑浮腫	164
糖尿病網膜症	156
動脈硬化	134, 172, 194
ドーナツ状暗点	246
特発性新生血管黄斑症	112
特発性傍中心窩毛細血管拡張症（IJFT）	122
トリアムシノロン	115, 132, 311
ドルーゼン	22, 112

な・に・の

内境界膜下出血	3
内頸動脈疾患	190
内頸動脈の閉塞	206
軟性白斑	4, 158, 208, 281
肉芽腫性疾患	276
日本PCV研究会による診断基準	45
乳頭血管炎	188
囊胞様黄斑浮腫（CME）	5
囊胞様浮腫	166
囊胞様変性	218

は・ひ

白色樹枝状模様	250
白色瞳孔	201
白点状眼底	268
白点症候群	292
白内障	207, 226
蜂巣状漏出型	166
原田病	112, 284

晩期AMDの有病率	26
瘢痕期	253
汎網膜光凝固	187
光凝固	49, 94, 120, 123, 160, 196, 202, 205, 305, 308, 313, 318
非乾酪性類上皮細胞内肉芽腫	276
久山町研究	134
ビジュアルサイクルの阻害薬	73
微小血管障害	156
非増殖糖尿病網膜症（NPDR）	156
ピット黄斑症候群	144
皮膚症状	280, 284
びまん性のRPEの異常	233
びまん性浮腫	164
びまん性網脈絡膜萎縮	87
びまん性漏出型	166
標的黄斑症	238
豹紋状眼底	87, 88

ふ・へ

フェノフィブラート	158
福田分類	157
伏せた椀状の網膜剥離	146
フックス斑	87
プラスミン製剤	143
プレドニン	80
プロプラノロール内服	309
分数視力	7
分層黄斑円孔	138
閉塞性血管炎	281, 298
変視	2
弁状裂孔	221

ほ

放射線網膜症	208
放射線療法	309, 311, 318
傍中心暗点	246
傍中心窩CNV	34

和文・英文索引　351

膨張性ガス（SF_6）………………………… 68
傍乳頭血管腫………………………………… 306
補体活性化阻害薬…………………………… 73
ポリープ状脈絡膜血管症（PCV）………… 44, 66
ポリープ状脈絡膜新生血管………………… 108
ポリープ病巣………………………………… 47

ま・み

マクジェン…………………………………… 32
水尾 - 中村現象……………………………… 250
脈絡膜厚……………………………………… 47
脈絡膜萎縮…………………………………… 131
脈絡膜異常…………………………………… 82
脈絡膜血管…………………………………… 16
脈絡膜血管腫………………………………… 316
脈絡膜血管の拡張…………………………… 83
脈絡膜骨腫…………………………………… 312
脈絡膜コロボーマ…………………………… 145
脈絡膜ジストロフィ………………………… 234
脈絡膜新生血管（CNV）…………………… 87
脈絡膜透過性亢進…………………………… 85
脈絡膜の母斑………………………………… 314
脈絡膜肥厚…………………………………… 85
脈絡膜ひだ…………………………………… 284
脈絡膜母斑…………………………………… 314
脈絡膜紋理…………………………………… 109
脈絡膜流入遅延……………………………… 207
三宅病………………………………………… 260

も

毛細血管拡張………………………… 202, 208
毛細血管腫…………………………………… 302
毛細血管閉塞………………………………… 208
毛細血管瘤…………………………… 202, 208
網膜下液……………………………… 75, 200
網膜下出血…………………………………… 3
網膜下新生血管（SRN）…………………… 54
網膜血管奇形………………………………… 345

網膜血管周囲炎……………………………… 277
網膜血管腫状増殖（RAP）……………… 54, 59
網膜血管の白鞘化…………………………… 250
網膜細動脈瘤………………………… 66, 194
網膜色素上皮剥離（PED）………………… 62
網膜色素線条………………………………… 112
網膜色素変性………………………… 118, 224
網膜周辺部変性症（PCV）………………… 218
網膜出血……………………… 56, 204, 208
網膜硝子体界面異常………………… 129, 142
網膜硝子体界面癒着………………………… 102
網膜硝子体牽引症候群……………………… 140
網膜静脈分枝閉塞症（BRVO）…………… 176
網膜新生血管（NVE）……………… 180, 212
網膜中心動脈閉塞症（CRAO）…… 182, 190
網膜内新生血管（IRN）…………………… 54
網膜剥離…………………… 56, 69, 75, 220, 221
網膜光凝固………………… 77, 167, 179, 184
網膜浮腫……………………………… 3, 58
網膜ぶどう膜炎……………………………… 281
網膜分離……………………………………… 103
網膜脈絡膜吻合……………………………… 54
網膜毛細血管腫……………………………… 302
網膜裂孔……………………………… 218, 220
網脈絡膜萎縮症……………………………… 230
網脈絡膜滲出物……………………………… 277

や・ゆ・よ

夜盲…………………………………………… 2
夕焼け状眼底………………………………… 287
予防手術……………………………………… 219

ら・り・る・れ・わ

ラッカークラック…………………………… 87
卵黄状黄斑ジストロフィ…………… 17, 252
卵黄様期……………………………………… 253
リポフスチン………………… 246, 252, 257
リポフスチン含有細胞……………………… 72

リポプロテイン	201
輪状暗点	233
輪状滲出斑	4
ルセンティス	32, 40, 52, 96, 179, 184
ルベオーシス	182, 205, 207
冷凍凝固	202, 305, 311
歪視	2, 140, 256

A

ABCA4-関連網膜ジストロフィ	246
ACCORD Eye試験	159
acquired vitelliform lesion	256
acute bullous retinal detachment	75
acute posterior multifocal placoid pigment epitheliopathy(APMPPE)	292
acute zonal occult reteinopathy (AZOOR)	288
adult onset foveomacular vitelliform dystrophy	256
aneurysmal telangiectasia(Group 1)	122
angioid streaks	118
AREDS (age-related eye disease study)	22, 73
atrophic age-related macular degeneration (atrophic AMD)	70

B

Behçet's disease	280
Best vitrelliform macular dystrophy	252
bestrophin遺伝子産物	252
Best's disease	17, 252
branch retinal vein occlusion(BRVO)	176
BRAVO(BRAnch Retinal Vein Occlusion : Evaluation of Efficacy and Safety)traial	179
Bruch膜	21
Bull's eye	242
Busacca結節(虹彩実質)	277

C

C_3F_8ガス	133
cellophane maculopathy	134
central retinal artery occlusion(CRAO)	190
central retinal vein occlusion(CRVO)	182
central serous choroidal dystrophy (CSC)	74

和文・英文索引

choroidal hemangioma 316
choroidal neovascularization
　(CNV) 65, 87, 108
choroidal nevus 314
choroidal osteoma 312
choroideremia 232
Coats disease 200, 311
color doppler imaging(CDI) 207
comet tail sign 119
complete type 265
cone outer segment tips(COST) 8
cone-rod dystrophy 242
conforming type 148
congenital retinoschisis 250
congenital stationary night blindness ... 264
crystalline retinopathy 234
cuticular drusen 25

D

Dalen-Fuch's斑 287
dark choroid 247
diabeteic macular edema(DME) 164
diabetic retinopathy 156
diffuse chorioretinal atrophy 87
dissociated optic nerve fiber layer
　(DONFL) 136
dome-shaped macula 106
drusenoid PED 22, 62, 65

E

Eales disease 204
early age-related macular degeneration ... 20
Ehlers-Danlos症候群 118
elipsoid zone(EZ) 8
en face画像 58
enhanced depth imaging(EDI) 8, 109
epiretinal membrane(ERM) 134
ERG 17, 289

ETDRS 7
EVEREST studyによる診断基準
　(IA造影所見) 45
exdutive form 304
extrernal limiting membrane(ELM) 8
exudative age-related macular
　degeneration 26

F

fibrovascular PED 36, 41
FIELD study 159
flecks 246
focal choroidal excavation 148
foveal sparing 246
foveomacular vitrelliform dystrophy 252
Fuchs spot 87
fundus albipunctatus 268

G

ganglion cell layer(GCL) 8
Gass-Blondi分類 122
Gass分類 124
geographic atrophy(GA) 70
geographic choroiditis 298
giant cell arteritis(GCA) 191
Goldmann視野検査 226

H

hemi retinal vein occlusion(hemi-RVO) ... 182
HLA-DR4 286
hot spot 57
Humphrey視野検査 226
hypertensive retinopathy 172

I

idiopathic choroidal
　neovascularization 112

idiopathic juxtafoveolar retinal
  telangiectasis(IJFT) ·······················122
inactive CSC ···································· 75
incomplete type ······························265
inferior posterior staphyloma ···············108
ink blot type ····································· 77
inner nuclear layer(INL) ························ 8
inner plexiform layer(IPL)······················ 8
intermediate age-related macular
  degeneration ································ 20
internal limiting membrane(ILM)···3, 8, 98, 132
intraretinal neovascularization(IRN) ······ 54
inverted ILM flap ······························133

K・L

Keith Wagener分類 ·····························173
Koeppe結節(瞳孔縁)·····························277
lacquer crack···································· 87
lacquer crack lesion ···························· 88
lamellar macular hole····························138
late leakage of undetermined source···37, 42
Leber's (multiple) miliary aneurysms ······202
Leber先天盲·····································224
Leber多発性粟粒血管症····························202
logMAR視力 ······································ 7

M

macular atrophy ································· 87
macular dystrophy ······························238
macular hole ·····································128
macular hole retinal detachment ···········102
macular pseudohole ····························138
macular telangiectasia····························122
massive submacular hemorrhage ········· 66
Miyake's disease ································260
multifocal choroiditis ····························112
multifocal posterior pigment epitheliopathy
  ·· 75

multilayered PED ································ 29
multiple evanscent white dot syndrome
  (MEWDS) ·································294
mutton fat KP ·································277
myopic choroidal neovascularization ······ 90
myopic macular hole ····························102
myopic retinoschisis ···························· 98
myopic traction maculopathy···················· 98

N・O

Nd:YAGレーザー ·································197
non-conforming type ····························148
occulsive telangiectasia(Group 3) ·········127
occult CNV···································· 36
occult macular dystrophy ·····················260
ocular ischemic syndrome ·····················206
ocular retinal slab ····························· 94
onion sign ······································ 29
operculum ·····································128
optic papillitis ··································188
optic pit maculopathy ····························144
optical coherence tomography(OCT)········· 8
outer nuclear layer(ONL) ······················ 8
outer plexiform layer(OPL) ···················· 8
outer retinal tubulation ························· 29

P

pachychoroid spectrum ························ 74
pachychoroid spectrum diseases ········· 82
pachydrusen ···································· 25
pachyvessel ···································· 85
parafoveal telangiectasia ·····················122
parafoveal telangiectasia(Group 2) ······124
patchy chorioretinal atrophy ·················· 87
pathologic myopia ······························ 86
photodynamic theraphy(PDT) ··· 31, 51, 59,
  68, 78, 94, 115, 120,
  212, 305, 309, 313, 319

pigmented paravenous retinochoroidal atrophy(PPRCA) ······························· 230
pigment epithelial detachment (PED) ·························· 39, 56, 58, 62
pneumatic displacement ························· 68
polypoidal chroidal vasculopathy (PCV) ····································· 44, 66, 218
preretinal macular fibrosis(PMF) ············ 134
punctate inner choroidopathy(PIC) ···112, 296

R

radiation retinopathy ····························· 208
reduced dose PDT ································· 79
reticular pseudodrusen ················· 24, 56, 61
retinal angiomatous proliferation(RAP) ··· 54
retinal arterial macroaneurysm ·············· 194
retinal capillary hemangioma ················· 302
retinal hemangioma ····························· 302
retinal juxtapapillary henangioma ············ 306
retinal nerve fiber layer(RNFL) ················ 8
retinal pigment epithelium(RPE) ·············· 8
retinal reactive astrocytic tumor ············ 310
retinal tear ······································· 218
retinal thickness map ··························· 177
retinitis pigmentosa ····························· 224
rhegmatogenous retinal detachment ······ 220
Riggs type ·· 265
Roth斑 ·· 4
RS1遺伝子変異 ·································· 250

S

sarcoidosis ······································· 276
Scheie分類 ·· 173
Schubert-Bornschein type ···················· 265
scletoric change ································· 173
serous retinal detachment(SRD) ············ 107
SF$_6$ガス ·· 133
smoke stack pattern ···························· 78

snail track degeneration ······················· 218
Sorsby's fundus dystrophy ············ 112, 346
spectral domein(SD-OCT) ······················· 8
Stargardt disease ······························· 246
submacular hematoma ·························· 66
subretinal neovascularization(SRN) ······ 54
swept-source(SS-OCT) ··························· 8

T・U

tilted disc syndrome ····························· 108
tPA··· 69
transient CRAO ·································· 191
treat and extend ·································· 33
typical age-related macular degenation (tAMD)··· 34
ultrahigh resolution(UHR-OCT)················· 8
Usher症候群 ····································· 224

V

vascular endothelial growth factor (VEGF)·· 156
vascular sheath ·································· 205
vasculitis··· 205
vasoproliferative retinal tumor ·············· 310
vitreoretinal form ································ 304
vitreoretinal traction syndrome·············· 140
Vogt-Koyanagi-Harada disease(VKH) ··· 284
von Hippel tumor ································ 302

W・X・Y

white dot syndrome ····························· 292
white with pressure ····························· 218
white without pressure(WWP) ·············· 218
window defect ····························· 72, 109
X-linked juvenile retinoschisis ·············· 250
Yannuzziによるstage分類 ················ 55, 127

改訂第2版　網膜診療クローズアップ

2013 年 4 月 10 日　第 1 版第 1 刷発行
2015 年 10 月 10 日　第 1 版第 4 刷発行
2018 年 3 月 20 日　第 2 版第 1 刷発行
2020 年 5 月 1 日　第 2 版第 2 刷発行

■著　者　柳　靖雄　やなぎやすお

■発行者　三澤　岳

■発行所　株式会社メジカルビュー社
〒 162 - 0845 東京都新宿区市谷本村町 2 - 30
電話　03（5228）2050（代表）
ホームページ https://www.medicalview.co.jp/

営業部　FAX 03（5228）2059
E - mail eigyo @ medicalview.co.jp

編集部　FAX 03（5228）2062
E - mail ed @ medicalview.co.jp

■印刷所　シナノ印刷株式会社

ISBN978 - 4 - 7583 - 1634 - 7 C3047

©MEDICAL VIEW, 2018. Printed in Japan

・本書に掲載された著作物の複写・複製・転載・翻訳・データベースへの取り込みおよび送信
（送信可能化権を含む）・上映・譲渡に関する許諾権は，（株）メジカルビュー社が保有してい
ます．
・ JCOPY 〈出版者著作権管理機構 委託出版物〉
本書の無断複製は著作権法上での例外を除き禁じられています．複製される場合は，その
つど事前に，出版者著作権管理機構（電話 03-5244-5088，FAX 03-5244-5089，e-mail：info
@jcopy.or.jp）の許諾を得てください．

・本書をコピー，スキャン，デジタルデータ化するなどの複製を無許諾で行う行為は，著作権
法上での限られた例外（「私的使用のための複製」など）を除き禁じられています．大学,病院,
企業などにおいて，研究活動，診察を含み業務上使用する目的で上記の行為を行うことは私
的使用には該当せず違法です．また私的使用のためであっても，代行業者等の第三者に依頼
して上記の行為を行うことは違法となります．